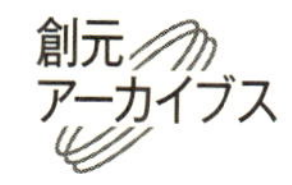

内なる治癒力

こころと免疫をめぐる新しい医学

スティーヴン・ロック、ダグラス・コリガン 著
池見酉次郎 監修
田中彰、堀雅明、井上哲彰、浦尾弥須子、上野圭一 訳

創元社

序文

本書の原題は「内なる治療者」となっており、これは伝統的な東洋医学でいわれる元気（心身一如の健康を保つ内なる生命エネルギー）を活性化する自然良能の考えと深く相通じている。著者は、近年脚光を浴びてきている精神神経免疫学の若きパイオニアである。かつては、免疫というと、ウイルスや細菌などの感染と闘う、いわば体内の軍隊のような働きをするものと考えられていた。

ところが最近、免疫細胞と脳は互いにコントロールし合っており、両者の間には、体と心の関連を司る相互作用のあることが明らかにされてきつつある。このようなことで、かつては、身体の内なる自然良能（ホメオスターシス）の主役とされていた自律神経やホルモンに免疫を加えた、これら三者の関係をホメオスターシスの三角形とよぶようになっている。

デカルトの物心二分、身心二分の哲学にもとづいて、まるごとの人間性を見失った科学的で部分修繕的な現代医学の弱点、多くの慢性病や死病（がんなど）に対する現代医療の限界などへの反省に立って、フロイトに始まる心身医学、西洋医学をこえた東洋医学の再発見などが、米国でも興ってきている。さらに一九七〇年代後半から一九八〇年代前半までには、西洋医学が、その威信を失い、西洋医学のみで、癒しの技を独占できなくなるにつれて、患者と臨床医の双方が、現代医学の短所を補う代替療法を、数多くとり入れるようになった。それらの多くは、患者の体と心、その環境との関係をもとらえ、患者自らが、進んで健康維持に努力するように導くものである。このような流れの中で、ホリスティック医学が唱えられるようになった。

ところが、米国におけるホリスティック医学は、実際の運動面では反知性的、反科学的であり、また、ホリスティック・ヘルス運動にも、さまざまな矛盾が内在し、科学的な検証もせずに受け入れられた方法も少なくない。この点については、わが国のホリスティック医学についても検討の必要があろう。

これに対して、一九六〇年代から、全人的な視点をもちながら、より科学的で有効な行動医学が浸透してきている。これは、かつての心身医学が精神分析に片寄りすぎていたのに対して、行動療法を中心にして、行動科学的な理論や方法を統合したものであり、従来の心身症をこえて、広く身体疾患一般に適用できる幅の広さをもっている。この医学でも、健康を保ち、病気を予防する上での癒しの真の力は、患者自身の中に備わっているという前提に立っており、その治療にあたっては、ストレスを和らげる東洋的なセルフ・コントロール法が組み込まれている。その理由として、リラックス法によって、ストレスによる免疫抑制が緩和されると考えられている。さらに、規則的な運動も行動医学の重要な要素となっており、運動がもつ抗うつ作用は、うつ状態による免疫の低下を防ぎ、免疫作用を高めるとされている。

もっとも、行動医学は、ホリスティック医学のように、内なる自然良能に万能薬的な効果を期待するものではなく、より科学的、総合的であり、しかも、技術偏重におちいらない心のこもった医療を目ざしている。すなわち、「人間というシステムは、一つの万能薬で解決できるほどに単純で粗雑にはできていない」というわけである。

たまたま、わが国でも、近年、私どもは、西洋医学、精神分析療法に行動医学、東洋医学（調身・調息・調心を通して心身一如の自然良能を賦活する禅的療法、気功法などをも含めて）を科学的に統合した全人的医療としての心身医学を提唱している。本書の著者は、現代医学の盲点を補うために、全人的医療の諸分野に関連のある膨大な資料を渉猟し、この分野での最先端を行く精神神経免疫学を核にした、科学的な全人的医療の新しいモデルを提供している。わが国における全人的医療の健全な展開に大きく寄与する貴重な資料として、この分野に関心のある一人でも多くの医師・医療や保健にたずさわる人たちに本書を読んでいただきたい。

九州大学名誉教授
日本心身医学会理事長
池見　酉次郎

日本の読者へ

本書『内なる治癒力――こころと免疫をめぐる新しい医学』が邦訳され、関心をもつ日本の読者の皆さまにお届けできることは、私にとって非常な喜びであり、また名誉でもあります。まずこの名誉の機会を与えてくださった池見酉次郎九州大学名誉教授と手嶋秀毅九州大学医学部講師、ならびに本書の翻訳と出版に協力してくれた関係各位に厚く御礼を述べたいと思います。私は、日本の読者のために本書を上梓できたことに、とくに深い感慨をもっています。といいますのは、病いとその治癒の研究において、日本の医学界は心身の関連性に注目してきた長い伝統をもっているからです。

東洋の伝統医学は一貫して、病気の発症と経過には心理的要因が介在しているという考え方をとってきました。しかしながら、このような考え方が西洋の医師の関心をひきはじめたのは、つい最近のことなのです。日本において結核の治療にメディテーション（瞑想）を用いたという報告はすでに一九世紀の医学文献のなかに見うけられます。人間に対する最初の「精神神経免疫学（ＰＮＩ）」的研究は、一九一九年に石神亨博士によって報告されました。博士はその研究のなかで、心理社会的要因は結核患者の経過と予後を左右するものであると述べています。その後、池見名誉教授や手嶋講師らの研究によって、「脳」と「行動」と「免疫系」という三者間の相互関係について、医学界に新たな知見をもたらす、先駆的で重要な貢献がなされました。このような理由から、私は日本の読者に自分の考えや研究成果を報告できる機会を与えられたことに大きな名誉を感じているのです。

本書はアメリカでは一九八六年に出版されましたが、その後の精神神経免疫学の分野でのいくつかの重要な進展を簡単に紹介しておきましょう。二つの国際的な雑誌が創刊されました。『脳、行動、免疫（Brain Behavior and Immunity）』という、ロバート・エイダー、ニコラス・コーエン、デーヴィッド・フェルトンの編集になる雑誌と、『神経内分泌免疫学の進歩（Progress in Neuroendocrinimmunology）』という、ロバート・マクレオド、J・エドウィン・ブラロック、ジョゼフ・マーティン、ウンベルト・スカパグニティによって編集されている雑誌です。神経免疫調節のための国際学会は、一九八七年に創設され、アメリカやヨーロッパで毎年ワークショップやシンポジウムを後援しています。同様に、一九八七年以降、重要な書物も何冊か出版されました。今年は、エイダーの著わした『精神神経免疫学』の第二版が出版される予定です。今日、ようやくにして精神神経免疫学は一つの独立した学際的研究分野として公に認められた存在となってきたわけです。

現在、精神神経免疫学の研究者が取り組んでいる重要な課題には、次のようなものがあります。

一　人は、催眠や瞑想などの行動医学的技法を用いて、意図的に自らの免疫反応を変化させることができるか。

二　心理社会的ストレスにともなって起こるとされる免疫に関する諸要素の変化は、臨床的な重要性をもつか。

三　人の免疫反応を変化させる目的で行なわれる行動医学的介入は、免疫系が現在闘っている病気への感受性（かかりやすさ）や病気の経過を変えられるか。

このような疑問に答えることは、心身医学や行動医学の分野においてひじょうに大きな意義をもっています。

現在、アメリカにおいては、東洋医学への関心がしだいに高まりつつあり、多くの有力な大学病院が東洋的アプローチ、とくにメディテーションや鍼（はり）療法を積極的に臨床計画のなかに取り入れています。と同時に、東洋の伝統的施術の隠された機構を解明するための共同研究を行なおうという気運も生まれてきています。やがては、神経内分泌免疫学の発展によって、西洋医にも理解できるようなかたちで、東洋医学の基礎を生化学的に読み解くことができるようになるのではないでしょうか。たとえば、「心身症」に関係する多くのプロセスを仲介するニューロペプチドのネットワークは実際に存在する可能性があります。心身症という疾患は、西洋医学ではこれまでうまく処理することができず、東洋医学が成果をあげてきた分野です。精神神経免疫学の研究によって、このような重要な問題のいくつかを解決する道が開けつつあります。そのためには、西洋と東洋の国々による国際的な共同研究が不可欠なものとなるのは疑いのないことでしょう。共同研究の一例としては、中華人民共和国の保健省とハーヴァード大学との研究があげられます。これは肺がん治療への気功の有効性を調べるための研究で、無作為に抽出された被験者を対象とする臨床実験を用いたものです。日本とアメリカとの間にも、いつの日か同じような共同研究チームが生まれ、T細胞のサブポピュレーションを即座に測定できる無害の装置が開発され、それによって免疫機能を自己調節するためのバイオフィードバック技法が考案されるようになるかもしれません。

本書が、健康と癒（いや）しに深く関与する「心身の要因」への日米両国の関心を橋渡しする一助となれば幸いです。日本の皆様と本書を分かちあえる喜びを最後にもう一度記して、筆をおきたいと思います。

一九九〇年二月二六日

ハーヴァード大学助教授
ベス・イスラエル病院学生教育部長
スティーヴン・E・ロック

原書の序

故フランツ・インゲルフィンガーは、自ら編集に携わった雑誌『ニューイングランド・ジャーナル・オブ・メディスン』の記事のなかで、「医師が治療した病気のうちの八五パーセントは自己完結的なもの（外からの援助なしにからだが自らを治してしまう病気）である」と記している。このようなことが起こるのは、「治癒系（ヒーリングシステム）」というものがからだのなかに存在しているからである。治癒系は、循環系や消化系や神経系など、人間のからだを構成し正しく機能するように整えている、さまざまな系の一つとして、現実に存在しているものなのである。

だが、もしそうだとすると、私たちは医学界の大きなパラドックスのひとつに直面することになる。この治癒系については、人間の存在を制御している体内のその他の諸機能ほどには、知られてもいなければ、きちんと教えられてもいないからである。八年前になるが、私が初めて医学界に足を踏みいれたとき、からだが自らを癒すしくみ――それが指の切り傷であれ、関節炎や胃病、風邪やその他の重大な病気などであれ――について懸命に解明しようと試みたことがあった。しかし、その努力はいつも徒労におわった。私はまず、医学の教科書の索引のなかに「治癒系」という語を見いだそうとしたが、そんなものは存在していなかった。次に、権威ある医学事典も調べてみたが、「治癒系」などという項目はなかった。他のおもな系についてはすべて揃っていたのにである。さらに、メルク社が出しているような一流の手引書のなかにさえこの言葉を見つけることはできなかった。私は医学校の履修目録にもあたってみた。すると、解剖学、生理学、内分泌学、病理学、心理学、免疫学、物理学、生物物理学、化学などの科目はリストに載っていたが、生体に自然に備わっている、異常や病気から回復するためのしくみについての科目はただのひとつもなかったのである。

　医学校での私の同僚によると、癒しに関係するさまざまな要素は異なった科目のなかでばらばらに教えられているという。たとえば、免疫系については多くのことが教えられている——分類されたさまざまな細胞群が、単独であるいは協力して、病気からからだを守り、病気を制圧するやり方が述べられている。だが、治癒系がひとつの統合されたシステムとして教えられていないという事実は、私には奇妙なものに思えた。このような状況のなかで、本書の筆者であるスティーヴン・ロックとダグラス・コリガンは医学界に新たな視点を提示し、からだのすべての系が、重大な敵と闘うために強化され、調和的に総合される様を明らかにしたのである。とりわけ本書は、こころとからだがどのように相互関係を築いてゆくか——つまり、感情がどのようにして生物学的な影響を及ぼすか、神経系や内分泌系や免疫系がどのように協力体制を組織するか——について説明している。ロックとコリガンは長らく医学界をおおっていた欲求不満を解消し、からだが自らをどのように癒すかを理解するための第一歩を切り開いた、医学界のパイオニアとなったのである。

「心身医学」という言葉は、すこし前までなら、こころのからだへの影響（そして、からだのこころへの影響）を記述し、定義するのに最適な言葉だった。しかし、近年、からだのシステムの相互関係についての理解が深まり、「精神神経免疫学」や「精神生物学」といった、新しいより洗練された術語が生みだされることとなった。このような新しい科学の中心人物のひとりがロック博士なのである。

　科学に新しい考え方がもち込まれるときには、往々にして誤解が生じたり、論争が引きおこされたりすることになる。この新しい学問が主張する基本的なテーマのひとつは、「風邪からがんにいたるすべての病気について、その発症に心理的要因が関与しているかもしれない」というものである。このようなテーマを誤って解釈する人がでてくるというのは、たぶん避けようのないことなのだろう。実際、『ニューイングランド・ジャーナル・オブ・メディスン』誌に載った研究報告についてある論争がまき起こったのである。それは一九八五年六月一三日づけの「進行悪性腫瘍の生存者に、心理社会的因果関係は存在するか」というタイトルの報告だった。筆者は、フィラデルフィアにあるペンシルヴェニア大学がんセンターのバリー・カシリス博士とその同僚であり、彼女らは重大な悪性腫瘍にかかった三五九人の患者について調査したのである。患者たちの死亡率は七五パーセントだった。彼女らが研究の結論として記したのは、「危険性の高い進行がんの症例においては、病気自体の生物学的要素のみが結果を決定し、心理的、感情的などの要素は治癒にはほとんど無関係だった」ということであった。

カシリス博士の研究は、大衆マスコミ、とくにニュース週刊誌に次のように紹介された。「希望、生きる意志、信念、笑いや快活さ、目的や決意などといった肯定的な感情は健康状態とはほとんどなんの関係もなく、病気と闘う上でも有効性がないということが、ついに〝はっきりと〟証明された」と。こころが病気に影響するという俗説に反論しようとした記事だった。しかし、カシリスの報告を注意深く読めば、そんな解釈を正当化するような事実は何もないことがわかる。彼女が記したのは、ある種の悪性腫瘍について、現在は医学的な治療も心理的な治療も十分には効果をあげていないということだけだった。しかも、危険性の高い進行がんは、アメリカで発生する病気のほんの一部を占めるにすぎない。ほんの四パーセントにも満たないのだ。彼女の研究は、感情が――否定的であれ、肯定的であれ――いくらかは関与しているすべての病気の九六パーセントに向けてなされたものではなかった。そのうえ、当の進行悪性腫瘍においても、患者に快適な生活を保証するうえで、心理的、心理社会的要因が果たす役割はひじょうに大きかったのである。

カシリス博士は自分の研究に対するこの誤った解釈に当惑し、さらにその研究がカリフォルニア大学医学校での私の研究への反論として使用されているという事実にも悩まされていた。そのため、彼女は私に電話をかけてきて、以下にあげる四点の共同見解を発表することとなった。

一　感情と健康は密接な関連性をもつ。

二　無数の感情的、身体的要因が健康と病気に影響を与えている可能性がある。

三　肯定的な心構えが病気に生物学的な効果をもたらさない場合でも、患者の生活をより快適にすることには役立っている。

四　がん告知などのさいによく見られる〝パニック状態〟は、それ自身が破壊的であり、効果的な治療を阻害する可能性がある。

以上のすべての点は、本書のなかでくわしく展開されている。本書は人間の治癒系の原理をもっとも明確に、もっとも完璧に説明したものであり、さらに、感情や心構え――否定的なものであれ、肯定的なものであれ――が病気の治癒や健康にどのような影響を与えるかを科学的に立証した労作なのである。ロック博士の説明は、単に理論だけに基づいたものではない。世界中から実験結果や研究報告を集めたうえで、こころがからだに（からだがこころに）どのように影響を及ぼすかを具体的に示したものである。これらの実験や研究から、脳は、鎮痛剤などの化学物質をからだに対して幅広く処方することのできる薬局のようなものであるという新しい考え方が生まれてきた。

以上のような文脈のなかで、著者たちは〝火渡り〟と呼ばれる、熱い石炭の上を火傷（やけど）ひとつせずに渡りきった数千人の体験について述べている。火渡りを実際に見たことのある私からすれば、人々が苦痛も感じず火傷も負うことなしに熱い灰の上を毎日でも歩くことができるということは疑いようのない事実である。しかしながら、私はだれかにこの儀式をまねた自己流の火渡りを勧めようとは思わない。たしかに、火渡りには心理的な要素が関与していて、それが痛みに耐えられるように参加者たちを援助している。だが、この要因もある程度までしか効果が及ばないのである。感情や心構えといった要素は絶対的なものではない。それらは、限られた時間内にはたしかに驚嘆すべき保護作用をもたらすが、その度合はおかれた環境や個人によって異なってくるのだ。

　火渡りに使われる灰が熱いというのは事実だし、また火渡りの準備として前もって感情を高揚させておくことがその成功に重要な役割を果たすという事実も否定しようがない。この準備は数時間にも及び、しばしば〝ホーリー・ローラー（熱狂的興奮からからだを揺り動かすキリスト教の一派）〟のような疑似ヒステリー状態を生みだすことがある。しかし、それにも限度というものがある。つまり、参加者の何人かは、痛みや火傷や水ぶくれを経験することになるのだ。私は彼らといっしょに火渡りをしたことはない。観察者の立場を捨てるつもりは毛頭なかったからだ。私はその現象を説明できなかったし、そんな状態では水ぶくれになるにきまっていた。私の頭のなかには過去に受けた教育がいまでも脈々と生きつづけていて、物理学の因果律をつねに思い出させるのだ。すなわち、火が肉体に触れると火傷がおき、金てこが十分な力で腕に振りおろされれば骨は折れてしまうはずなのである。

　自然の法則は尊重されねばならない。だが、不思議なことに、私にとって疑惑が水ぶくれをおこす力を及ぼすのと同様に、他の人々にとっては深い信念が有益な結果をもたらすことになる。友人の精神科医は、私と同じような不安を感じつつ、熱い灰の上を渡る決意をした。その結果、はたして彼には水ぶくれができたのである。

私がこの火渡りにもっとも興味をひかれるのは、多くの人々が火傷や水ぶくれ一つなくそれをやり遂げるからではない。時にはうまくやり遂げられない人がいるからである。このような違いをどう説明したらよいのだろうか。観察者としての私の限られた経験からわかったのは、水ぶくれをおこした人たちの多くは、高等教育を受けており、最初からこの体験に疑いの目を向けていたということである。たとえば、友人の精神科医は三時間も続く長い準備訓練（一〇〇人以上のグループに絶大な自信と決意——何ごともできないことはないという心構え——を抱かせる目的で開かれる訓練）に参加した。そこでは、トニー・ロビンズという名の若くて長身のカリスマ的なグル（導師）が、集団催眠に似た一連の感情訓練を参加者たちに指導していた。私には、その目的は二通りあるように思われた。一つは、グループ全体の意志を指導者にゆだね、彼の指図ひとつで参加者を笑わせたり泣かせたり喜ばせたり、自由に操れるようにすること。二つめは、グループの参加者にいままで気づかなかった個人のパワーを体験させることである。参加者たちの準備がととのったと判断すると、ロビンズは「火渡りとは、足の下に冷たい苔を感じるようなものだ」と皆に告げた。実際、彼らは火渡りを行なうあいだ中「冷たい苔（cool-moss）」と唱えつづける。

グループが訓練を行なっているあいだ、私は外のようすを見てまわった。アシスタントたちは、幅一メートル二〇センチ、長さ三メートルほどの区域に火をおこしていた。それはほんの三、四歩の距離だった。火種は石炭ではなくて薪だった。アシスタントたちはこの火室の前後の地面にホースで水をまいていた。火渡りを成功させるのに、足の裏が濡れていることがどれほど重要なのだろうか——この点について私はまったくの門外漢である。もうひとつこの火渡りについてあいまいな点は、火種が一般的に信じられているような焼けた石炭の塊ではなくて、薪から出た厚く積もった柔らかな灰だったことである。もちろん、この灰も十分な熱を出すし、少し離れて立っているだけでも耐えがたいほどの熱気が伝わってきた。しかし、そうではあっても、参加者たちは実際に熱い石炭の上を歩いたのではないということは強調しておかねばならない。

参加者たちが室内の訓練を終えて出てきたとき、彼らの多くは夢うつつの状態にあるように見えた。火渡りを始める直前に、トニー・ロビンズは彼らの目をひとりずつのぞき込み、こころの準備ができているかどうかを確認した。そして、「冷たい苔」と唱えることを忘れないようにと念を押し、参加者の背中をポンとたたいて、熱い灰の上の三、四歩の火渡りへと送りだした。

私は、順番を待っている友人のようすを観察した。彼は他の多くの参加者とは違い、それほど大きく目を見開いてはいなかったし、感情的にも異常に興奮しているようには見えなかった。友人が前方に歩きだしたとき、ロビンズは友人の目をのぞきこみ、同じように背をたたいて灰のほうへと送りだした。友人は「冷たい苔」と唱えながら、とぼとぼと前進した。そして、きっかり三歩でその旅を終えた。あとで友人がいうには、「そのときは何も感じなかったんだが、数秒たつと、火傷ができていて病院に行く必要があることに気づいた」のだった。その火傷は軽症で、入院などの必要はなかった。だが、なんとなく不快だという以上の苦痛は感じたのである。彼の体験は、他の多くの参加者とは明らかに異なっていた。友人が火傷を負ったという事実は、多くの人たちがまったく火傷を負わなかったという事実よりも、大きな意味をもっているように思われる。つまり友人の体験は、石炭ではなく薪の灰を使い、しかも火渡りの前後に足を濡らしていたにもかかわらず、少なくとも軽症の火傷を引きおこす程度には火渡りは危険であるということを示していたのである。友人の精神科医は、「初めからずっと疑問に思っていたんだがね、火渡りについてもっと知りたいと思ったから、あえてこの実験に臨んだのだ」と私にもらした。彼が、この行為に不可欠な感情的な高まりや催眠状態に達していなかったというのは、事実なのだろうか。

私はこのエピソードから単純明快な結論を引きだすことはできなかった。しかし、火渡りはいくつかの点で宣伝通りではないことは明らかになった。薪からでた灰は急速に冷えてしまう。そして、どのくらいの効果があったか正確なことはわからないが、灰は火種からの保護膜の働きをするほどぶあつくたまっていた。さらに、火渡りの成功にとって、足の裏を濡らすことがどれほど重要だったのかという疑問も生まれてくる。（私が地面を濡らすことについて尋ねたとき、火の広がるのを防ぐために必要だという答えが返ってきた。だが、参加者が火室まで往復するための乾燥した狭い通路を作ることは可能だったはずで、この返答にはまったく納得できなかった。）また、火渡りの長さがたった三歩か四歩である理由を尋ねたときには、いままで六メートル以上の火渡りも行なわれたことがあり、成功をおさめているという返事だった。

これらすべてのことを考慮して、私はこの実験に対してははっきりとした結論が下せないと判断したのである。集団催眠や夢うつつの状態が足の裏に対していくらかの保護作用を及ぼしたことは確かだろうが、それは焼けた石炭の灰の上を乾いた足で歩くときに必然的にあらわれるはずの自然界の法則を逃れるほどの効果はもたなかっただろう。しかし、信念の強さは、ある程度の危険性をうまく回避することには関係していたようである。私の友人が失敗したという事実は、個人的な差異が存在することを示しているように思う。熱さ、保護作用、信念という火渡りに関連する三要素のなかに、明らかに平衡状態は存在するのだ。

信念の力が生化学的、生理学的変化を生みだすという同じような例は、本書のなかにこのほかにもいくつか引用されている。もちろん、そのような現象が重要なのは、それらが健康と癒しに関連しているからである。もし思考が、日常的な環境において人の内臓や組織に影響を与えうるとするならば、難局や挑戦にさらされた環境においては、どのように利用することができるのだろうか。本書が特別な価値をもつのは、このような疑問に真摯に取りくんでいるからである。

私は、カリフォルニア州サンタモニカにある「健康共同体（ウェルネス・コミュニティー）」という名の重病患者のグループを訪れ、心構え、感情、生理状態の相互作用を観察する機会をもったことがあった。このグループを組織したのは、がん治療に環境的要因が重要であると考えている地元の篤志家ハロルド・ベンジャミンであった。彼はがん患者にコミュニティーセンターを提供し、患者たちはそこに集い、互いに感情的な援助を与えあった。感情的な欲求は、肉体的な欲求におとらず現実的なものだったからである。

数年後に、この「健康共同体」はある傾向をはっきりと示すことになった。少数の例外を除いて、メンバーたちはみな、主治医の予測よりも長生きしたのである。私はこの事実について情報を得るため、さっそく彼らに会いにいった。（彼らは自らの長寿について説明することができるだろうか。そして、彼らは明るい展望をもたらすことになった何かの出来事や転機を特定できるのだろうか。）

ある女性がすすんで私の疑問に答えてくれた。彼女は七〇歳代の後半だったが、類まれな美しさをもっていた。グレース・ケリーがその年まで生きていたら、そんなふうに見えただろうという美しさだった。この女性は「よくなったきっかけなら、はっきりと覚えていますよ」といった。それは、初めて主治医の診察室を訪れたときのことだった。医師は「Aさん、検査の結果、がんという診断が下りました。末期がんです。あと四カ月から六カ月の命です」といったのである。

そのとき、Aさんはその医者をにらみつけてこういったのであった。「このくそ医者め」

これほど優雅ですばらしい女性の口からそのような悪口雑言を聞くことほど、不似合いなことはあるまい。だが、彼女はたしかに的をついていた。他の患者たちも歓声をあげてこれに同意したのである。彼らの多くも同じような体験をしていたのだった。彼らは診断を認めなかったのではなく、それに付随した判決を拒否したのだ。余命が何カ月だとずうずうしくいう者の傲慢さに反抗したのである。

私は、「その主治医に会ったのはいつごろですか」とAさんに尋ねた。六年半前という答えが返ってきた。さらに患者たち全員に聞いてみると、ほとんどが主治医の予測よりも三年以上は長生きしていた。なぜ、生きようとする明確な意志や決意がそのような結果を生みだすのだろうか。こころ、内分泌系、免疫系の間の相互関係についての最新の研究が、これらの疑問への回答を用意している。そして、そのなかから、人間の生命の特異さについての未知の知見があらわれてくるのである。スティーヴン・ロックは、この分野の代表的なパイオニアのひとりである。ロックの著わした本書が、いままでだれも体験したことのないようなすばらしい科学の旅へと読者をいざなってくれることだろう。

ノーマン・カズンズ

目次

装幀 鷺草デザイン事務所

1章　医の原点へのタイムトラベル

中国の古い医学書をひもとくと、「扶正（ふせい）」という概念が述べられている。これは、〝気の乱れ〟を自然に修正する、本来からだに備わっているしくみのことである。いったい、そのようなものが私たちのからだに現実に存在しているのだろうか。そしてまた、もし存在するとしても、現代医学はそれをどのようにとらえるのだろうか。これから紹介するのは、この「扶正」についての実際にあった三つのエピソードである。最初のものは、現代の知性を代表するかのハーヴァード大学で行なわれた、奇妙な実験のエピソードである。

サイキックヒーラーの挑戦

数年前、ハーヴァード大学の心理学者デーヴィッド・マクレーランドがある実験を行なった。それは、当時少しばかり評判になった「扶正」を証明する実験で、実験材料として電話、風邪をひいた学生、そしてサイキックヒーラー（心霊療法家）という奇抜な組み合わせを用いたものだった。実験をくわしく紹介する前にまず、デーヴィッド・マクレーランドとはどういう人物であるかを少し説明しておく必要があるだろう。

彼は、動機づけ心理学の分野では尊敬され影響力のある専門家のひとりである。彼の指導のもとで、革新的で積極的な新世代の心理学者たちがおおぜい育ってきた。彼は、「ＬＳＤのグル（導師）」と呼ばれるティモシー・リアリー（ＬＳＤの実験によりハーヴァード大学心理学教授の職を追われた）を雇い入れ、また解雇した張本人でもあった。また、自ら異端派と称し、サイキックヒーラーのもとに通って「すばらしい効果があるんだ」と同僚たちに吹聴して驚かせては喜んでいるような人物でもあった。

マクレーランドは治癒のプロセスに興味を抱き、ハーヴァード大学の学生たちに呼びかけて、この「サイキックヒーラーによる扶正の実験」に参加してもらった。まず学生たちに、風邪をひいたらすぐにある番号に電話してもらう。そして二四時間以内にサイキックヒーラーにみてもらうことにした。一方、ヒーラーはそれらの学生に対してまったく唐突に「さあ、君はもう治った」と断言したり、またいっしょにいた別の学生に「君が彼を治しなさい。あなたに私のパワーを授けよう」などといって、風邪が治るという暗示を与えた。

マクレーランドはこの治療の成功率を確かめるために、サイキックヒーラーにみてもらう前後で風邪がひどくなったかあるいは軽くなったかを示す三二の項目について調査した。同時に、唾液中の抗体である免疫グロブリンＡ（IgＡ）の測定も行なった。（IgＡは感冒、副鼻腔炎といった上気道疾患に対抗する防御的分泌物中に見られる。）ヒーリング（治療）の儀式を終えたあと風邪の症状がやわらいだと感じた一三人の学生のうち、九人のIgＡ値は非常に高値を示していた。

マクレーランドがいうには、この実験はハーヴァード大学健康管理センターの「非心霊治療家」（つまり医師たち）を刺激する結果となった。医師たちはこのことでいささか面目を失ったと感じ、「ばかばかしい。なぜハーヴァードの健康管理センターに連れてこないんだ。そして、もう心配ない、といってやるだけで治るにきまっている」と文句をいった。

そこでマクレーランドはその通りにしてみた。典型的な風邪症状の大学生のうち無作為に選んだ半数を大学の健康管理センターに、そして残りの半数をヒーラーのもとへと行かせた。ヒーラーにみてもらった学生は今度もだれ一人として本格的な風邪にはならなかったが、センターに行った学生は全員が風邪をこじらせてしまった。

がんの自然退縮

医師ならばだれもが、従来の医学では説明できない〝奇跡的な治癒例〟を聞いたり見たりしたことがあるにちがいない。しかし、そんな症例もほとんどはその時だけ注目され、すぐに忘れ去られてしまう。これは医学界の奇妙な習性の一つである。しかし、ブルーノ・クロファー医師はいまでも語り伝えられているひじょうに複雑な症例を書きのこしている。[*文献1]

この記録はライト氏という悪性リンパ腫（リンパ節のがん）の患者についてのものであった。はじめにまず標準的な治療が行なわれたが、効果がみられなかった。彼のからだはいたるところ腫瘍で腫脹し、ライト氏に残された人生がもうわずかしかないことが明らかだった。医師や看護スタッフの目には、あるものはオレンジの大きさほどにもなっていた。毎日一、二リットルもの白色の胸水が彼の胸から吸引された。病院のスタッフは、避けがたい死にそなえて、ライト氏のためになるべく快適な状況を作ることに看護時間の多くを費やすようになった。

だが、ライト氏はまだ死ぬつもりはなかった。彼は新しい実験的な抗がん剤であるクレビオチンのうわさを聞きつけ、ぜひ試してみたいと思ったのだった。幸運なことに彼のいたクリニックはこの薬の実験病院に指定されていた。ライト氏はその実験に自分も加えてほしいと強く主治医に申し出た。しかし医師はその要求を拒んだ。というのは、薬の供給は限られているので、従来の治療は効果がないが少なくとも数カ月は生きられる可能性のある患者にのみ使うことになっていたからであった。ライト氏の余命はながく見つもってあと二週間だった。しかしライト氏があきらめずに懇願しつづけたところ、とうとう医師は気の毒に思って彼を週三回の注射のスケジュールに加えることにした。医師はライト氏に初めての注射を金曜日に打って帰宅した。

月曜の朝、医師はライト氏がもう死んでいるか半ば死にかけているにちがいないと思いながら出勤した。ところが、金曜日に病院を出たときはあえぎ、死にかけていた男が、いまは歩き回り、他の患者や看護婦たちと楽しげに談笑しているのだった。腫瘍はもとの大きさの半分に縮小し、死にかけていた男がいまはほんの軽症にしか見えなかった。主治医は「驚異的な回復だ」と語った。初めてクレビオチンを打ってから十日もたたないうちにライト氏は退院していった。医師の診断では病気は完全に治ったといえるような状態だった。

その後すぐに、クレビオチンに関するニュースが新聞紙上をにぎわせはじめた。どれもクレビオチンには効果がないという報道だった。ライト氏は二カ月にわたってほぼ健康な生活を送っていたが、この報道に接したことを機に再発し、ふたたび入院することになった。

病院側は、この薬のライト氏への効果が生化学的には説明できなかったので、この疑わしい薬に関して二重盲検（治療効果判定のために、検査薬と偽薬を被験者にも研究者にも知らせないで効果を比較する方法）を行なうことに決めた。そして今回は、ライト氏を、害のないクレビオチン類似薬を受けるコントロール患者〈群〉（実験に際して、当の薬以外はまったく同じ条件の対照群）として扱った。「この方法は彼に悪影響を与えることはまずないが、同時に良い影響を与えるものもいっさい含まれてはいない」と、ライト氏の担当医はクロファーに語った。

医師はライト氏に「今度は二倍の効果のある新開発のクレビオチンを使ってみよう」といった。不安と期待をかきたてようとして、ライト氏に薬を与える時期を遅らせた。もったいぶった医学的な手続きの後、患者に近づき、慎重な手つきでこの新しいクレビオチンを注射した。

前回と同じく、注射をしてから何日もたたないうちにライト氏の腫瘍は縮小しはじめ、胸水もたまらなくなった。病院のスタッフはライト氏の回復ぶりに、とくにそれが食塩水を注射しただけでもたらされていることに、肝をつぶした。ライト氏は再び退院して、その後二カ月間がんの症状に悩まされることなく過ごした。

しかしこの二回目の猶予期間は、アメリカ医師会の次のような重大発表が新聞に載ったときに終わった。それは「全国的な試験を行なった結果、クレビオチンはがんの治療にはまったく無効であることがわかった」という内容の発表であった。数日後、ライト氏はからだじゅう腫瘍だらけになって病院に姿をあらわした。医師は彼の精神状態とその行きつく果てを次のように書き記している。「薬に対する彼の信頼は完全に打ちくだかれ、最後の望みも消えうせてしまった。せいぜいもってあと二日だろう」と。

それとは対照的に、九州大学心療内科の日本人医師グループは、はっきりした理由がなく病気が消えていく症例、すなわち「がんの自然退縮」の研究を行なってきたが、そのなかでH氏という患者の話を報告している。[*文献2] 彼は六五歳の熱心な金光教信者で、鼻出血を医師に訴えてきた。検査によって上顎がんが原因であることが判明した。耳鼻科医は腫瘍の位置をつきとめ、切除した。一年後、彼はふたたび医師のもとを訪れ、今度はひどい声のかれを訴えた。その症状は喉頭がんによるものであった。医師は手術を強く勧めたが、患者はそれに従おうとはしなかった。彼は熱心な布教師で定期的に説教をしていた。そのため、腫瘍を除去して声を完全に失うことになるよりはむしろ、のどにがんをもちながら説教を続ける道を選んだのだ。手術を拒否したばかりでなく、放射線療法や化学療法にも同意しなかった。彼はがんの宣告を受けたときに「これは神のみこころです。文句はありません。何事も起こるべくして起こるのですから」といったのである。数日後、H氏は教祖のもとを訪れた。教祖はH氏にこういった。「君は私たちの教会にとってかけがえのない財産だ」。この言葉を聞いて慟哭し、帰りの列車のなかでこの言葉を何度もかみしめたという。H氏は治療を拒否し、声の続くかぎり説教を続けようと決意した。

しばらくのあいだは、ほんの数分の短い説教でさえ痛々しいかすれ声でなんとかこなしている状態だった。それから数カ月がたち、がんの診断を受けてから六カ月目に入ってもあいかわらず信者の前で説教を続けていた。そのころには三〇分ほどの説教でもできるようになり、声の弱りやかすれはなくなっていた。

数年後、H氏ののどを診察した医師は「あんなにひどかった腫瘍がまったく消えてしまっていた」と驚きを記している。H氏はがんの診断をうけてから一三年後に、七八歳で背部の外傷の合併症のために亡くなった。〔この症例は、中川俊二博士（千葉県富里病院内科）と池見酉次郎（ゆうじろう）博士ががんの自然退縮の研究に着手しはじめた第一例である。その後も多くのこうした症例が集められ検討されている。〕

フィリピンの祈禱師

一九七〇年代後半に、ワシントン州ロングビューに住むカークパトリック医師は、全身倦怠感を訴える二八歳のフィリピン女性の患者をかかえていた。通常の検査を行なった結果、彼女はSLE（全身性紅斑性狼瘡）にかかっていることがわかった。SLEは免疫系が心臓、肺、腎臓といった自己の組織を攻撃してしまう疾患で、完治はしないが、なんとかコントロールすることはできる。発症が唐突であるように、寛解期（症状が軽減する期間。必ずしも治癒してはいない）も突然やってきてそれが何年も続くこともある。

カークパトリックは標準的な薬をいくつか処方したが、どれもさほど効果はなかった。そのうちにどんどん合併症がふえていった。次々と新たな薬が与えられ、腎生検が指示された。しかしこの時点で彼女は治療を中断し、生まれ故郷のフィリピンの人里離れた村へと帰っていった。彼女は地元の祈禱師に相談をした。彼は「あんたは昔の恋人に呪いをかけられたせいで病気になった」と説明した。そして宗教的な儀式を行なってその呪いを解き、こういった。「アメリカに戻りなさい。だが、もう検査や医者の治療などは受けんように」

三週間後、彼女はワシントン州に戻ってきたが、医学的にみて病気は完治していた。ＳＬＥはひじょうに状態の定まらない病気なので、彼女の寛解はおどろくにはあたらない。しかし、病気から回復しただけでなく、薬の強い副作用からも回復したすばやさは、医学的に説明することができなかった。カークパトリックはこの症例にひどく感銘をうけ、「ＳＬＥと魔術」[＊文献3]というタイトルで『アメリカ医学会誌』（ＪＡＭＡ）に論文を書いた。さらに二年半ほどしてから、ＪＡＭＡにまた彼の小論文が載った。「祈禱師にかかって以来初めて、小さな嚢胞という別の病気で彼女が診察を受けにきた。このとき彼女は血液検査を受けることに同意したが、やはりＳＬＥの徴候は何もみつからなかった」というものである。

奇跡的な治癒の逸話は、医学の歴史と同じぐらい古くから存在してきた。これらの特殊な症例に対して医師が行なったことといえば、それらにラテン語の名前――プラシーボ効果、寛解、心因性疾患など――をつけるだけで、もっとわかりやすい病気のほうへさっさと逃げだしていったのだった。たしかに、現代の医療技術のレベルは時に奇跡に近いことを成しとげる。医師は日常的な医療活動のなかで、たった一本の注射によって、地球上でもっとも死亡率の高いいくつかの病気に対して免疫を作ることができる。たとえば、天然痘などはいまでは根絶された病気となった。外科医は手術室で、患者を意のままに死の淵まで連れだすことができる。心臓を止め、ふたたび生き返らせることさえできるのだ。今世紀初頭の医師が見れば、現在行なわれている診療の半分は奇跡のように思えることだろう。

しかし、ハーヴァード大学総長のデレク・ボクは医学校の将来を憂え、医師の新しい教育法が考案されるべきだと書いている。現代の医師は情報に埋没し、技術に圧倒されている、と彼はいう。現代の医学生は延々と続く授業に追いまくられ、そのあいだじゅう大量の医学情報を浴びせられている。だがそんな知識の一部も、何年かたつとお払い箱になってしまうのである。ある調査によると、一〇人の医師のうち四人が、もはや自分の専門分野の進歩についていくことができなくなったと認めている。

医師たちがもっともフラストレーションを感じるのは、技術の及ばない医学分野がまだ残っていることである。リラクセーション反応（9章248ページ参照）を発見したハーヴァード大学医学校の心臓病学者ハーバート・ベンソンがいうには、医師が意のままにあやつれる技術や薬品の蓄えだけでは、人間の病気のせいぜい四分の一を治せるにすぎない。残りはまったく治らないか、または自己完結性の、つまりひとりでに治ってしまう疾患なのである。

忘れさられたヒポクラテス

医師たちは長いあいだ、顕微鏡では見えず、血液検査でも明らかにならないが、病気の「癒し」に関係するある要素が存在することに気づいていた。これは、患者のこころのなかにひそむ〝心構え〟や〝感情〟といった微妙な要素であり、からだが病気に対して反応するさいに重要な影響を与えるものである。

「感情がわれわれのからだに影響を与えうる」という意見は、多くの医師にとっては俗説でしかない。しかし、過去において常に俗説とみなされてきたかというと、そうではない。ヒポクラテスは次のような見解を述べている。「神の力と同じように、自然も病気の重要な原因となる。健康は、自分自身の内部や自分をとり囲む環境と調和がとれたとき初めて実現される。つまり、健康を保つには、何よりもまずこの内外の調和に配慮し、自然界の法則にそって生きることが大切になる……。こころのなかで起こることはすべてからだの現象に影響を与えている」

ヒポクラテスの理論では、健康の概念において四つの生体液（血液、黄胆汁、黒胆汁、粘液）のバランスを維持することが強調された。昔の医師たちは次のように考えていた。血液は心臓で、黄胆汁は肝臓で、黒胆汁は脾臓（ひぞう）で、そして粘液は脳で作られる。これらの体液はからだと脳によって影響を受けている。四つの体液間の調和が保たれているのが理想だが、そのうちどれか一つが優勢になると、その体液に特有な心理状態が生まれてくる。このような考え方は、今日われわれが使う言葉の端々にも表われている。「粘液質な人」とか、「多血質の人」とかいうとき、あるいはあの人は「胆汁質だ」と表現するとき、われわれは知らず知らずのうちにこの古代の学説を受け入れているのだ。

ヒポクラテスたちは、人々が生活している環境がこれらの体液と特有な相互関連を生みだすと考えていた。とくにヒポクラテスはこの問題についての有名な論文のなかで、「水、空気、場所が一つになって体液に直接働きかける。このようにして体液が変化し、結果的に健康は環境から大きな影響をうけることとなる」と記している。今日ではこの体液説は幼稚なもののように考えられているが、その説の背景にある基本的な考え方は驚くほど示唆に富むということがしだいにわかってきた。

これらの古代の医学的真理は人々から忘れさられ、医の哲学及び医療技術の変化のなかにうずもれてしまった。哲学の世界でその変革にもっとも大きな影響をもたらしたのは、一七世紀フランスの哲学者ルネ・デカルトである。彼は、「人間はこころと呼ばれる精妙な抽象概念と、からだという具体的な実体との、異なる二つの要素から成る」と断言した。したがって、両者に対する研究には異なった方法論が必要であるとされた。こころの研究においては自己への洞察と他者との対話が重要であり、からだの研究においては肉体を生体力学が作りあげた優れた作品として分析することが重要となった。デカルトの生きた時代には、肉体こそが科学的探究の進むべき新しい領域であったのである。

デカルトはまた、医学の研究に際して〝科学的方法〟を用いるという伝統も後世に残した。「複雑なものを学ぶには、まず簡単なことから手をつけなさい」と彼はいった。病原菌について研究すれば、おのずとそれによって引きおこされる病気への理解を深めることができるようになる、というのだ。

この新しい方法論はその後「還元主義的方法」として広く認められ、一七世紀以降の医学において主役の座を保ちつづけることとなった。この方法に裏づけられて、フランスにもう一つの医学学説が出現した。これは「特定病因説」として知られるもので、ほとんどの病気や感染症はそれぞれ特定の微生物によって引きおこされるという考えである。この学説はプロシアの医官であり、細菌に強い興味を抱いていたロベルト・コッホの研究によって裏づけられた。今日ではたった一つの発見だけで研究者がノーベル賞を授けられ、偉大な科学者として名を残すことになるのだが、それに比べるとコッホの残した業績はじつに感嘆に値するものである。彼は家畜の致命的な病気である炭疽（たんそ）の発症から死までの謎を解き明かし、結核菌を分離し、さらにはジフテリアのワクチンまで開発したのだ。

コッホの同時代人、ルイ・パストゥールは、炭疽の治療法を発見したコッホの業績をさらにおし進めた。パストゥールが羊の死体の散乱した野原に立ち、数人の科学者たちの拍手喝采にこたえているさまを歴史家たちは書き記している。そのとき彼は、この死病の病原菌を弱毒化したものを動物たちの一部に接触させて、彼らを炭疽から守れることを証明し終わったところだった。こうして、この病気に接触した動物たちの免疫系は、本物の死病にも耐え抜くことができるようになるのである。ワクチンを接種しなかった羊は数日以内に死んでしまった。

彼はその対象を人間にまで広げ、狂犬にかまれた少年に弱毒化した狂犬病の病原菌の溶液を注射することにより、医学にその名を残した。この実験が少年の生命を救い、狂犬病の治療法を証明したのである。そしてさらに「特定病因説」の原理が正当であり、医学的に大きな意味を持つことを明らかにしたのであった。狂犬病に対するこの実験の成功は、パストゥールや医学者たちがその他の病気の免疫処置に挑戦する勇気を与えてくれたのである。

特定病因説の福音を耳にした研究者たちはその才能と研究室をフル回転させ、一年もたたないうちにいくつかのすばらしい成果を次々と生みだした。こうして、人々を苦しめてきたいくつもの病気が〝魔法の弾丸〟の前に倒れていったのである。一九〇六年、研究者たちはコッホの発見した結核菌を用いて結核死菌ワクチンを作りだした。一九一一年には、特殊なヒ素化合物サルバルサンが開発され、多くの型の梅毒の治療に大きな効果をあげた。一九二〇年代にはインシュリンが分離され、これを注射すれば糖尿病患者の寿命を伸ばすことができるようになった。一九三〇年代にはサルファ剤があらわれ、細菌性肺炎、髄膜炎、淋病、尿路感染症などが治せるようになった。一九四〇年代までに、ほとんどのサルファ剤はもっと強力な抗生物質にとって替わられた。ペニシリンの発明がそれを可能にしたのだ。当時、医学の手に負えない病気はもはや一つもないかのように思われていた。

近代医学の歴史の大半において、肉体のみに注目するこの「生物医学的方法論」が医学の基本理念の中心とされたことには、大きな理由があった。それは、この方法が他の方法以上に効きめがあったからである。科学者で著述家のルネ・デュボスが特定病因説を「過去一世紀における医学の進歩を支えたもっとも強力な原動力[*文献4]」と呼んだのももっともなことだった。

失われた癒しのわざ

科学的な治療法が発達するにつれ、「癒(いや)しのわざ」はその地位をしだいに追われていった。この生物医学的方法は、医者と患者との距離を引きはなす結果となった。その理由の一つは、医師の関心が患者よりもむしろ病気そのものに向けられるようになっていったことである。医学が非人間的なものへと変貌してゆくきっかけは一八一九年に出現した〝聴診器〟だと、多くの医学史家が認めている。フランスの医師ルネ・ラエンネックが、人の体内音を聞くことによって診断を下す技術、つまり「聴診法」についてのひじょうに有益な著作を残した。この本によって同時代の医師たちは、ラエンネックの新しい医学機器すなわち聴診器の助けを借りて患者の心臓、肺そして腹部の情報を集める斬新な診断法を身につけることができたのである。

この驚くべき道具によって、医師は患者の内臓に関してより正確で豊富な情報を得ることができるようになった。これは、その後の臨床検査の習慣を永久に変えてしまうことになった。医師であり著述家でもあるルイス・トーマスは『若き医学』のなかで、これを契機にして患者の胸に直接耳をあてるという昔ながらのやり方がすたれていった、と指摘している。昔ながらのやり方は、聴診器という有益ではあるが親密さの乏しい新しい方法にとって替わられたのである。聴診器のために、肌の接触による安らぎの効果が排除されてしまったのだ。トーマスによれば、肌と肌の接触こそ「医師にとってもっとも古く、もっとも有用な〝癒しのわざ[*文献5]〟」であった。

耳をじかに患者のからだにあてることは、医学の歴史のなかでの偉大な進歩の一つだった。心臓や肺がそれぞれ固有の音を出すこと、そしてその音が診断の役に立つことを知ると、医師たちは自分の耳を心臓の上や胸、背中といった部分にあてて臓器の音に耳を傾けた。身をかがめ患者のからだに自分の耳をあてる医師の姿ほど、人間としての愛情と誠意のこもった表現は考えられないだろう。

一九世紀半ばには、医者のかばんのなかに聴診器とともにさらに次のような診断器具が納められることになった。それは検眼鏡、喉頭鏡、そして耳鏡であった。

診断のための新しい臨床検査や技術の出現によって、患者は研究上の対象物であるという考え方はますます強まっていった。今世紀の初頭には、医師たちはジフテリア、コレラ、チフス、そして梅毒の検査法を確立した。そのすぐあとに、X線、心電計、脳波計、そして血液検査が導入された。医師にとって、患者は病気をかかえてはいるが同じ人間であるという認識はますます薄れてゆき、患者は単なる〝医学的データの集積物〟とみなされるようになっていった。その結果、今日では多くの患者たちが、自分たちはもはや人間ではなくただの検体になってしまったと感じている。

医療においてこれらの新しい技術がますます中心的な役割を果たすようになったころ、これとは異なった考え方をもつ医師たちも活動していたことを忘れてはならない。徐々にではあるが、彼らの力によって、こころに対する関心と、こころがからだに与える影響への関心がふたたび呼びおこされることになった。こころが健康や病気の重要な要素であるという考えを再評価する上で大きな役割を果たしたのは、ウィーンの若き神経学者ジクムント・フロイトであった。フロイトは一八八〇年代にパリに行き、そこで一九世紀の偉大なフランス人神経学者ジャン‐マルタン・シャルコーの講義を数カ月にわたって聴講したのだった。シャルコーはいまでこそほとんど忘れさられているが、当時は「神経学のナポレオン」として高名な人物であった。

彼の「こころ」に関する研究はこの分野において中心的な地位を占めていた。

フロイトがパリを訪れたとき、シャルコーはサルペトリエール病院の院長であった。この病院はパリの貧しい人々のための有名な病院であったが、彼はこの病院を世界でもっとも偉大な研究病院の一つにした。ここでシャルコーは名高い金曜の朝の講義を行なっていたが、これはまさに一幕の芝居であった。彼の話は絶大な人気を博し、講義室はシャルコーがあらわれるかなり前から講義を待ちうける聴衆で満員だった。

シャルコーの好きな公開実験は、ヒステリー性麻痺で歩けなかった精神病患者を講義室の演壇に呼びだして行なわれた。患者はまず催眠をかけられ、その状態でシャルコーが命じるままに立ち上がり歩きだした。しかし催眠状態からさめると、この同じ人間がふたたび床に倒れこみ、まともに立つこともできなくなったのだった。彼の公開実験によって、心理状態はからだに影響を与え、しかもその心理状態は外からコントロールすることもできるのだということが劇的な方法で示された。シャルコーは、こころが病気を治す力をもっているという事実に夢中になり、それに対する興味を生涯もちつづけた。後年には、あのルルドの泉を訪れたのち奇跡的に治癒した患者を調査したりもしている。

シャルコーの催眠による麻痺患者のいくつかの〝治癒例〟をその場でじかに見て、フロイト自身も、言葉や態度には表われない感情がある種の身体的疾患という形をとって表われてくるという説を立てたのだろう。これが彼の「転換ヒステリー」という概念のもとになった考えである。フロイトは、慢性の感情障害は身体疾患に発展しうるという考えを根底にもちつづけていた。（ヒステリーという言葉は、ギリシア語の「子宮」に由来している。かつては女性だけがこの転換症状をおこすとされており、身体にはなんの異常もみられないのに起こってくる心因性の病気である。）シャルコーはヒステリーにかかったあるドイツ軍兵士の例をあげ、この現象が男性にも起こることを〝再発見〟した（というのもこの説はガレーノスのいた一八〇〇年前の古代ギリシアですでに主張されていたからである）。

フロイトはシャルコーの研究をさらにおし進め、ヒステリーの身体症状は過去の体験に強く結びついているという次のような考えを提唱した。「正常人なら精神的外傷をもたらすような出来事を経験した場合に、泣いたり怒ったり、あるいはそれに似た感情を示すのが普通であるが、ヒステリー患者にとってはその体験があまりにつらすぎて直視することができず、その記憶を〝無意識〟へと追放してしまうのである。そして後に、この感情反応がさまざまな身体症状となってふたたびあらわれてくるのだろう」

やがて、あらゆる分野の専門家たちが「臓器神経症」という名の内臓障害に気づきはじめた。感情が引き金となって起こる胃や大腸や心臓の障害を示す胃神経症、大腸神経症、そして心臓神経症というような用語が医学辞典に加えられた。

それ以外の人たちも、特定の病原菌が原因で病気になるといった単純な因果論では病気を説明しきれないときがある、と考えはじめた。この解釈を初めて唱えた人物のひとりに、人体の働きについて専門家である一九世紀のフランス人生理学者クロード・ベルナールがいた。ベルナールはいくつかの画期的な発見をしている。たとえば、肝臓は血中の糖を蓄え、からだが必要としたときにそれを放出すること、膵液は食物の消化を助けること、神経系が体内の血流の調節を助けることなどである。

ベルナールはまた医学哲学者でもあった。彼はからだのなかの「内部環境」について語った。この概念は、からだはさまざまな化学作用や機能の微妙なバランスを保つように働いており、このバランスが崩れると病気になったり死んだりするというものであった。

からだを「ホリスティック（全体論的）」な観点から見ることに深く興味を抱いていたもう一人の人物は、一九三〇～四〇年代のハーヴァード大学医学校の生理学者ウォルター・キャノンである。彼はベルナールの洞察の上に立ち、からだの「内部環境」を調和させている要素を見つけだそうと試みた。キャノンはからだには自らの健康を維持するシステムがあるという結論に達し、そのしくみをホメオスターシスと呼んだ。この一種の体内の姿勢制御装置のような働きが、からだの内部環境を一定に保つのだ。

免疫機構は、このホメオスターシスに欠くことのできない大切なシステムの一つである。これは、からだのなかにあらかじめ備わった、病気や感染に対する自然の防御機構である。数世紀も前からヒーラー（治療家）たちはこの働きに気づき、その使い方を学んできた。おどろくべきことに、二〇〇〇年も前の中国で、医師たちはすでに免疫の利用法を知っており、人痘接種法と呼ばれる未熟な形の予防接種を行なっていたのだ。彼らは人に天然痘の生きた病原菌を注射し、この処理で生きのこった者は終生免疫をもった。二〇世紀のヒーラーである現代の医師たちはワクチンやサルファ剤といったもっと洗練された生化学的武器を使って、免疫系の働きを補うことができるのである。

その後も科学者たちはいくつかの発見をした。免疫細胞を敵である細菌が充満した試験管内に放出すると、体内で行なうのと同じように効率よく細菌を処理することがわかった。これによって免疫学者たちは「免疫系は体内の他のシステムとは異なり、自律的に機能することができる」という結論を下したのである。

今世紀の前半に、研究者たちは以下のような免疫系に関する重要な事実を次々と発見していった。免疫系は自分のからだに属する細胞と外部から侵入した細胞とを見分けることができること、外敵をいちはやく察知し破壊するのを助ける生化学的記憶システムを持っていること、そして一〇〇〇万種類もの異なった細菌を処理する能力があること、などである。

しかし科学者たちが、免疫系がどのようにしてその複雑な仕事をなし遂げるのかという詳細を学びはじめたのは、ようやく一九五〇年代の後半に入ってからのことであった。当時、ロドニー・ポーターという英国人生化学者とアメリカ人免疫学者ジェラルド・エーデルマンは、病原菌と戦う物質である「抗体」の正確な分子構造を解き明かした。彼らはこの発見によってノーベル賞を受賞し、まさに免疫学の新時代を切りひらいたのであった。この発見によって、ホメオスターシスのしくみについてこれまで以上に詳細な知識を得ることができるようになったのである。

しかし一九三五年にはすでにウォルター・B・キャノンが、ホメオスターシスは単に神経系と生化学物質が互いに調和を保って働いている状態だけをさすものではないと述べていた。

人生におけるありふれた体験――思春期の到来、青年期の悩み、疲労、きつい仕事、毎日の心配事――これらすべてのものがからだに具体的な影響を及ぼす、と彼は主張した。「実際、人間の疾患は一つ残らずこのような観点から研究することが可能だろう」とキャノンはすでに指摘していたのである。

キャノンがからだの自己調節機能を研究していたちょうど同じころ、フロイトの研究から生まれた精神分析学の理論がさまざまな身体疾患に応用されつつあった。この可能性を最初に見いだした研究者のひとりが、シカゴの精神科医フランツ・アレキサンダーであった。一九三九年にアレキサンダーは、「慢性疾患の多くは外的、機械的、あるいは化学的な原因によって起こるのではなく、また微生物の侵入によって起こるのでもない。その原因は、生存競争にさらされた日常生活のなかからもたらされるたえまないストレスにあるのだ」[*文献6]という当時としてはひじょうに大胆な見解を発表した。彼の考えはやがて「心身医学」という新しい学問に発展してゆき、こころが肉体の健康を左右する重要な要素であるという古くからの考えを復活させることとなった。

アレキサンダーによると、さまざまな研究成果が積み重ねられた結果この新しい医学が誕生したという。一つは、からだの多くの機能が中枢神経系によって調節されているという、キャノンの発見である。もう一つは、強力なホルモンを血中に注ぐ、副腎や下垂体のような内分泌腺の発見である。キャノンはまた、「神経系全体が『人においては人格と呼ばれる』制御中枢によって統制されている」*文献7と指摘した。

彼の研究によって、からだだけでなく、こころのなかの出来事も同時に調べるという「精神分析的アプローチ」が医学に取りいれられた。この方法に基づいて、フロイト派の研究者たちは心身の相関について詳細に観察した。一九五〇年代に、心身医学者は七つの疾患を心身症と指定した。それらは、消化性潰瘍、潰瘍性大腸炎、高血圧、甲状腺機能亢進症、慢性関節リウマチ、神経皮膚炎、気管支喘息で、身体的要因と同時に心理的要因をもつ可能性があると考えられる疾患である。心身症という新しいカテゴリーの作る試みは熱狂と論争を呼びおこし、それは今日でもなお続いている。（アレキサンダーの弟子たちは、ストレスの持続がすべての病気の原因だとまでは証明できなかった。そしてこの七つの心身症を詳細に研究した結果、これらは従来考えられていた以上に複雑な病気であることがわかってきた。ただ一つの原因だけでこれらすべてを説明しきることはできなかったのである。）

心身医学者たちが疾患におけるこころの役割についての証拠を積みあげていたころ、オーストリア系ハンガリー人の卓越した内分泌学者ハンス・セリエは、モントリオールのマッギル大学で、医学への大きな業績となるべきある研究をまとめあげることに明け暮れていた。すなわち「ストレス」というアレキサンダーもほのめかしていた現象の発見、命名、さらにはその医学的、心理学的影響を分析したのである。彼が実験室のラット（ダイコクネズミ）に一連のショックや注射を与えたところ、そのからだにはっきりとした影響があらわれたのだ。ストレスを受けたラットは外見上はどこにも障害は見られなかったが、セリエが病理解剖をしてみると、ホルモン臓器がプレッシャーのために消耗し衰弱していたことがわかった。*文献8

一九六〇年には、こころがからだに影響を及ぼすことを示す別の証拠が明らかになった。ニューヨークのロックフェラー大学の心理学者ニール・ミラー博士は、神経系がからだを制御しているというキャノンの発見を実際に応用できるかもしれないと考えた。それで、条件づけ学習技法を用いて、従来は不随意と考えられていたいくつかの機能を操作してみることにした。彼はラットの脳の「快楽中枢」に電気刺激を与えることによって、ラットの心拍数や血圧を上下させる訓練を試み、首尾よく成功させた。ラットはしだいにこの方法に習熟し、ついには小腸の特定の筋肉の弛緩や収縮や、片耳あるいは両耳に通じる血流をコントロールできるようにさえなった。このような事実を見たあとでは、片手の皮膚温だけを上げたり、心拍を速めたり遅くしたりするようなヨーガ行者の神秘的な技でさえも、それほど感動的なものとは感じられなくなるだろう。

ちょうどそのころ、ボストンではハーヴァード大学医学校のすぐれた心臓病学者ハーバード・ベンソン博士が、ストレスと高血圧との関連性を研究中であった。ストレス状況におかれると、身体はさまざまな変化をきたす。たとえば、血圧や脈拍数は上昇し、呼吸は速くなる。ベンソンは、ストレスがこれらの反応を引きおこすとするなら、逆にこれらの反応を止めさせる要素も存在するにちがいないと推論した。

一九七〇年代初期、ベンソンは経験を積んだ超越瞑想（ＴＭ）の修行者について研究していた。彼らのうち何人かは、瞑想状態に入ると、意のままに呼吸数や脈拍数を減らし、血圧を低下させられるということがわかった。ベンソンは、科学的な見地からこの瞑想法を説明しようと試みた。数年間の研究の後、ＴＭ法から神秘的な部分を取り除き、そのエッセンスを簡単な訓練法にまとめることに成功した。その結果、静かで心地よい環境のなかで一つの音（たとえば「One（ワン）」や「Om（オーム）」という言葉）をくり返し唱えることにより、だれもがＴＭの効果を得られるようになった。この訓練法によって導きだされたこころの状態をベンソンは「リラクセーション反応」と名づけた。

また他の研究者たちは、心身症にとどまることなく、がんのような病気において、心理状態がどのようにからだに影響を与えるのかを明らかにしようと試みた。たとえば一九六〇年代半ば、心理学者のローレンス・ルシャンは「がん性格」というものが存在すると提唱し、多くの人々をおどろかせた。彼は、ある種の性格特性をもった人間にはがんの発症率が高く、その理由は従来の医学では十分に説明できないと主張した。ルシャンはすぐれた研究者であり、興味深い証拠を握っていた。彼が数百人にものぼるがん患者を面接した結果から、ある特徴的な態度が明らかになってきたのである。彼らにほぼ共通する点は、しんぼう強く、反抗心を抑圧しがちで、自己評価が低いことであった。そして奇妙なことに、彼らの多くは、がんと診断される前に、死別や離婚といった個人レベルでの喪失体験をもっていたのだった。[*文献9]

一九七〇年代半ばにジョンズ・ホプキンズ大学の研究者キャロライン・トーマス博士は、三五年間続いていたある研究の結果を集計していくなかで、ルシャンの仮説の重要性を再確認することになった。彼女と共同研究者カレン・ドゥスジンスキーは、一九四八年から一九六四年のあいだにジョンズ・ホプキンズ大学医学校を卒業した一三〇〇人以上の医学生たちのその後の健康状態を追跡調査したのである。三〇余年後、あるタイプの卒業生たちについては、精神的疾患、自殺、そしてがん死の発生率がひじょうに高かった。それは、「親との感情的なふれあいが乏しい」と学生時代に報告していた人たちであった。トーマスはこれは単なる偶然の一致ではないと考え、さらに調査を続けた。[*文献10]

過去の精神状態がその後の身体状態に影響を与えるかもしれないという考え方は、ハーヴァード大学で一九三七年に始められたもう一つの長期研究によって、さらに説得力を増した。「グラント研究」と呼ばれるこの計画は、ハーヴァード大学の学生に照準を合わせ、卒業後一〇年間にわたって彼らを追跡したものである。一九六七年にハーヴァード大学の心理学者ジョージ・ヴェイラントはこの結果の分析にとりかかった。[*文献11]

繊細で、しかも説得力のある名著『人生への適応』のなかで、彼はこの研究から得られた総合的な結論を記すと同時に、何人かの具体例について詳述している。この研究では被験者の心理学的な発達が重視されている。また、「生活のなかでの試練やストレスを上手に処理できない人は、できる人より約四倍も病気にかかりやすかった」などという知見も示されている。小児期や思春期によく見られる未熟な対処法には、次のようなものがある。

1　投影　自分のなかにある葛藤をもたらす考えや感情を、他人の行為や言葉のなかに見いだし、それらを無意識のうちに否認すること。
2　空想　想像の中で自分の望み通りに世界を作り変えてしまうこと。
3　心気症　実際の病気や苦しみ、あるいは架空の病気や苦しみを言い訳にして、他人に要求を出すこと。
4　受動的攻撃行動　ぐずぐずしたりわざと失敗するといった、間接的な攻撃行為や敵対行為。
5　行動化　かんしゃくをおこすことから麻薬乱用にいたるまでのさまざまな衝動による行為。

ヴェイラントは、孤独だと思われていた人が五〇歳代になる前に慢性疾患になる場合が多いということも発見した。

ヴェイラントは特定の性格と特定の疾患を結びつけることはしなかったが、ストレスをうまく処理できない人は、人生にうまくたち向かうことができないばかりでなく、健康も損ないやすいことを明確に示した。このように未熟な対処法は、感情的に適応能力のない人間を生みだすと同時に、身体的にも適応できない病人を作りだすのである。彼はまた、この著書を通して読者に、医学の根本にある一つの真実を気づかせた。彼はこう記している。「たしかに医師は、腫れものを切開し、恐怖症に減感作療法をほどこし、こころのしこりを取り除き、不安に麻酔をかけることができる。しかし、精神医学が行なっていることの多くは、他の

医学も同様だが、自然の治癒力を手助けすることだけになってしまった」*文献12

「病は気から」の再検討

表面的に見れば、ルシャン、トーマス、ヴェイラントらの長く念入りな研究の成果のほとんどは、すでに常識によって知られていることだった。しかし、いうまでもなく常識と科学とは違う。人間の心理状態がからだに影響することを、ただ〝知っていること〟は、実際にそうであるということの証明にはならない。まず必要なことは、こころがどのように免疫系に影響を与えるかという証明である。この点に関して、あるすぐれた免疫学者はこう述べている。「私も直観的にはこうしたこころの影響力が存在していると思います。しかし、それがどのように働いているかを述べることはできないし、それを利用し、予測し、コントロールする科学的な方法論をまだもちあわせていません。このような困惑をもたらす事態のなかで、たいがいの免疫学者は不安にかられて、結局このやっかいな問題から逃げだしてしまうのです」

免疫学者がこの問題を避けて通るもう一つの理由は、答えを出さなければならない純粋に生理学的な疑問をありあまるほどたくさん抱えているからである。健康と病気を理解するためには、からだの自己防衛システム、つまり免疫系がどのように働くかを知ることがポイントになる。このテーマに精通するだけで、一生の仕事となりうるのだ。なぜなら、免疫系はひじょうに複雑なシステムで、これより複雑なのは中枢神経系ぐらいのものであるからだ。そしてこの複雑さは、日々の微生物による侵略からからだを守るためには不可欠なもので、それなしでは人間はたちまち死んでしまうであろう。

免疫系は敵を攻撃するのにつねに必要最小限の力しか用いず、敵の影響を受けない部分には被害が及ばないようにしている。だが、それでもだれもが病気にかかるのは、侵入する微生物の分子構造を「抗原」として察知したさいに、免疫機能があまり反応しなかったり、逆に過剰に反応しすぎたりするからである。したがって、免疫の両極端の反応によって、以下のように病気を区分することができる。

免疫系の過剰反応

・ブタクサやスギの花粉のような外界からの抗原に対して過剰反応をおこすと、アレルギー性鼻炎や喘息といったアレルギー疾患が起こる。

・自分のからだの抗原に対して過剰に反応すると、つまり、免疫系が自分自身の健康な組織（たとえば関節軟骨）を攻撃すると、慢性関節リウマチのような自己免疫疾患になる。

免疫系の反応不良

・外界の抗原、たとえば細菌に対して、あまり反応しなかったり、無反応だったり、あるいは破壊する能力が不足していたりすると、感染症になる可能性がある。

・体内の一見正常に見えるがじつは異常な細胞（抗原）に対して反応が乏しかったりすると、この異常な体細胞はチェックされずに増殖し、がんになる可能性がある。[*文献13]

これらの事態は免疫系が故障したときに起こるが、幸いにも多くの人にとってそんな故障が起こることはまれである。そして、免疫系はその機能をはたすのに意識の仲介をほとんど必要としない。ちょうど自律神経系が、心拍から消化器系にいたるまで生体の機能を秒きざみで調節するように、免疫系も命令なしに自律的に働く。

従来、免疫系は自律神経系とはちがって、完全に独立して作動すると考えられていた。したがって、ルシャン、トーマス、ヴェイラントらによる研究が発表されたとき、免疫学の伝統的な研究に没頭する人たちを困惑させるような事態が生まれてきたのだった。彼らは「病気を制圧するうえで力強い味方となる免疫系も、体内の他の多くの系と同じように、心理状態に影響されやすい」と主張したからである。この考えは、免疫系について従来考えられ、書かれてきたすべてのことに対して、公然と反旗をひるがえすことであった。

この結果、古くから続いてきた医学に対する疑問や問題がふたたび日の目をみることになった。ヒポクラテスからデーヴィッド・マクレーランドにいたるまでの多くの人々が主張してきた「こころの状態がからだの状態に影響を与えうる」という考えが正しいとするならば、連綿と続いてきた難解な疑問に、医学はそろそろ答えを出さなければならない時期にさしかかっている。こころはいかにしてからだに影響を与えるのか。どのような心理状態が影響力をもつのか。そのような心理状態はどんなしくみで働くのか。影響を受けやすい病気とは何か。もしこのようなこころの力が実在するならば、われわれはそれをコントロールすることができるのか。それはどのような方法によって可能なのか。疑問は果てしなく続いてゆくのである。

これらの疑問を解こうとする賢明な治療家たちは、次の三つの恐るべき難題にたち向かわなければならない。

その一つは、「免疫系は完全に独立し、他のどのような系からも影響を受けない」というほぼ医学的定説となっている考えを捨てさる勇気をもつことである。「こころは、生体の自己防御の働きに影響を及ぼす」と宣言し、「免疫系は他のどのような生理学的システムからの援助や妨害も受けることなく機能する」という二〇年来の見解を否定することである。

第二の問題は、感情や思考の源である脳のどの部分からこころの影響が及ぼされるのかを正確に知ることである。神経系はからだのなかで唯一「免疫系」よりも複雑なものだけに、これは非常な難問というべきものである。

第三の問題は、このもっとも複雑な二つの系が協調して働くしくみを発見することである。そして、どのようなつながりがこの二つの系を結びつけているのか。つまり、古代中国の「扶正（ふせい）」という考え方を科学的に説明するものは何かという問題である。

精神神経免疫学（PNI）の誕生

一五年ほど前に、免疫系はストレスに敏感に反応するという証拠が初めて提出された。それはなんと、宇宙飛行士の健康状態を検査するNASA（米国航空宇宙局）の医療班からの研究報告だった。医師たちは宇宙から帰還した宇宙飛行士の身体的、心理的ストレスの検査結果を分析し、大気圏に再突入するときにだけ白血球数の変化が起こることに気づいた。一方、月へ出発する前のアポロ宇宙飛行士たちと、軌道上にいたスカイラブ（有人宇宙実験室）の宇宙飛行士たちから採取された血液中の免疫細胞は、まったく正常だった。しかし、この両グループも、地球へ戻った直後にはおどろくほど白血球数が減少していたのであった。

数年後、一見まったく無関係に見えるもう一つの発見が、このNASAの検査結果を裏づけることになった。それは、配偶者を失った直後の二六人の血液を検査したオーストラリア人医師チームの報告であった。医師たちは「悲嘆が健康を害する」という仮説を確かめようとしたのである。その結果、深い悲しみに打ちひしがれた人々の免疫細胞群は、微生物の侵略に対して反撃する能力の一部を失っていることがわかった。

もし精神科医のジョージ・ソロモンというひとりの研究者が医学界にこの結果の重要性を訴えなかったならば、これらの発見は注目されることなく文献のなかにうずもれてしまったことだろう。NASAが宇宙飛行士たちの血液を調べていたころ、彼はスタンフォード大学にいて、「ある特定の人たちだけがどうして慢性関節リウマチで苦しむようになるのか」というテーマに熱心に取りくんでいた。

医学的にみれば、慢性関節リウマチは免疫系が自己の関節を攻撃するという「自己免疫疾患」であり、ストレスを経験したときに発症したり、悪化したりする「心身症」と考えられている。ソロモンは脳と免疫系の関係が存在すると確信し、この病気を詳細に観察していた。感情的要素の関与が大きいこのタイプの関節炎は、彼の仮説を試すのにまさに絶好の対象だったのである。彼は感情的な危機が関節炎患者の免疫系に及ぼす影響にとくに興味を抱き、ストレスが病気に影響するしくみを解き明かそうとした。すぐれた先見性をもつ勇気ある免疫学者アルフレッド・アムクラウトの助けを借りて、ソロモンはストレスと免疫系とをつなぐ糸口を調査しはじめた。

彼らは一群のラットに、すし詰めの檻に入れ電気ショックを与えるという二つのストレスを与えたあと、腫瘍を植えつけ、その後の経過を観察した。ストレスを加えられたラットの多くは腫瘍が増殖し、その成長も速かった。そこにはたしかになんらかの結びつきが働いていた。では、脳がこの反応に関与していたのであろうか。ストレスは脳を介して影響するのだろうから、そう考えるのが自然だった。しかし、その可能性は、あくまでラットにおこった現象を観察した結果からの推測にすぎなかった。

この仮説をより明確に実証するために、アムクラウトとソロモンはソ連の科学者が行なった実験を追試することにした。ソ連の科学者は、小さな電極を用いて動物の視床下部と呼ばれる小さな器官を破壊した。彼らは、この方法によって正常な免疫機能が損なわれたと報告していた。ソロモンとアムクラウトがラットにこの実験を試みると、視床下部を焼かれたラットの免疫機能は明らかに弱まることがわかった。この実験結果と先のストレス実験から、こころ（精神）と免疫系の結びつきが示唆されたので、ソロモンはこの新しい科学を「精神免疫学（psychoimmunology）」と呼ぶことを提案した。

もし脳と免疫系が実際に関係しているならば、彼の研究によって新たな疑問が生まれてくることとなる。中でもとくにきわだった重要な疑問は、「もし脳が免疫系に影響を与えうるならば、この影響を制御し支配する方法はあるのだろうか」というものであった。ところがおどろいたことに、ロチェスター大学のひとりの実験心理学者がまったくの偶然からその可能性を発見したのである。

心理学者ロバート・エイダーは、長年にわたり一般に心理社会的要因と呼ばれるもの——すなわち行動様式、心構え、社会的環境、人間関係、生活上のストレスや緊張——が人の健康に与える影響に興味をもっていた。エイダーは皮肉にも、まったく無縁に思えるテーマを研究している最中に、この重要な発見をしたのであった。

一九七〇年代半ば、エイダーはラットを用いた標準的なパブロフの条件反射実験を行なっていた。それは特定の刺激と経験を結びつけるようにラットに条件づける実験で、パブロフが犬にベルの音を聞かせて唾液を出させたのと同じ方法を用いたものだ。エイダーはラットに好物のサッカリンの入った甘い水を嫌いになるように教えこもうとしていた。この手法は心理学者によって何百回となく用いられてきた標準的な方法である。サッカリン水を口に注入したあと、吐きけを催させるサイクロフォスファマイドという薬品を注射した。（ふつう、サッカリンとこの注射をたった一度条件づけるだけで、ラットはサッカリン水を飲むだけで吐きけを催すようになる。つまりラットのからだは「サッカリン→嘔吐」というプロセスを条件づけによって学習するわけである。）この実験の最中に、エイダーは頭の痛い問題に直面した。ほとんどのラットが、このサッカリン実験をするだけでなぜか死んでしまうのである。

はじめエイダーは、何がなんだか見当がつかなかった。ラットは栄養状態もよく、健康で若かった。実験の手順を一つずつ細かく再検討し、やっとのことで糸口を見つけだした。謎をとく鍵は彼の用いた薬品、サイクロフォスファマイドにあった。この薬はこの種の研究においては一般的な実験薬であったが、吐きけを催させる以外の別の効果ももつことをエイダーはつきとめたのである。サイクロフォスファマイドは強力な「免疫抑制作用」をもっていたのだ。

エイダーはこの新事実をもとにして、何が起こったのかについての仮説を組み立ててみた。彼の実験は、サッカリン水を飲ませると、サイクロフォスファマイドが体内に注射されたときと同じ反応をおこすようにラットに教えこむものだった。これによって、エイダーはラットをサッカリン嫌いにさせる条件づけを行なっただけではなく、うかつにもラットの免疫系が抑制されるような条件づけも行なってしまったのだ。食物が見えなくてもパブロフの犬がベルの音で唾液を分泌させるのと同じように、エイダーのラットは免疫抑制剤を注射されなくても、サッカリン水を飲まされるだけで免疫機能を抑制したのである。このような特別な条件づけの行なわれたラットにとっては、甘い水はサイクロフォスファマイドと同じ効果をもっていたというわけだ。（エイダーは後に、ソ連の研究者たちが一九二〇年代にパブロフの条件づけを用いて同じような実験をしていたことを発見した。たとえば、S・メタルニコフとV・コリンという著名な科学者たちは、モルモットの皮膚をひっかいたときに抗体を出させるという条件づけを行なっていた。）

エイダーは、この推論を実証するためにロチェスター大学の同僚の免疫学者ニコラス・コーエンの力を借りて、一連の独創的な実験を行なった。彼らは何度もサッカリンとサイクロフォスファマイドを用いた条件づけをくり返し、そのたびに同じ実験結果を得た。すなわち、条件づけられたラットはたやすく感染症のえじきとなったのである。一方、同じラットが特定の自己免疫疾患にはおどろくほどの抵抗性を持つようになった。この結果も、理屈にかなっていた。もし免疫系が抑制されているならば、自己に対する攻撃も含めてすべての免疫機能が同じように抑制されるはずであるからだ。

エイダーはある実験で、ＳＬＥ（全身性紅斑性狼瘡）という自己免疫疾患によって死ぬ運命にある血統のラット群を実験に用いた。条件づけの訓練を受けたラットは炎症が軽くなり、訓練を受けなかったラットに比べて長生きした。これは「行動の条件づけ」と「免疫の変化」との間の明確な関連性を示す、ひじょうに明確な実験であった。エイダーはアメリカの第一級の科学誌である『サイエンス』誌にこの実験結果を発表した。「その論文が発表された当時は、多くの人がこの結論に懐疑的でした」とエイダーは述懐する。独立不変であると考えられてきた免疫系が、たとえいくらかでも他から影響を受ける可能性があるということを発表するだけでさえ、異端と名指しされるに十分なことであった。ましてや、その影響を一定の方向に向けられるかもしれないという主張は、とうてい受けいれられるようなものではなかった。ところが、うたぐり深い研究者たちがエイダーの実験を追試してみたところ、まったく同じ結果があらわれたのだった。

こうしてエイダーもジョージ・ソロモンと同様に、自分が新しい医学の領域に足を踏みいれつつあるのだという実感を抱いたのであった。そしてまた、ソロモンと同じくこの医学はこころの状態と免疫に関係するものだという確信をもったのである。さらに彼は、いかなる条件反射も神経系に関係しているはずだと考えていた。それで、エイダーはソロモンの使っていた「精神免疫学（psychoimmu-nology）」という言葉をそっくりそのまま借りてきて、それに「神経（neuro）」という文字を挿入し、病気の経過における中枢神経系の役割を示そうとしたのである。その結果、「精神神経免疫学（psycho-neuroimmunology・ＰＮＩ）」という冗長で不格好な名前が生まれたのである。

ここ一〇年間のあいだに、さまざまな分野の研究者たちがこの新しい学問に魅力を感じ、しだいに引きよせられてくるようになった。社会心理学者、実験心理学者、精神科医、免疫学者、神経内分泌学者、神経解剖学者、生物学者、腫瘍学者、疫学者などの専門家が、ＰＮＩの研究にさまざまな貢献をするようになったのだ。歴史上初めてわれわれの目の前に、「病気の発症と、健康保持にかかわる、脳やこころのしくみが解明される可能性」がほのめかされたのである。

しかしＰＮＩの研究は、初めからいくつかの困難に直面することになった。この研究が生まれたてのものであり、権威を保ってきた従来の医学の考え方に対する挑戦であるということから、伝統的な考え方をもった人たちはＰＮＩに対して反抗的で疑い深い態度をとった。その態度は単なる無関心からあからさまな敵意までさまざまであった。たとえば、ローレンス・ルシャンにしても「がんと性格の関連性」という研究テーマでは助成金を受けることは不可能だった。権威ある研究助成団体はどこも、彼にたったの一セントも与えようとはしなかったのだ。結局、彼は小さな私的研究所からやっとのことで財政援助を受けることができたのである。

そうした反発の気運のいくらかは、今日でもまだ続いている。一九八〇年代はじめに、国立がん研究所の行動医学部門で、ある創造的なＰＮＩの研究が行なわれていた。この研究の目的は、「闘争心をもつ女性のほうが、より長く生存する可能性が高い」という、乳がん患者の観察から得られた仮説を実証することであった。彼女らは積極的な態度で病気を克服し、主体的に主治医や治療法を選択した。研究者たちはまずこの仮説が真実かどうかを確かめ、次により健康的な手段で病気を克服するために乳がん患者は何をするべきかを調査しようと計画した。ところがその部門は一九八二年に設立からたった四年足らずで新しい研究所長によって解散を命じられることとなった。「精神神経免疫学の研究は当研究所で取りくむほどの問題ではないし、今後も大きな意義をもつとも思えない。情動ががんにどのように影響するのかという問題は、ここで取りあげるにはむずかしすぎるテーマだ」というのが彼のとってつけたような弁明だった。研究の責任者は研究所をやめ、もっと抵抗なく研究できるような医科大学へと移っていった。

ジョージ・ソロモン自身も、ＰＮＩに対する敵意と無関心による被害にあったひとりである。彼の研究は権威ある科学雑誌『ネイチャー』『心身医学』『アーカイブ・オブ・ジェネラル・サイカイアトリー』などに発表され、世に知られてはいたが、一九六〇年代にはまだ少数の科学者に受けいれられていたにすぎなかった。それでソロモンは一〇年のＰＮＩ研究の後、この分野から撤退したのだった。「だれひとり耳を傾けてくれる人がいなかったので、私は一〇年前にこの研究をやめてしまったのです」

幸いにも、ＰＮＩに対する無関心は薄まりつつある。医師たちもようやく、医学技術の発展によって、医学のなかの人間的な要素、つまり単純な医学的技法（たとえば患者の体に触れるといった明らかに治療効果をもつもの）などを、いかにないがしろにしてきたかということに気づきはじめた。この新しい意識の変化は『アメリカ医師会会報』や『ニューイングランド・ジャーナル・オブ・メディスン』のような一流医学雑誌において、この分野に関するページ数が順調にふえていることからもうかがわれる。

これが意味するのは、医療技術におけるすばらしい進歩には大きな犠牲をともなっていたということである。ある医師は言葉を選びながら次のように話している。「最近、私は一〇床足らずのＣＣＵ（冠動脈疾患集中治療室）を訪れました。ファウストの魂ともいうべき近代技術があんなところにもあらわれているんですね。患者との接触はほとんどが電極、電線、チューブ、スコープといったものを介した機械によって行なわれています。医療の専門家はまれにしか患者と接触することはありません。彼らは機器を監視するのに手いっぱいなんです」。また別の医師はこのように語る。「専門医たちの多くは技術者やビジネスマンに変身してしまいました。医者は機械のうしろにひきこもり、まるで機械の一部となってしまったかのようです」

『ニューイングランド・ジャーナル・オブ・メディスン』に医学の現状を分析したひじょうに辛辣な短評

「医学はまだ癒しのわざなのか」が掲載された。そのなかで、ペンシルヴェニア大学医学校のトルーマン・シュナーベル医師は、内科医であった父親の治療法と今日の典型的な治療法とを比較している。彼の父親が診療していた一九二〇～三〇年代の医学は、現在の医学と比べると原始的で効果が少なかった。当時の肺炎患者やリウマチ熱患者の命はただ運命と体力だけに左右されていたのである。

しかしながら、彼の父は患者との親密な人間関係を楽しみ、今日なら専門医に任せてしまうようなさまざまな病気の診断を自ら行なっていたと、シュナーベルは記している。「父にとっては、医のわざとは医師と患者の関係を巧みにこなすことであった。これが適切な医療技術とともに用いられたとき初めて、患者に対する最良の治療となったのである」

シュナーベルは今日の専門医志向についてこうつけ加えている。「病人の定義が変わってしまったようだ。患者はもはや一個の存在ではなく、各臓器ごとの専門家にばらばらにあつかわれている」。医療技術がこのような方法によって得たものは「癒しのわざ」の完全な喪失である。ここに当然、次のような根本的な疑問がわいてくる、とシュナーベルはいう。「からだ全体はいったいだれが診るのか」[*文献14]

もちろん、名医はいつも患者の全体を診ている。しかしさまざまな検査や専門技術という重荷のために、この仕事がますます困難になってきている。だが、すぐれた医師は患者に対して真の癒しの力を働かせることができる。医師のこころのこもった癒しのわざは、免疫系を総動員させる真の医学的な力によって、スーザン・ソンタグのいう「病気の王国」[*文献15]の市民権をついには失わせる。これは太古からの癒しのわざであり、最古の薬や最古の治療よりずっと古いものである。科学や医学がもっともいらだちを感じていたのは、いままでそれを評価し、研究する道がなかったということである。その存在すらも科学的に証明する方法がなかったのである。

ＰＮＩが生まれてから、このいらだちは過去のものとなった。われわれは今や、目には見えないが、もっとも古く、そしてもっとも信頼に足る〝医学の心強い援軍〟の正体を確かめる手がかりを手に入れはじめているのだ。それは、デーヴィッド・マクレーランドのサイキックヒーラー（心霊治療家）が行なったハーヴァード大学生の風邪の治療に一役買い、クロファー医師の患者をしばらく生きながらえさせ、さらにはカークパトリックのＳＬＥ患者を効果的に治した不思議な力そのものである。この不思議な力こそ、われわれひとりひとりのからだのなかに備わった「扶正（ふせい）」、つまり内なるヒーラーなのだ。何世紀にもわたって影のように医学界に寄りそってきた一つの伝説が、いままさにその秘められたパワーを明らかにしようとしている。

2章　ゆるぎない防御システム――免疫系

いま、癒しのプロセスを解明しようと、多くの研究者たちが、体内でもっとも複雑なシステムの一つである免疫系と取りくみはじめている。免疫系を研究する学問すなわち免疫学は、まだ歴史の浅い科学である、免疫系に関して、近代医学は過去二〇年間に、それ以前の医学の長い歴史においてて学んだことよりはるかに多くを学びとってきた。しかしながら、免疫系はあまりに複雑なため、その全体像、及びそれを構成する個々の要素を完全に理解するにはまだほど遠い状況にある。ノーベル賞受賞者であるハーヴァード大学医学校の比較病理学教授バルジ・ベナセラフは、「免疫学は、医学におけるタルムード教典（ユダヤ教法典）のように複雑で膨大な学問である。それ以上に複雑なものといえば、脳の働きを理解することくらいのものだ」と述べている。また、神経病理免疫学者であるロバート・エイダーは次のような言葉でこの学問の印象を率直に語っている。免疫系を研究するということへの感想を聞かれたさいに、彼は一言「正直なところ、私は死ぬほどおびえています」と答えたのだ。

彼はなぜそれほどまでにおびえていたのだろうか。その答えは、免疫系の働き、すなわち感染や病気に対

対象	免疫系	
	過剰反応	低反応
体外抗原	アレルギー	感　染
体内抗原	自己免疫疾患	が　ん

してからだを防御し、生化学レベルで日々の健康を維持するということのなかにある。いまこの瞬間にも、われわれの体内には何百種ものウイルスが存在している。もし免疫の監視と制御がゆるんでしまうと、それらのウイルスが私たちを衰弱させたり殺したりすることだろう。上の図は、人体に侵入した「抗原」に対して免疫系がどのように反応するか、という複雑なプロセスを示したものである。

免疫系は常にわれわれを支え、病原菌から守っていてくれる。ところが、このような防御機構が働かなかった場合にどのようなことが起こりうるかが、エイズ（後天性免疫不全症候群）という流行病によって近年はっきりと示されるようになった。この病気は一九八一年に第一号の患者が発見された。そして、一九八〇年代の半ばには恐ろしい流行病となり、日に五人ほどが新たに感染患者となった。

この第一号の症例は、カポジ肉腫におかされた若い男性であった。まず初めに、この症例の特異性が医師の目を引いた。皮膚に赤紫色の腫れものができることから始まるカポジ肉腫はひじょうにまれな疾患で、二五〇万人に一人くらいしか発症しないからである。さらにこの病気のもう一つの特徴は、たいていは六〇歳以上の男性に発症するということであった。患者は増加の一途をたどったが、そのうちに彼らに共通するある傾向が指摘されはじめたのである。彼らはホモセクシャルか、麻薬の常習者か、あるいは血友病患者だったのである。ただ彼らがみなカポジ肉腫になったわけではなかった。中にはカリニ肺炎をおこしたものもいた。

ウイルスや真菌感染症によって無防備なからだをむしばまれた数百、後には数千のエイズ患者が、病院や診療所で見られるようになった。人体に感染することのできる通常は無害なあらゆる種類の細菌、ウイルス、真菌や原虫といった、いわゆる日和見(ひよりみ)感染症がエイズ患者のからだに見られることに、医師たちは恐怖をおぼえた。血液検査の結果、彼らのからだにどのような異常が起こっているかがわかった。エイズ患者の免疫系はほんの一部分しか働いていなかったのだ。つまり、「細胞性免疫」と呼ばれる本来備わっているはずの自己防御機構を、彼らは失っていたのである。

エイズの原因と考えられるのは、免疫系の重要な一員であるT細胞を攻撃する「HTLVⅢ」というウイルスである。免疫系のなかには、免疫力を高める物質を産生する「ヘルパーT細胞」、その他の免疫細胞の活動性を抑制したりゆるめたりする「サプレッサーT細胞」など、さまざまなT細胞が含まれている。正常な免疫系は通常サプレッサーT細胞の二倍の数のヘルパーT細胞を有している。ところが、エイズ患者の免疫系においてはその割合がほぼ逆になっているようなのだ。

これはつまり、エイズ患者の免疫系は侵入者への攻撃をゆるめてしまうということを意味している。したがって、予後はとても悪い。エイズと診断されたあと、三年以上生きるものは一〇人に一人にも満たず、正常な免疫力を回復した症例はまず一例もないのである。

自己防御のしくみ

正常で健全な免疫系は、自然の与えたすばらしい防御システムである。どの細胞が自分のからだに属しており、どの細胞が破壊すべき異物であるのかをすみやかに識別する能力が、生まれつき免疫系には備わっているのだ。このように異物をすぐに発見できるのは、免疫系の生化学反応を引きおこす物質である「抗原」によってである。細菌、ウイルス、正常あるいは異常な細胞、その他多くの化学物質が抗原としての特性を有している。

免疫系のもつもう一つのすぐれた特徴は、その「記憶力」である。一度ある抗原と接触すると、その経験をけっして忘れることはない。ひとたび対決しただけで、その抗原に対して特異的な生化学兵器を産生することができるようになるのだ。ポリオワクチンなどのワクチンはこの能力をうまく利用して作られたものである。正常な免疫機能をもつ人が、おたふく風邪、麻疹、水痘、そして伝染性単核球症などに一生に一度しかかからないのは、このような理由からである。どんなにささいな接触であっても感染物質に一度接触するだけで、生涯完璧な免疫防備機構がしかれることになる。

しかしながら、この記憶があまりに正確すぎるので、たいていの人が毎年一度はインフルエンザにかかってしまうことになる。それは、一部のウイルスはつねにほんの少しずつ変化しているためである。これは「抗原性変異」と呼ばれる自然のしくみである。こうした微妙な変化だけでも、新たなウイルスが従来の免疫防御の網をくぐり抜けるには十分なのである。

進化の長いプロセスのなかで、このように微妙に変化するウイルスに対する一般的防御手段として順応性の高い免疫機構が作られた。そればかりでなく、さまざまな流行病に対する自己防御機構が、免疫学的にも遺伝学的にもひじょうに多様なかたちで作られてきた。あるウイルスが変化し、ひとたび宿主の免疫系の監視をすり抜けられるようになると、そのウイルスは同種の宿主の免疫系をもすり抜けられるようになることが知られている。つまり、同系あるいは遺伝学的、免疫学的に同種のマウスのなかでは、異種あるいは遺伝学的に異なるマウスに比べてウイルスははるかに速く伝染していく。一方、異種の動物間ではウイルスは伝染しにくくなるわけである。つまり、動物間にわずかな遺伝子的差異があることが、病気に対する自然の防御機構として働いているのである。

今日では、私たちのからだを守るために、二つの大きな免疫機構、すなわち「細胞性免疫」と「液性免疫」とがあることがわかっている。

細胞性免疫とは、免疫系に侵入者への警戒体制をとらせ、それらへ戦闘を加える、特殊な細胞群を用いた防御法のことである。細胞性免疫はウイルスや腫瘍細胞を攻撃する任務をおびている。また、臓器移植のさいには、腫瘍を攻撃するのと同じように、移植臓器に対しても拒絶反応をおこし、外科医の善意の努力を無にすることにもなる。

一方、液性免疫は、体液中に含まれている「抗体」などの特殊な分子によって機能する。この免疫の特徴は、感染、たとえば傷口を通じて血中に入ってきた細菌に向かってすばやく移動できることである。液性免疫という言葉が示すように、細菌を攻撃する物質を必要な場所へ運ぶ体液（血液やリンパ液）によってその敏速な反応が可能となる。

T細胞とB細胞のチームワーク

免疫の領域における主な登場人物には、白血球の一種である「リンパ球」と、いまだによくわかっていない関連細胞とがあり、それらがお互いに協力しあって決められた仕事をなし遂げてゆく。そのなかには、攻撃に必要な細胞を招集するもの、免疫細胞、破壊すべき細菌にしるしをつけるもの、破壊専門の特殊な細胞などが存在している。そのほかには、攻撃をやめさせたり、細菌の破片を処理するという攻撃以外の任務を受けもつ細胞もある。それらがさまざまに組み合わされて細胞レベルにおける〝陰〟と〝陽〟のユニークなシステムを作りあげているのである。63ページの図は、免疫細胞の種類とそれらの関係をわかりやすく図式化したものである。

〔T細胞〕

免疫細胞は骨髄で生まれ、その後いくつかの異なった成長過程をたどる。細胞の約半分は、血流に乗って、ちょうど胸骨の裏側にあるくるみ大の薄桃色をした「胸腺」へと運ばれる。胸腺は、これらの生まれたばかりの細胞を成熟細胞に変換する強力なホルモンを出す。

何十年ものあいだ、胸腺は人体でもっとも評価の低い臓器であった。たとえば一九六〇年代の医学生にとっては、胸腺は解剖学上の好奇心を満たす以上の何物でもなかった。ところが現在では、胸腺は重要なホルモンを分泌し、これが原始的な免疫細胞を胸腺由来の成熟したT細胞に変換するというきわめて重要な働きを担っていることがわかってきた。

T細胞群は、血管やその支流である毛細血管によってからだのどんな奥まった部分やすきまにも入りこみ、異物や潜在的な危険性をもつ細菌に対するパトロール隊の働きを担っている。たとえばがんに対しても、異常細胞群が増殖する前に破壊するという防御機能を果たしている。また、免疫系の調節という機能も担っている。

T細胞は細胞性免疫の中心的な部分を占めていて、種類も豊富だが、とりわけ重要なのは次のようなものである。

・ヘルパーT細胞　他の免疫細胞の攻撃力を引きだしたり、高めたりする。
・サプレッサーT細胞　他の免疫細胞の活動を抑制する。
・キラーT細胞　抗原が発見され、攻撃の準備体制が整えられてから出動し、がん細胞やウイルスに感染した細胞を破壊する。

ヘルパーT細胞は戦闘命令を出し、サプレッサーT細胞は撤退命令、もっと正確にいえば戦闘解除命令を

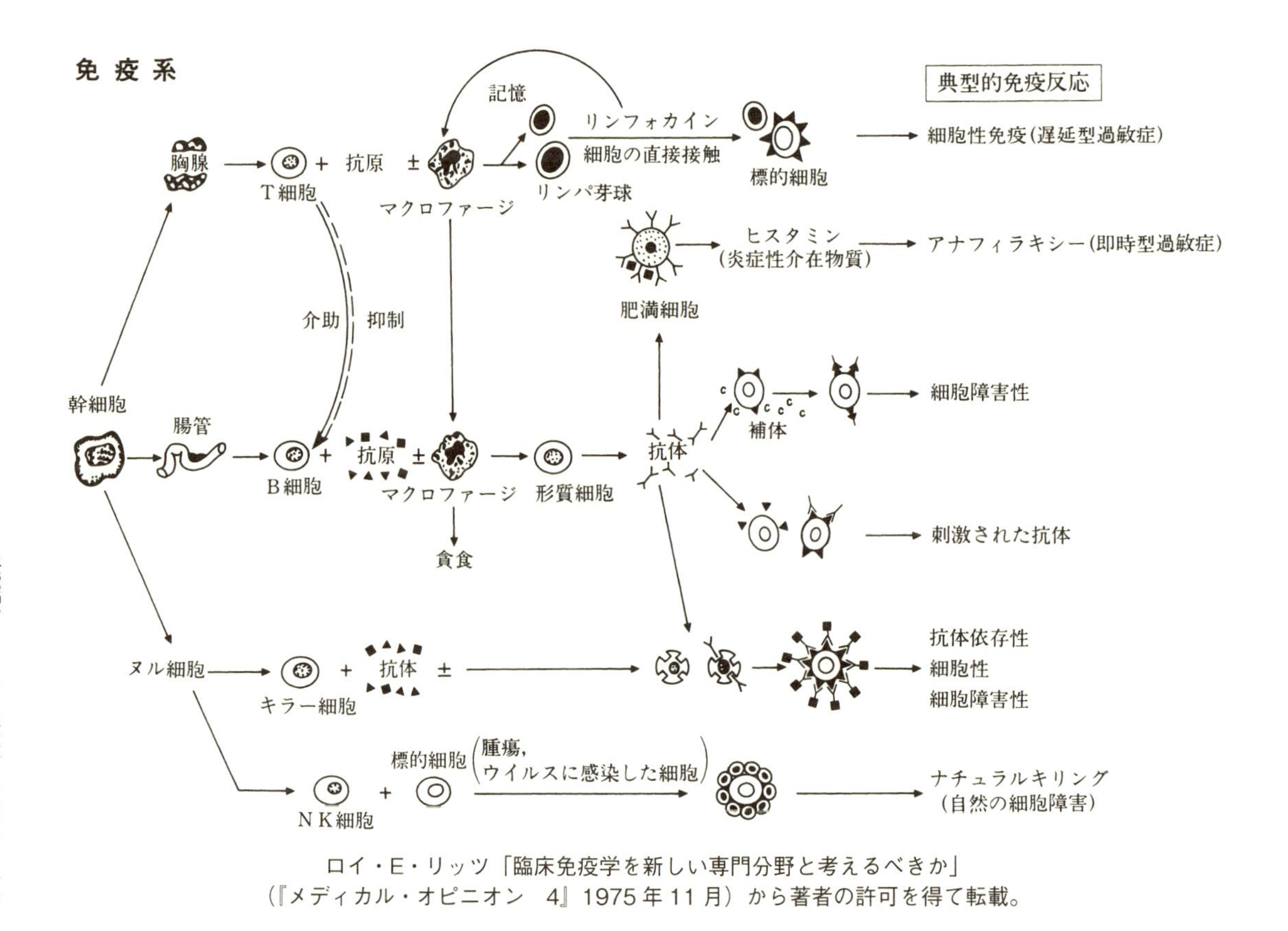

ロイ・E・リッツ「臨床免疫学を新しい専門分野と考えるべきか」
(『メディカル・オピニオン　4』1975年11月) から著者の許可を得て転載。

発する。この二つのT細胞は「リンフォカイン」と呼ばれる化学信号を放出し、他の免疫細胞に「攻撃開始」の合図、あるいは細菌などの敵を破壊したあとは「撤退開始」の合図を下すのである。

〔B細胞〕

リンパ球のもう一つのタイプであるB細胞は、細菌からからだを守るさいに大きな役割を果たす。これは、反応の速い液性免疫のなかでも傑出した細胞である。B細胞の能力のなかでもとくに重要なのは、細菌と闘う物質すなわち抗体（免疫グロブリンとも呼ばれる特異な蛋白質）をすばやく作製する能力である。B細胞が敵（たとえば細菌）から分子レベルでの信号（つまり抗原）を受けとると、いわゆる「多クローン増殖」の過程を通じて自己増殖を行なう。それから、B細胞は異物抗原に対抗するための特別な抗体を大量に作りだす。この時点でB細胞は特殊なB細胞、つまり「形質細胞」へと変化する。

抗体はB細胞により血中に放出され、血流に乗って感染部位へと運ばれる。抗体はさまざまな方法で機能する。あるものは細菌から出された毒物を中和し、またあるものは細菌をとりかこみ「食細胞」と呼ばれる掃除屋細胞を招きよせる。そして、食細胞が細菌を飲みこみ消化する。

〔清掃細胞〕

食細胞（ファゴサイト）（語源はギリシア語の「食べる〈ファゴ〉」である）は三番目に重要な免疫細胞である。これらの細胞は細菌のような侵入者を補食し、それらを破壊する。そのいくつかは特殊化していて、たとえばマクロファージ（大食細胞）は細胞の破片の処理にあたる。禁煙を始めた人の例を考えてみよう。肺のなかには、タバコの煙による残余物がまだ相当残っている。そんな場合にこれらの細胞は肺組織に入りこみ、目に見えないほど小さな残余物を拾いあつめ、運びだしてくれるのである。

細胞の破片はマクロファージによってB細胞やT細胞へと運びこまれて、免疫系に異物の存在を知らせる。

過去に遭遇した異物を記憶しているB細胞がこれらの破片を「異物抗原」と認識したならば、それに対する抗体の産生と放出が始まる。他方で、T細胞はリンフォカインを放出し、もっと多くのマクロファージを呼び寄せる。

〔補助細胞群〕

ここでその他の免疫細胞についても簡単に触れておこう。一つの特異なグループは「ヌル（null）細胞」である。これはT細胞でもB細胞でもないのでそう呼ばれる（ヌルは〝無〟〝ゼロ〟の意）。ヌル細胞のなかでもとくに精神神経免疫学（PNI）の研究者の興味を引いているものは「ナチュラル・キラー（NK）細胞」である。一九七四年にその存在が確認されたが、いまだに謎につつまれている。その特殊な能力の一つは、初めて遭遇するにもかかわらず腫瘍や感染を受けた細胞が正常でないことを認識し、それらを捜しだし、正常な細胞をまったく傷つけることなしに異常な細胞だけを破壊するということである。

もう一つの重要な細胞群は「肥満細胞（マストセル）」である。顕微鏡で見ると肥満細胞は顆粒のつまった半透明の楕円形をしている。顆粒は、ヘパリン（抗凝固物質）、セロトニン（神経伝達物質）、ヒスタミンといった生化学物質の凝集した固まりである。

肥満細胞の運ぶ化学物質のなかでPNI研究者がとくに興味をもっているのが、ヒスタミンである。ヒスタミンは毛細血管の透過性を亢進させるもので、これにより血液は毛細血管を通り抜け周囲の組織ににじみだしやすくなる。サプレッサーT細胞はヒスタミンに感受性があり、その表面にヒスタミンに反応する微細な構造つまり受容体（レセプター）を持っている。

肥満細胞は皮膚、目、鼻、口の粘膜、小腸、さらに肺などの呼吸器系に集中している。脳血管の近く、胸腺、そして脾臓（ひぞう）にも密集している。喘息患者の体内ではブタクサやスギなどの花粉といったアレルゲンに接すると猛烈に反応して、ヒスタミンが大量に放出される。このように肥満細胞は、免疫の過剰反応であるアレルギーの中心的な役割を担う。ヒスタミンは重要な呼吸筋、中でもとくに気管をとりかこむ筋肉に作用してこれを収縮させ、喘息患者は一分もたたないうちに喘鳴をおこしてあえぎはじめる。

ヒスタミンはおそろしく影響力が強い物質である。時には死を誘発する「アナフィラキシー・ショック（アナフィラキシーとは、抗原に感作された個体に、同じ抗原をふたたび与えたとき生じる即時型過敏反応。これによって生じるショック状態で、過剰なヒスタミンが血中に放出されてしまう）」をもたらすことがある。出産直後の母乳（初乳）に含まれる毒素（刺激物）が特定の人々にとってはひじょうに強いアレルゲンとなり、一回か二回それが体内に入ることによって著しいアレルギー反応を引きおこすこともある。ひとたびその毒素が免疫細胞を刺激すると、ヒスタミンが遊離される。すると、気管支が収縮し、あえぎはじめる。そして血圧の急激な低下が起こり、心不全をおこすことさえある。これらの反応はひじょうに迅速である。動物ではほんの三〇秒たらずでこの致死的な反応が見られる。

反撃する免疫系

人の免疫系は四六時中、昼夜を問わず厳戒体制にある。食細胞、Ｔ細胞、ＮＫ細胞は血流に乗ってからだのすみずみまでパトロールを行なっている。その他の免疫細胞、たとえばＢ細胞はリンパ節のまわりにたむろし、作戦基地から出動する。健康体においては、免疫系のあらゆる部分が無敵の力を発揮してその防御にあたっている。

体内では絶えまない小ドラマが日々くり返されている。たとえば、パトロール中のマクロファージが細菌に遭遇した場面を想定してみよう。マクロファージが正常に働くとすると、その侵入者から抗原分子を奪いとり、それを運搬してヘルパーT細胞に手渡す。ヘルパーT細胞はその分子信号を受けとり「敵」の目じるしを認知するのである。

その後ただちにヘルパーT細胞はキラーT細胞に化学信号を送り、キラーT細胞群がその細菌をとりかこむ。同時に、一番近いリンパ節付近に存在しているB細胞も、敵が侵入したことを知らせる化学信号を受けとる。ヘルパーT細胞は、活性化されたB細胞に刺激を与えて、この細菌のみに有効な抗体を産生させ、血中に放出させる。

ひとたび抗体が細菌に到達するとそれらをつつみ、ちょうど血のにおいがサメを引きよせるように、これが食細胞群を引きよせるのである。まもなくキラーT細胞と食細胞は、侵入者とのすさまじい戦いをくり広げることになる。この戦いの勝敗いかんで、健康が左右されるわけである。

健全なからだでは通常、免疫細胞が勝利する。ひとたびからだの免疫系の勝利が決定的になると、もう一つのT細胞、すなわちサプレッサーT細胞が活動体制に入る。そして、攻撃中止の化学信号を出す。その後、食細胞が戦場に残された破片を片づけることになる。T細胞とB細胞はふたたびパトロール任務へと戻ってゆく。ただし、戦闘の前と大きくちがう点は、それらがこの侵入者を記憶している新世代のT細胞、B細胞の集団へと変化していることである。

これらの細胞は「記憶細胞」と呼ばれ、敵と遭遇しそれを負かす過程のなかで形成され、同じ敵がふたたび現われたときには、それを認識することができる。したがってそのさいには、敵を苦もなく撃破することができるのである。

結核の診断に通常用いられている皮内検査について考えてみよう。このマントゥー氏テスト（これを考案したフランスの医師の名から命名された、いわゆるツベルクリン反応）においては、結核菌からのエキスである不活性化した結核菌をごく少量、皮下に注入する。もしその人が過去に結核菌に遭遇したことがあれば、その免疫系、とくにこの細菌に対する対処法を知っているT細胞は結核菌を見つけだし攻撃を加える。

それから二日以内に赤いみみず腫れがあらわれてくることになる。これは、細菌が閉じ込められ破壊された場所を示す、小さな戦いの跡なのである。これが、いわゆる「遅延型過敏反応」である。遅延型と呼ばれるのは、この免疫反応が完全に反応して戦いをおこすまでにふつうまる一日ぐらいかかるからである。過敏反応というのは、注射部位に強い炎症をおこす反応だからである。注射後になんの反応も起こらない（つまり無反応）ということも診断上有用な所見となる。なぜならば、それは、免疫系が過去に結核菌に遭遇していないことを示しているからである（もし結核に対する抗体が存在していたならば、記憶T細胞が結核菌に対してなんらかの反応をおこすはずである）。

免疫系の構造

これまで述べてきたのは全般的な自己防御の過程である。もっと深く免疫系を探究しようとすれば、生化学の未知の分野に分けいらねばならない。これはひとにぎりの専門家にしか耐えられない苦しい道のりである。幸運にもＰＮＩの領域においては、免疫学者が詳細な研究を通して必要な専門知識を蓄積してきた。それにより、毎月のように新たな資料が発表され、徐々に研究は複雑さを増している。

もう一つの問題点は、免疫系があまりに広範なシステムであるため、研究の焦点が絞れないということである。免疫系は単純な構造として記述することができないのである。呼吸器系や循環器系そして神経系はどれも複雑なシステムではあるが、中心と部分に分けて記述することができる。呼吸器系の中心は肺であり、循環器系では心臓、神経系では脳が中心である。しかし免疫系においては、からだのいくつかの部分が重要ないのだ。このことをある専門家は、いくばくかのあきらめを込めて次のように描写している。すなわち、免疫系とは「解剖学的に特定の所在を持たないばらばらな細胞の寄せあつめ」であると。

体内のさまざまな器官が、自己防衛の中心的役割を担っている。その一つは「胸腺」である。今日われわれは、それがＴ細胞の最後に卒業する学校のようなものであることを知っている。しかし、過去何十年ものあいだ、胸腺は年齢とともに小さくなる進化過程の単なる遺残物にすぎないと考えられてきた。胸腺がもっとも大きいのは幼児期や小児期である。思春期を境にそれは退縮しはじめ、死ぬまで少しずつ退縮を続けていく。胸腺は大きくて気管のそばに位置していることから、乳児の突然死の原因になると推測されてきた。つまり、胸腺が小児の気管をなんらかの形で圧迫し、呼吸を阻害するといわれてきたのである。このまったくの誤解と、胸腺は無用であるという仮説とがあいまって、不幸な結果を招くことになった。一九五〇年代には著しく大きな胸腺をもつ子供たちに対して医師が放射線療法を勧めることは一般的だった。乳児の突然死を減らす試みとして行なわれたのである。大きくなった胸腺は放射線により攻撃され、実際に胸腺はたいてい退縮していった。しかしこの試みは、胸腺の真上にある甲状腺のがんの発生率を逆に高めることになってしまったのだ。

胸腺のほんとうの機能は、朝鮮戦争のあいだに知られはじめた。軍医たちの解剖の結果、長く病気をわずらった末に死んだ若者は、戦争で死んだ健康な兵士よりも胸腺が小さいことに気づいた。そしてようやく一九六〇年代初頭にニューヨークのアルバート・アインシュタイン医科大学で行なわれた研究によって、胸腺がとても重要なホルモンである「サイモシン」を産生することがわかった。胸腺はＴ細胞を中心とした白血球の数を調節するだけでなく、ホルモンをコントロールしたり、成長や老化の過程に重要な役割を果たしているのである。ある免疫学者がいうように、胸腺は「免疫オーケストラの指揮者」なのである。

サイモシンの発見者の一人であるジョージ・ワシントン大学医学校の生化学者アラン・ゴールドスタインは、胸腺の力を証明するために、このホルモンを免疫不全の患者の治療に用いた。最初の患者は衰弱した五歳の女児で、彼女のからだは生来ごく少量のT細胞しか作ることができなかった。その結果、からだはつねに感染をおこしやすい危険な状態におかれていた。ゴールドスタインがこの女児を初めて診たとき、体重は一二キログラム弱で、彼女の年齢と身長からすれば標準の半分でしかなかった。ゴールドスタインがサイモシンを与えると、五日もたたないうちに彼女の免疫機能は上昇した。それにともない感染は治りはじめ、体重もどんどんふえていった。ゴールドスタインは胸腺の能力にいたく感服し、「免疫系の主役」（マスターグランド）と名づけた。

免疫系に含まれるのは胸腺だけではない。ちょうど胃の左側に小さな赤い卵形の「脾臓」がある。ここには死んだ赤血球やその他の血中の微細な破片を処理する食細胞があり、また赤血球、白血球の貯蔵庫として機能している。脾臓は筋組織の鞘（さや）につつまれていて、からだが必要とするときには筋肉の鞘を用いて赤血球、白血球を絞りだす。

その他の循環系

体内には、血流を調節している循環系とは別に、免疫細胞のための独立した循環系であるリンパ系が存在している。体内を血流が流れるさいに、一定量の液体（たとえば水分とそれに溶けた蛋白）が毛細血管から体組織中にしみ込む。そして、このリンパ液と呼ばれる体液は最終的にリンパ管に集められ、からだじゅうに分布する灰桃色のリンパ節に輸送される。リンパ節は、腋（わき）の下や鼠蹊部（そけいぶ）、耳のうしろ、そして胸や腹のような体幹に集中しており、その大きさは大きな種くらいのものからアーモンド大のものまでさまざまである。リンパ液がリンパ節に入りこむとき、そこにあつまっている多くの免疫細胞を流しだす。

ある意味では、これらのリンパ節は異物に対する〝待ち伏せの場〟として役立ち、いざというときには病原菌との戦いを助ける援軍として通常以上の免疫細胞を血中に放出する。だれでも手や足に感染をおこしたさいに、腋の下や鼠蹊部が少し腫れた経験があるだろう。この腫脹は、細菌との戦いに対してリンパ節がからだの他の部分に感染が及ぶのを防ごうとしている証拠なのである。細菌はリンパ節を通るときに殺されるだけでなく、リンパ節から血流に放出された免疫細胞によっても捕獲される。

独立した免疫系という神話

長年にわたって、免疫学者はリンパ系はからだの他の部分から完全に独立して機能していると確信していた。「免疫学者の多くは、免疫系があまりに複雑なために、もっぱら免疫系内の相互作用だけを研究してきた。しばしば免疫系は、身体において完全に独立した系であるように思われてきたのだ」と、ボストン大学の神経免疫学者リンダ・クラウスは説明する。「そして、いくつかの例外を除けば、免疫系と体内のシステムとのあいだの相互作用にはほとんど注意が払われなかった」と。

多くの免疫学者が、免疫系は自律的だという証拠はゆるぎないものと考えていた。免疫細胞をウイルスや細菌といった自然界における敵とともに試験管内に入れると、試験管のなかでも体内にいるときとほぼ同じように細菌に反応した。しかし、最近のＰＮＩでの成果やその他の分野での研究によると、免疫系が生物学的に完全に独立したシステムであるという考え方はじつは正しくないことがわかってきた。

さらに最近では、電子顕微鏡や放射性同位元素、あるいはモノクローナル抗体のように遺伝子操作により作られた化学物質などを用いた研究がすすめられている。その結果、免疫系を構成しているさまざまな要素（T細胞やB細胞、胸腺、脾臓、リンパ節、その他）以外にも、免疫系を介さない別の強力な要素が存在し、それらも免疫系の発育や機能を促進させているということが明らかになってきた。

そのようなしくみの一つは「時間」に関連している。われわれはいまでは、免疫機能の減弱、増強が体内時計や体外時計に従っていることを理解している。正常な免疫系は二四時間周期で活動している。イギリス・ノッティンガム病院の研究チームがおおよそ二〇〇人の看護婦と医学生に弱い抗原を注射するという実験を行ない、この現象を証明した。研究者たちはその後三時間おきに二四時間のあいだ、各人の免疫反応をモニターした。

その一日の反応を図に表わしてみると、免疫力の強弱に明らかな波型のパターンがあることに気づいた。一般的に免疫機能は午前一時ごろに最低値を示し、その後上昇しはじめ、午前七時に最高値を記録した。午後から夕方にかけては小さなピークが見られた。免疫系に働く薬が時間帯によって効き方がちがう理由を、このパターンによって部分的にではあるが説明することができた。

フランツ・ハルベルクという時間生物学（クロモバイオロジー＝体内時計の研究）の専門家は一日のうちの異なった時間帯に二グループのマウスに同量の放射線を照射するという実験を行なった。放射線は骨髄に作用して免疫を弱める働きをもっている。放射線照射の八日後、ハルベルクは活動的な日中に照射したマウスは生き残っていることを発見した。一方、夜間に照射したものはいずれも死んでいた。マウスの免疫細胞を生みだす骨髄の顕微鏡分析を行なってみると、時間帯による影響力の差がどれほど大きなものかがわかった。日中に照射したマウスの骨髄細胞は、夜間に照射したマウスより大きな抵抗力を示し、致死率も低かったのだ。この実験によって、免疫系はつねに一定ではなく外部の影響から遮断されてもいないということがわ

かった。免疫防御機構は二四時間体制ではあるが、なんらかの理由により、その強さが時間によって異なるのである。*文献1

免疫系はまた長期的にも変化する。年齢は、個人の持つ自己防御力にとって重要な要素となる。乳児期にはまだ免疫系は十分に発達していないが、二歳を過ぎたころからは十分に機能するようになる。そして、免疫系における多くの機能が年齢とともに衰弱化する。六〇歳を過ぎると免疫能力、とくにT細胞の機能は衰えはじめる。このような免疫機能の低下は、がんの発症率が年齢とともに上昇する原因の一つであると考える研究者もいる。免疫系の生化学的側面も同時に変化する。年をとるにつれて、自分のからだを攻撃する物質つまり「自己抗体」を産生しやすくなる。高齢者に自己免疫疾患に関連する関節炎が多発するのは、この変化が起こっていることの証拠である。

われわれはそれぞれ遺伝学的にも免疫学的にも異なっており、乳がんから慢性関節リウマチに至るまで、免疫に関連した特定の疾患には強い遺伝的影響が見られる。このような免疫系の違いを生みだす他の重要な要素には、以下のようなものがある。

・食物　食物中に含まれる亜鉛やビタミンCなどが免疫系の成分の原料になる。
・医学的治療の副作用　化学療法を受けているがん患者や、免疫抑制剤を与えられている臓器移植患者。

これら以外にも、その人のもつ雰囲気、感情、心理状態、態度、心構え、ストレス処理能力などといったさらにとらえがたい要素が影響を与えると、ＰＮＩ研究者は考えている。

人種や性別も重要である。黒人は白人より抗体の一つである免疫グロブリンAがやや多く、女性に男性より別の抗体である免疫グロブリンMの割合がやや高い。また女性ホルモンと免疫学的変化とのあいだには密接な関連性がある。女性ホルモンの一つであるエストロゲンを多量に投与されたマウスは免疫系のサプレッサーT細胞の機能が明らかに低下した。こうしてサプレッサーT細胞の抑制的影響力がいくらか取り除かれると、マウスは過剰な免疫反応を示した。

女性には、関節炎やSLE（全身性紅斑性狼瘡）のような自己免疫疾患の発生率が高い。その理由は、女性のからだには生まれつき攻撃性の強い免疫系が備わっている傾向があるからかもしれない。この可能性はまだ推測の域を出ず、証拠となるものはなかなか見つかっていない。ある実験では、SLEにかかったマウス群に多量のエストロゲンを与えたところ、症状の悪化が見られた。比較のため男性ホルモンも与えられたが、そのさいにはなんの変化も起こらなかった。

個人の免疫機能の強さを測定する普遍的な尺度がないために、免疫系はいっそう、理解しがたいものとなっている。たとえば血圧の測定法に関しては世界的に共通する方法があるが、免疫についてはそれがないのである。さしあたっては、免疫機能の主な構成要素や特徴を測定するいくつかの方法を組み合わせて用いる以外に方法はない。そうすれば、顕微鏡のなかの世界における侵入者とそれに抵抗するからだとの小競りあいの情報が、いくらかは得られるだろう。それらの方法には次のようなものがある。

・血球、抗原、人体の環境に似せた特別の溶液を入れた試験管などを用いた「細胞性免疫能」の測定。免疫学者がこれによって、異物や抗原といった物質に反応するさいのT細胞の殺傷及び免疫能力、NK細胞の機能、T細胞やB細胞の増殖能力などをくり返し測定することができる。
・循環血液中の免疫グロブリン量の測定。唾液、血液やその他の体液の検体を用いた簡単なテストによる。
・免疫機能を測定するスクラッチテスト。これには、アレルギーを見つけるための「即時型過敏症」テストや、結核菌などの抗原に対する「遅延型過敏症」のマントゥー氏テストなどがある。
・リンパ球から分泌されるリンフォカインの量を測定する化学的な試験。

・モノクローナル抗体と呼ばれる特殊な目じるしを用いた、血液検体中の各種の免疫細胞の割合の測定。これらの特殊な抗体は、特定の細胞の表面に付着する。これらの抗体は既知の物質なので、これらが付着した細胞の種類を特定するのに役立つ。

モノクローナル抗体は英国医学評議会の二人の研究者、シーザー・ミルスタインとジョージ・コーラーによって考案され、彼らはその発見によりノーベル賞を受賞した。彼らは正常なB細胞をがん細胞と融合させ、無限に自己増殖できる「ハイブリドーマ（融合細胞）」を生みだした。ハイブリドーマによって人工的に単一抗体、すなわちモノクローナル抗体を作ることができるようになった。科学者たちはこの技法を使って、カギをカギ穴に差しこむように特定の受容体に付く分子「モノクローナル抗体」を新たに作りだすことができるようになった。免疫細胞群に向けてモノクローナル抗体を放出することによって、付着したモノクローナル抗体の種類から、免疫細胞がどんな物質に対する受容体をもっているかを知ることができるのである。

結合

ＰＮＩの研究は、免疫系は生物学的領域のなかだけで機能しているのではなく、実際には周囲の状況にも左右されているという前提に立って行なわれている。ＰＮＩが多くの関心を抱いている分野の一つは思考をつかさどる臓器、すなわち脳である。もしＰＮＩの仮説が正しいとするならば、「ばらばらな細胞の寄せあつめ」である免疫系とこころのあいだの連絡経路が存在するはずである。そうでなければ、こころのプロセスはからだのプロセスとは無関係になってしまうからだ。

われわれはほんの数年間研究を行なっただけで、脳が免疫系に関与しているということをすぐに理解した。神経組織のネットワークは、免疫系のほぼすべての重要臓器、すなわち胸腺、骨髄、リンパ節、そして脾臓にまで入りこんでいる。そして、脳が分泌し、コントロールしているさまざまなホルモンや神経伝達物質は、免疫細胞にも親和性があることが確認された。また、心理状態や感情は強い生物学的影響力をからだに及ぼすことがある。科学者がより詳細に観察すればするほど、こころや脳が免疫系の重要な部分とけっして無関係ではないという証拠が次々にあらわれてきた。したがってこれからの重要な課題は次の二つとなる。一つは、神経系と免疫系がどのような関係にあるか。もう一つは、ＰＮＩにおいて脳神経系がどれほど重要な意味をもっているのかということである。

3章　脳と免疫系のハーモニー

ミッシング・リンクを求めて

それほど前の出来事ではない。ある有名医科大学の免疫学の主任教授が、著名な精神科医とたまたま話をする機会があった。話のなかで教授は精神科医に「君はいまどんな研究をしているのかね」と尋ねた。精神科医は「私のテーマは、脳と免疫系のつながりなんです」と答えた。それを聞くや教授は明らかにおどろいた様子で相手の顔を見つめ、「へえー。しかし君、脳神経系と免疫系とが関係あるとは思えないがね」と吐きすてるようにいい放った。その精神科医のテーマはとるに足りないと教授は考えたのだ。免疫系がそれ以外のものによって支配されているなどと考えるのは、従来の医学からすると非常識だった。このような考えを心に抱くことさえまったく非科学的でばかげていた。

しかし、当時はそう考えられるのも無理はなかった。免疫系がからだの他の部分からの影響を受けずに十分機能できることを示す豊富な証拠があったのである。中でも免疫系の自律性を示すきわめて有力な証拠は、試験管という体外においても免疫細胞が敵（細菌など）と遭遇したときに体内と同じように機能することであった。つまり、免疫系は脳の介入を必要とせずに機能するのだから、免疫系が脳と協調して働くはずはない、というのだ。「免疫系は自己制御のみによって機能する」、このような考え方は疑問の余地がないと思われていた。

しかし、ハーヴァード大学医学校のすぐれた細胞免疫学者であり、また腎移植の専門家でもあるテリー・ストローム医師は、学会で次のように述べている。「免疫系における自己制御の能力はたいへんすぐれており、またそのことは十分に証明されてもいる。しかし、免疫反応の結果に対して脳やホルモンがなんらかの影響を及ぼしている可能性は疑いようのない事実だと思う」。発表は淡々と行なわれ、聴衆にも静かに受けいれられた。しかし、公式の学会でこのような発表が一〇年、いやほんの五年前に行なわれていたならば、研究者たちはきっと大きな困惑を感じたことであろう。

いまでも、一部には懐疑的な態度がはびこっている。というのも、精神神経免疫学者がもたらした数多くのめざましい成果にまったく気づいていない医学者もいるからである。実際、有名な科学雑誌の記者が精神神経免疫学（ＰＮＩ）の分野でのそういった発見について数人の免疫学者に意見を求めたところ、彼らの多くはそのような学問の存在すら知らなかったという。

一方、ＰＮＩに強い関心をもつ人たちは、ＰＮＩ研究者たちが病気と免疫についての固定観念を打ち破るために行なってきた果敢な挑戦をずっと見守りつづけてきた。こうした中で、研究を裏づける事実がさまざまな領域からあらわれてきた。個々の白血球の表面構造を精査すること、人体の神経系の複雑にいり組んだ経路を丹念にたどること、あるいは複雑多岐にわたる体内の薬理作用（モルヒネ様物質、刺激物質、伝達系）とそれらの要素間の神秘的な相互作用などからも、証拠が次々とあらわれてきたのである。

科学者たちは、想像もできないほどの忍耐や創意工夫、幸運、そして時にはたった一つの生体科学物質の研究のためにすすんで全生涯をついやすといった、並々ならぬ苦労を重ねてきた。その結果ようやく、「想念や感情がホルモンや神経伝達物質を介して神経細胞に作用し、微妙ではあるが明らかに健康に影響する」というプロセスが解明されはじめたのである。ヨーロッパの研究者ヨハン・アルクヴィストによれば、こうした事実が明らかにされたために、「心理状態と免疫反応とのあいだに強い結びつきがあるなどというのは、科学の否定に等しい」という古い考え方は今日ではまったく捨てさられようとしている。

脳が免疫機構に密接に関連していることを示すもっとも衝撃的な事実は、ロチェスター大学の心理学者ロバート・エイダーが実施した一連の実験によって明らかにされた。彼のこの偶然の発見が、現在のＰＮＩ研究に大きな転機をもたらしたのである。エイダーは、「免疫系は条件づけできる」というソ連人研究者の結論を追試し再確認することによって、学会にすさまじい衝撃を与えた。すぐさま、精神科医や免疫学者といった多くの科学者たちは、エイダーの実験結果の誤りを証明しようと、この実験の追試を行なった。というのも、たかが一人の心理学者が何も知らない分野で、免疫学者の手を借りながら片手間仕事をしているだけだと考えたからである。

しかし、科学者たちはエイダーの力をみくびっていた。エイダーはじつに注意深い研究者であった。結局、その入念な研究方法と、ソ連で実施されたのと同様の研究内容の再発見が、エイダーに成功をもたらしたのであった。他の多くの実験室からも次々と同じ実験結果が報告され、この異端と見なされてきた結論がじつは動かしがたい事実であることを他の研究者たちも認めざるをえなくなった。免疫系が自動的、自律的なシステムであるという仮説はもはやあてはまらなくなったのだ。エイダーはこの結論に達してから何年もあとに、論議をかもした一九七五年の最初の自分の論文の結論を読み返し、自国でついに名誉を与えられた予言者のような気持ちにひたりながら深い喜びを味わったものだ。――「以上の実験結果によって、これまで実質的には研究されてこなかったが、中枢神経と免疫学的なプロセスの間には密接な関連性があるかもしれないということが示されたのである」*文献1

このようにして、ＰＮＩの研究者たちは、多くの人々がその存在を否定してきたもの――つまり脳と免疫系との結びつき――の探究にのりだすこととなった。たしかに、ミッシング・リンク（失われた関連性）を探しだそうという試みには人を引きつけるものがある。ハーヴァード大学の精神科医マルコム・ロジャーズは、神経系と免疫系が協調して機能するしくみをうまく説明することのできる、未確認の「独立した機構」*文献2が存在していると述べている。独立の機構が存在するとすれば、たしかに研究はもっと単純になる。しかしながら、そのような機構が存在するとしても、ただ一つの機構だとは考えられない。生命が複雑であるのと同様に、医学もそう単純なものではないからだ。

ＰＮＩの大部分の研究は、もっとも注目を集めている器官である「脳」に集中している。脳が免疫系に影響を及ぼす可能性があるという考え方は、こんにちに始まったものではない。六〇年も前に、この考えた興味を抱いた研究者たちがいたのである。いまではほとんど忘れさられてしまったいささか変わった実験が、一九二四年に行なわれていた。それは一匹の実験用ウサギの片方の耳に通じるすべての血管を結紮したうえで、その耳の免疫系を刺激するように作られた抗原を注入し、三秒後にその耳を切り落とすという実験だった。

免疫学の従来の理論からすれば、免疫反応はいっさい起こらないはずだった。血管をすべて結紮することによって、抗原はウサギのからだの他の部分へは移動できず、免疫系がその抗原を攻撃することはできないはずだった。

しかし、その研究者がウサギの血液を検査した結果、ウサギの耳に注入した物質に対する「抗体」を発見したのである。抗原は切り落とされた片耳のなかにあり、免疫系を賦活(ふかつ)することは物理的に不可能だったので、「化学的刺激物質である抗原が血流中を循環しなくても、免疫系は機能することができる」というのが彼の到達した唯一論理的な結論であった。免疫系が反応することのできる約一〇〇〇万種の抗原を神経組織が認識することは、事実上不可能である。神経系の化学的伝達に関わる「神経伝達物質」のみに反応するのだ。このような実験結果が生まれた理由は、神経系のどこかに隠されているはずである。

脳の研究のなかでも「視床下部」はとくに関心を集めている部位である。ホルモン、神経伝達物質、神経系を介して、からだを化学的に制御する強力な力をもっているからだ。視床下部は、親指の先より少し大きいぐらいの七グラムほどの小さな脳組織である。それは脳の中央下部の奥深くに位置し、大量の神経物質が複雑に行き交う交差点のような役割を果たしている。

この小さな器官が、からだの活動のおどろくほど多くの部分を統制している。視床下部は、神経系や血流中のホルモンなどを介して、情報の発信ばかりでなく、受信のさいにも働いている。また、影響の及ぶ領域があまりにも広いため、ホメオスターシス（生体の恒常性）の中枢ともみなされている。視床下部は副腎や下垂体といった特殊な内分泌腺を支配し、さらに食欲を調節し、体内の血糖値や血中の体液成分を監視する。さらに、体温の自動調節器の役割も果たし、自律神経系（心臓や肺の不随意筋と消化器系、循環器系）によって制御されているさまざまな機能に信号を送る高次中枢でもある。

視床下部は、体内のさまざまな薬物の製造工場でもある。ストレスに敏感なホルモン群を製造し分泌することによって、免疫系に影響を及ぼすことがわかっている体内化学物質（アドレナリン、ノルアドレナリン、コルチコステロイドなど）を多量に放出させる。

このような特徴に加えて、視床下部は免疫学的にも重要な影響力をもっている。最初にこの小さな脳組織が免疫に及ぼす可能性に気づいたのは、中欧とソ連の研究グループだった。一九五八年にゲーザ・フィリップとアンドール・スゼンチヴァニという二人のハンガリー人研究者が、モルモットの視床下部の中央部を除去することによって、「アナフィラキシー・ショック（66ページ参照）」におちいるのを防げることを発見したのであった。このように選択的に脳に損傷を与えた結果、モルモットはアレルゲンにほとんど反応しなくなった。一方、脳に損傷を受けていないモルモットにアレルゲンを与えると、一三匹中一〇匹までがショックで死んでしまった。

一九六〇年代はじめには、レニングラードの実験医学研究所の研究員エレーナ・コルネーヴァが視床下部のもう一つの性質を発見したという報告が、ソ連からもたらされた。彼女は視床下部の異なった部位を選択的に損傷することによって、免疫系の状態をさまざまに変化させることに成功した。たとえば、視床下部の背側核を切除すると、細胞性免疫と液性免疫の両方の免疫反応が抑制された。

精神科医のジョージ・ソロモンはコルネーヴァの研究に注目し、その研究の一部を追試してみた。そして同様の実験結果を得た。とくに、ソロモンは視床下部を傷つけることで「胸腺」にも影響が及ぶことを発見した。胸腺の活動が著しく抑制されたのである。胸腺は免疫系のT細胞（異物などを監視し、抗体の産生を調節する細胞）を成熟させる役割をもっており、このことはとくに注目すべき発見であった。この発見によってソロモンは、脳や脊髄といった中枢神経系が免疫系において重要な役割を果たしていることを示した最初のアメリカ人研究者の一人となったのである。

ソロモンのあとに他の研究者たちが続いていった。ニューヨーク市のマウントサイナイ医科大学のマーヴィン・スタインらは、一〇年以上も、脳、とくに視床下部が免疫系に与える影響について研究してきた。標準的な実験の中で、スタインはモルモットの視床下部の前部を除去した。そして、モルモットを高純度に精製された卵白に対して感作させ、もう一度卵白を与えると過剰反応をおこすようにした。ふたたび卵白を与えると、脳に何の操作も加えられていない一〇匹のモルモットのうち八匹は死んでしまった。ところが、脳の一部が除去されているモルモットの死亡率は二〇％にも満たなかった。スタインらはこの結果が生じた正確なメカニズムをまだ解明していないが、脳の特定の領域すなわち視床下部の前部と液性免疫とのあいだに関連があることについては明白に立証されたのであった。結局、スタインの研究によって、視床下部を傷つけると免疫系全体が影響を受け、しかもその影響力は、免疫系を制御または抑制するというかたちで行使されることが明らかにされたのである。

左脳と右脳

しかし、脳のなかで視床下部だけが免疫機能を統制しているのではない。フランスのトゥール医科大学の脳研究者ジェラール・ルヌーは大脳の新皮質（脳の外層の灰白質部分）に重い傷害を受けた患者に、免疫系の機能低下を認めたという話を耳にしていた。彼の初期の研究によると、脳が免疫になんらかの影響を及ぼしているだけでなく、右脳と左脳はそれぞれ異なる影響を免疫系に対して及ぼしていたのである。

マウスの脳の実験で、ルヌーが左脳を三分の一ほど除去したところ、異物に対するマウスの反応は弱まり、左脳のある特定の部分を除去すると、免疫系細胞が集まっている重要な器官である脾臓（ひぞう）においてT細胞の数の減少がみられた（しかし、右脳の一部分を同様に除去してもこのような現象は認められなかった）。ルヌーはこの研究をもとに、左脳のほうが免疫系により直接的な影響を及ぼすものであるらしいと考えた。

現在はまだ人間の脳の免疫制御中枢は特定されてはいないが、脳と免疫系の関連性についてはいくつかのすばらしい発見がなされている。ベネット・ブラウン医師は多重人格を研究していて、患者の人格が変化すると身体的な変化も同時に起こることを発見した。糖尿病の治療のために入院したある女性患者の例だが、担当医にとってはこの患者の病状を診察し、治療することがおそろしく困難な作業となった。というのは、ある特定の人格が前面に出ているときだけしか、糖尿病の症状が出現しなかったからである。ブラウンはまた、ある人格が支配しているときにだけ柑橘類にアレルギー反応を示す男性患者の例にも言及している。

この人格変化はかなり奥深いところで起こっており、患者のなかには人格変化によって脳波がはっきりと変化するものさえいる。こうしたことから、免疫系の変化には脳がひじょうに重要な役割を果たしているらしいことがわかる。患者の頭のなかでどのようなメカニズムが働いているのかは、残念ながら依然として謎のままである。しかし、脳の発育と免疫系の能力とを比較した人間を対象としての研究がなんらかの手がかりを与えてくれるにちがいない。ベス・イスラエル病院とハーヴァード大学医学校の神経科医であった故ノーマン・ゲシュウィンドと、以前彼の弟子で、いまはグラスゴー大学に勤めるピーター・ビーハンは、ひじょうに独創的な理論をあみだした。この仮説によれば、失読症（中枢神経系の病変によって、理解して読むことができなくなる病気）の患者が自己免疫疾患を併発している割合が平均よりも高いという現象は、けっして偶然ではないのだ。この不思議な現象を解く鍵は、とくに男児の場合であるが、脳の発育の仕方にかかわっているという。

ゲシュウィンドの仮説は、状況証拠を巧みにつなぎあわせたものである。ゲシュウィンドが失読症学会に出席したおりに、「どうも失読症が家族発生するようだ」といいだす者があった。これは、この病気の核心になんらかの遺伝的欠陥が存在するかもしれないということを示唆していた。ゲシュウィンドは「もしも遺伝的な欠陥があるとするならば、それは必ずしも失読症というかたちで出現せず、他の症状をとってもいいはずだ」と発言した。

学会のあと、別の参加者がゲシュウィンドに次のような事実を伝えた。「失読症の家族には、吃音といった他の言語的な障害が高率に認められるし、そんな家族はまた、潰瘍性大腸炎といった自己免疫疾患の罹患率も高いのです」

このように偶然に発見した手がかりと、失読症は男児に多いという傾向が、彼の心にひっかかっていた。また自身の研究から、失読症患者には〝左利き〟が多いという重大な事実も明らかになっていた。ゲシュウィンドは脳の発育の専門家としてこれらのデータを吟味し、左利き、失読症、男性、自己免疫疾患の共通点は何かと考えた。たとえば、こうした自己免疫疾患が多く発生するのはまったく心理的な原因による、と考えることもできる。つまり、学習障害によるストレスが、失読症の原因となるという説明だ。だがこれは説得力に欠けていた。

むしろ彼は次のような仮説を立てた。男性ホルモンであるテストステロンが脳と胸腺に影響を及ぼすとすれば、疑問が解けると考えたのだ。「ほとんどの人は左脳が優位を占めている。左脳は右半身を支配し、話す、読む、書くといった言語活動を担っている。失読症患者はその多くが左利きであり、言語能力も低いので、彼らのなかでは右脳が支配的なのであろう。また、失読症患者の大半が男性なのは、テストステロンが彼らの右脳の優位性に大きな関連があるからだろう（ラットや人間の胎児の研究によると、男性では右脳が左脳よりも大きい傾向があることがわかっている）」。小児期以降はテストステロンは脳全体の発育に関与し、右脳の発育を促進したり、左脳の発育を抑制したりすることはない。この男性ホルモンは胸腺の発育にも影響を及ぼしている。ゲシュウィンドは、左利きと免疫疾患との結びつきについて、次のように指摘した。「テストステロンは、左脳の発育を抑え左利きを生じさせ、同時にまた免疫系に重要な役割を果たす胸腺の活動も抑制し、その結果として免疫疾患が生まれてくるのである」

「失感情症」と呼ばれる特殊な疾患は、脳の発育にこれとは別の異常が起こりうるという考えが理論的基礎となっている。この病名を考えだしたのはハーヴァード大学医学校とベス・イスラエル病院の精神科医ピーター・シフネオスで、「感情を表現する言葉を失う」というのがこの病名の文字通りの意味である。シフネオスは「ひどく苦痛に満ちた情動体験でさえも、すなおに語ることができない患者たちがいる」と述べている。ある典型的な女性患者は、母親の葬儀の感想を尋ねられたとき、「あまり気分はよくなかったけれど、お花はとてもきれいでした」としか表現することができなかった。

「こういった人々は、けっして知恵遅れでもなければ、また器質的疾患のある人でもない。ただ、なんらかの理由で感情を言語的に表現できなくなっているのだ」とシフネオスは説明している。これに対してさまざまな解釈が行なわれてきた。シフネオスの同僚ジョン・ニーマイヤーの説は「感情は脳の高位レベルでは感じられているが、新皮質とそれ以外の神経系との連絡が切断されているために、感情の表出が妨げられている」というものであった。また、右脳と左脳との連絡不全が原因とする説もある。左右の脳は神経線維の束によって結合しているのだが、この結合が不完全であるために、感情を体系的に表現するという脳の能力が損なわれている可能性があるとするものである。

医師たちはこのような患者を診察するときには、強いいらだちを感じることになる。というのも患者があいまいな形容詞ばかりを用い、自分の症状をはっきりと正確な言葉で表現できないからである。患者はロボットのような単調な口調で語り、おとなしく、従順で、受動的なタイプが多い。感情は表に出されはしないものの実際には経験されており、緊張やストレスに対する感情や反応は別の方法、つまり〝病気〟というかたちをとって表現されているのではないか、とシフネオスらは推測している。

テキサス大学保健科学センターの心理学者ジーン・アクターバーグ＝ローリスは、まだ実証されたわけではないが、失感情症患者の行動パターンは関節炎患者の性格特性の一部と類似しているのではないかと指摘した。彼女は「感情の否認、おとなしさ、心理的抑圧などは、しばしば関節炎患者にも共通する傾向であるが、それは伝統的な精神分析学的解釈が示す原因とはまったく異なる原因から生まれているのかもしれない」と述べている。言葉にならなかった内的な感情や葛藤は表現されないまま消えてゆくのではなく、病気などといった別なかたちで表現されるというのだ。

ブロックの仮説

失感情症の神経学的な原因はいまだはっきりしてはいない。ただ、脳内で何が起こっているにせよ、「脳は免疫系の重要な部分と直接に神経線維を介して連絡している」という考えは、いまでは承認されるところとなっている。カリフォルニア大学サンディエゴ校の神経解剖学者カレン・ブロックは、「ラットの胸腺には、直接脳と連絡している一二種の脳神経の一つである迷走神経（第一〇脳神経で、その多くが内臓の副交感神経系に分布している）の線維が結びついている」という発見をその博士論文のなかで記している。胸腺における神経線維のパターンは、マウスからニワトリや人間にいたるまで、おどろくほどの類似性をもっている。

ブロックの仮説によれば、脳が単に胸腺に影響を及ぼしているというだけではない。胸腺が正常に機能し、生命維持に必須のT細胞を産生するためには、ある量の神経線維が必要不可欠であるという。その証拠として、ブロックは脆弱な免疫系をもつ特殊な血統のマウスは、胸腺が未熟で神経線維もまばらであることを発見した。そこで、神経を介して胸腺と連絡をつけようとする脳からの自発的な働きかけが存在するのではないか、ブロックはそう考えたのである。彼女はこのことを証明するために、ある実験を行なった。多孔性のカプセルに胸腺の組織を閉じこめて、生まれつき胸腺のないマウスに移植したのである。時間がたつにつれて、マウスの体内の神経線維はカプセルのなかに入りこみ、あらかじめ失われている〝まぼろしの〟胸腺に結びつこうとしはじめたのだった。

ブロックの研究の一部は、ＰＮＩ研究の経験ある免疫学者によって確認されることになった。インディアナ大学で実施された研究では、デーヴィッド・フェルトンやジョン・ウィリアムズらが特殊な蛍光染色を用いて神経経路を追跡した。神経線維のネットワークは主要なホルモンを産生する胸腺の付近に達しているばかりでなく、脾臓、リンパ節、そしてなんと骨髄にまで達していたのであった。また、フェルトンは神経線維のネットワークが血管の近くやリンパ球が通る場所で終わっていることも発見した。これは、神経線維のネットワークが血液細胞の流れにも影響していることを示唆するものであった。「神経支配（つまり神経の成長）は血管にそって臓器に入りこみ、そこから枝分かれしてリンパ球の存在領域にまで達しており、それはとても精妙な分布である」とフェルトンは述べている。

フェルトンらの神経学的な調査結果の中には、ＰＮＩ研究者が大いに興味をそそられるようなもう一つの発見があった。すなわち、神経シナプス（神経末端の信号が発せられる領域）の多くは、肥満細胞が充満した胸腺や脾臓の近くに位置していたのである。肥満細胞とは、濃縮された化学物質の顆粒がつまった免疫細胞である。彼は、あらゆる神経線維群がこの細胞群の近くにあることを発見し、それは直接神経的な連絡があることを意味していると考えた。

これらの発見により、フェルトンらが「神経調節機構」と名づけたものに注目が集まった。この機構は、胸腺や脾臓のなかで成熟するリンパ球に直接影響を与えたり、肥満細胞内の強力な分泌顆粒を放出させることによって、間接的に影響すると考えられた。要するに、免疫系の主要な構成要素は、すべて神経線維を介して脳と明らかに結びついていたのである。免疫反応を微調節するというこの機構の役割を理解するためには、これから幾年にもわたる細胞レベルでの研究を要することだろう。しかし、この機構が存在することを発見しただけでも、いまだ従来の考えから抜けだせず、免疫系と神経系との結びつきに疑問を抱きつづけている人々を狼狽させることであろう。

免疫系が正しく機能するためには、神経系の存在が重要な意味をもつということを、われわれはすでにある程度理解するようになった。日本の研究チームが、簡単な方法を用いて、神経終末を破壊する物質を実験動物の交感神経に投与する実験を行なった。そうすると、その直後に免疫系が混乱をきたし、免疫系を支えているはずの自分のからだを攻撃しはじめたのだ。この研究結果が示すものは、交感神経系は免疫活動を抑制する働きをもつということであった。事ここにいたって、からだのもっとも重要な自己防御機構である免疫系と脳神経系とが直接連絡しているという指摘が、十分な根拠をもつとして認められたのである。

今世紀初頭、ハーヴァード大学の生理学者ウォルター・B・キャノンは脳と神経系の働きを明らかにした。彼は、ストレスに対する反応というテーマに魅力を感じ、「闘争か逃走か反応」と名づけた心のなかの葛藤の概略を明らかにした。たとえば、「国税庁の税務査察とか、スピーチを依頼されているとかいった状況がストレスにつながる」と脳が判断を下すと、その認識は信号に変えられ、高位の脳から、脳と脊髄を連絡する神経の短い束である「脳幹」へと伝えられる。脳幹はこれに反応して、自律神経系のうちの交感神経を興奮させる。（自律神経とは、消化、心拍、腺機能、血管の収縮・拡張といった体内各器官の活動を調節する神経のネットワークで、かつては意識によるコントロールはできないものと考えられていた。）

自律神経系は、交感神経と副交感神経とに区分される。交感神経の役割とは、脳幹からやってくるすべての警報に反応し、からだをいつでも活動できる状態にしてやることである。交感神経は血流や心拍数を増大させ、腺の分泌を増す。交感神経を〝陽〟とするならば、副交感神経は〝陰〟である。からだの活動を穏やかにし、消化を助け、一般的にいってリラックスした状態をもたらす。

交感神経が「闘争か逃走か反応」で賦活されると、いくつかの現象がそれと同時に起こってくる。筋肉にもっと酸素を送りこむために呼吸は速くなり、心拍数は増し、血圧は上昇する。そして、筋肉に栄養を与えるために、肝臓は蓄えていた糖を放出する。血液は、胃や腸から心臓や中枢神経系さらに筋肉などにまわされ、そのため消化活動は緩慢になる。からだは、文字通り戦いを始めるか、逃げだすかの準備が整うことになる。まさに、闘争か逃走かである。

ストレス反応のさいに、交感神経の信号の一部は、両側の腎臓のすぐ上に位置し、脂肪のような外見をもつ一対の腺、副腎へと向かう。信号を受けとると、副腎の内部にある髄質と呼ばれる部分からアドレナリンとノルアドレナリンという強力なホルモンが血中に放出される。どちらも、からだに臨戦体制をとらせるための化学伝達物質として機能する。

脳が健康に及ぼす影響についての知識のほとんどは、ストレス研究から得られたものである。ストレスを感じると、脳底部に位置する豆粒大の「下垂体」は強力な脳内モルヒネ様物質であるエンドルフィンを放出する。エンドルフィンは天然の鎮静剤として機能するが、それ以外にも別の代謝機能をもつのではないかと推測されている。すなわち、学習や記憶を助けたり、体温の調節を補助する機能である。エンドルフィンはまた、「ランナーズハイ」といった、運動の苦痛にともなう快感を生みだす物質ではないかともいわれている。

エンドルフィンは下垂体にもっとも多くあつまっている。うつ状態から細菌感染や運動にいたるまでの、およそありとあらゆるストレスに際して、下垂体はエンドルフィンを血液中に放出する。

カリフォルニア大学ロサンジェルス校の心理学者ジョン・リーベスキンドは、脳がモルヒネ様化学物質を産生する能力をもつことに興味をもって、痛みをやわらげるこの自然の能力がどの程度のものであるかを確かめることにした。「たとえば、兵士は戦場で負傷しても戦闘が終わるまでは激しい痛みを感じないケースがある。このことは、痛みをやわらげるというからだに備わった能力をよく表わしている。痛みが意識されないことで適確な状況判断ができるからだ」と彼は述べている。

リーベスキンドは、必要なときにからだはどのようにして鎮痛物質を産生するのかをまずつきとめ、それをもとにしてその機構をさらに深く調べようと計画した。だが、そのためにはまず、鎮痛物質の放出を促すしくみをもう少しくわしく知る必要があった。動物実験をしてみると、ある特定のストレスだけが天然の鎮痛物質を産生させることがわかった。リーベスキンドが動物に〝短い〟中程度の強さの電気ショックをくり返し与えたところ、ストレスに誘発されてエンドルフィンが分泌された。ところが、三分間持続する〝長い〟電気ショックを一度だけ与えたところ、天然の鎮痛物質は分泌されたが、それはエンドルフィンではなかった。脳内の化学物質ではあったが、麻薬物質ではなかったのである。

リーベスキンドはこの反応を用いて、免疫系に興味深い変化をおこさせた。ラットに脳内モルヒネ様物質を誘発させるような電気ショックを与えたところ、免疫細胞の一つである、外敵と戦うナチュラル・キラー（ＮＫ）細胞の活動性は低下した。しかし、さらに長時間の電気ショックからは、このような活動性の低下は生じなかった。

リーベスキンドの共同研究者である心理学者のヤフダ・シャヴィットは、同種の実験を行なって、エンドルフィンを誘発するようなストレス下では、ラットのＮＫ細胞が腫瘍を破壊する能力が弱まることを発見した。

しかし、これらの実験結果だけでは、脳内モルヒネ様物質が免疫系に変化をもたらすという決定的な証拠にはなりえなかった。シャヴィットはこの「エンドルフィン仮説」を検証するために、エンドルフィンのようなモルヒネ類似薬剤の影響力を遮断する薬物をラットに注入した。この実験の論旨は明解だった。もしもエンドルフィンが免疫機能を弱める働きをもつとするなら、その利用を阻害することで、免疫抑制作用もおさえられるはずだというものであった。実際にモルヒネ遮断剤を注入したところ、まさしくその通りのことが起こった。ラットの免疫系、とりわけＮＫ細胞が突然活発な反応を示しはじめたのである。

次の実験で、シャヴィットは合成麻薬物質であるオピスタンを動物に投与してみた。結果はエンドルフィンの場合と同じだった。脳内モルヒネ様物質が分泌されたときと同じようにＮＫ細胞の活動性は低下し、その低下の割合はオピスタンの量に比例していたのである。

シャヴィットとリーベスキンドは、エンドルフィンは少なくとも免疫系の一部には免疫抑制作用をもたらすという結論を下した。これによって、以前の実験で、モルヒネ様物質を誘発するようなストレスにさらされたラットの乳がんが悪化したことの説明がついた。リーベスキンドは、エンドルフィンは脳によって作られるので、「脳もまた病気の発症と悪化になんらかの支配力を及ぼしているはずだ」と述べている。

脳内モルヒネ様物質が機能するしくみは、まだはっきりとはわかっていない。脳内モルヒネ様物質が直接的に免疫細胞に作用するのか、免疫抑制ホルモンの放出を促すことによって間接的に影響するのか、あるいはなんらかの影響を神経系のほうに及ぼすのか、現時点ではどの可能性も否定されてはいない。唯一たしかなことは、それが単独では機能しないということである。どの脳内モルヒネ様物質も、平衡を維持し、ホメオスターシスを維持するために、たえまなく変化しつづけるシステムの一部なのである。

脳神経系と免疫系との語らい

脳神経系が免疫系に影響を及ぼすという考えは、脳が免疫系の働きを感知できると仮定したときに初めて意味をなすものである。もしそうであるならば、神経系と免疫系のあいだにはなんらかの情報の交換が行なわれているに違いない。

脳神経系の異常である統合失調症の研究によって、この二つの系にある種の生物学的な共通点が存在することが明らかになってきた。アラン・ゴールドスタイン博士が、統合失調症患者の血液には明らかな免疫学的欠陥があることを発見したのである。つまり、統合失調症患者の血液のなかから、慢性関節リウマチなどのような自己免疫疾患の患者に認められる化学物質に類似した物質を見つけたのである。

ゴールドスタインは統合失調症患者に鎮静剤のクロールプロマジンを投与すると、病気の症状のいくつかが消失するばかりでなく、その免疫系の細胞の異常の一部も消失することに気づいた。（クロールプロマジンは、鎮静効果以外に、免疫抑制効果ももっている。）クロールプロマジンは免疫系を抑制し、自己免疫疾患の症状を軽減する作用をもつと同時に、神経系に働いて統合失調症を改善するのである。結局、この相関関係は、免疫系に異常をもたらす生化学物質は脳にも影響を与えることを示していた。ある意味では脳も免疫系も同じ生化学的な情報を共有していることになるのである。

もし脳神経系と免疫系がひじょうに類似した情報系をもっているとしたら、互いに情報を交換しあうことはできるのだろうか。ＰＮＩの研究者は、そう考えるに十分な根拠があると考えている。脳が免疫系に的確な指令を与えるには、脳はまず免疫系に何が起こっているかをつねに正しく把握する必要がある。この仮説を裏づける証拠は、スイス在住のアルゼンチン人研究者ウーゴ・ベセドウスキーが行なった研究からもたらされた。彼は免疫系から脳への信号伝達システムが存在する証拠を見いだしたのである。ベセドウスキーはまずラットの脳の視床下部の電位を測定し、次に病原性をもつ抗原をラットに注入した。ラットの免疫細胞が招集されて抗原と戦っているあいだに、ベセドウスキーは脳の電位の変化を注意深く見守りつづけた。

そしてついに彼は目指すものを見つけた。免疫系が抗原と戦っているあいだ、脳の神経細胞の放電率は明らかに上昇していたのだ。脳における二倍以上もの電気量の増加は、免疫系の必死の活動を反映したものだった。ベセドウスキーがラットの脳の電気量を調べるまでは、脳が免疫系に信号を送りだしているという証拠はあったが、脳がなんらかの信号を受けているという証拠はなかったのである。ベセドウスキーが初めてこの証拠を見いだしたのだった。何らかの生物学的な情報の交換回路が脳神経系と免疫系のあいだに存在するということは、単に可能性としてではなく、事実として証明されたのであった。「この知見は、免疫系が賦活されると視床下部に情報が伝達されていることの初めての証拠となり、脳が免疫反応に直接関与していることを示す証拠ともなった」とベセドウスキーは記述している。*文献3

彼はこの発見をさらにおし進め、他の研究者とともにスイス研究所で、免疫信号を受けたあとの脳内の変化について研究を行なった。免疫反応物質がラットに注入されると、それによって引きおこされる免疫反応の程度が強ければ強いほど、神経伝達物質であるノルアドレナリンの脳内濃度は急速に低下した。この研究によって示された点は、免疫系は脳に情報を伝達するばかりでなく、同時に脳になんらかの変化を引きおこせるということであった。免疫系と脳神経系のきずなはより密接なものと考えられるようになった。

このような情報交換がいかにして起こるのかについては、まだいくつか疑問が残っている。はっきりした情報交換経路の一つは、研究者たちによって以前から明らかにされている神経系の経路である。このほかにもう一つの経路が、生化学者ニコラス・ホールによって提唱された。ホールは、胸腺における、脳と免疫系を結ぶもう一つの化学的な回路を発見した。胸腺はホルモンを分泌するさいに、二つの機能を行なっていることがわかったのである。①未熟な免疫細胞がT細胞へと成熟するのを促進する役割。この場合、サイモシンが多量に分泌されればされるほど、T細胞の産生も増大する。②いま述べたような、脳に信号を送る役割。ホールもどのような種類の信号が伝達されているかについてはまだ解明してはいない。ホールたちは一応の仮説を立てているのだが、どうして胸腺が脳と情報を交換しなければならないのかという理由についてもまだ謎のまま残されている。からだが、いま戦っている敵の手ごわさや数についての正確な知識をもっていることはわかっている。自己防御の精巧で効率的なシステムにおいて、抗体量が上昇するのとほぼ同時にサイモシンの量は増大し、ピーク値に達する。いったん相当数の細胞が戦闘に駆りだされると、胸腺はなんらかの方法で〝攻撃中止命令〟を出さなければならない。ホールやゴールドスタインの仮説では、化学的な信号を脳に送るという方法がその命令伝達法の一つではないかとみられている。

脳―免疫系相関の証拠はそろった

これまで述べてきたように、脳と免疫系が互いに関係しあっているという、かつては議論を沸騰させた概念も、いまではしだいに受けいれられつつある。まだ科学的な真理とはなっていないまでも、以前ほどの衝撃を与えることはなくなった。これは、国立衛生研究所といった慎重な機関が、一九八四年一一月に「神経免疫調節」についての最新の情報を検討するための会議を招集したことからも明らかである。

現在では、脳と免疫系の結びつきについて二種類の証拠が存在している。その一つは以下にあげるもので、おもに推論的なものである。

●ロバート・エイダーは、免疫機能は脳の作用によって影響を受けやすいという結論を出した。これは条件づけられた行動によって免疫系を変化させることができるという実験に基づいたものである。

●ソ連人研究者や、ジョージ・ソロモン、マーヴィン・スタイン、ジェラール・ルヌーらの研究によって、大脳の新皮質や視床下部に対する選択的な損傷が免疫系に特定の変化をもたらすことが明らかになった。

●ノーマン・ゲシュウィンド、ピーター・シフネオス、ジョン・ニーマイヤーの理論的研究は、情報交換に関与する脳の構造的な違いが病気の過程に影響するらしいことを示した。

もう一つは以下のような、より直接的な証拠である。

●神経系の分布を丹念に調べた研究によって、骨髄、胸腺、脾臓（ひぞう）、リンパ節といった免疫系の主要部分に神経系が分布していることが明らかになった。

●モルヒネ様物質エンドルフィンが脳から分泌され、免疫を抑制あるいは促進する作用があるという証拠が示された。

●脳神経系と免疫系のあいだに情報を交換する活発な経路があることを示すさまざまな実験結果。

六番目の感覚器――免疫系

脳神経系と免疫系についての情報が蓄積されてくるにつれて、この二つの系を結ぶ機構の複雑さがいっそう明らかになってきた。とはいえ、免疫系と脳のどちらが優位な働きをもつのかという疑問はまだ解決されてはいない。直観的には脳が支配しているようにみえるが、この相互関係はそれほど単純なものでもなさそうだ。免疫系はとても複雑であり、われわれはまだ理解の入口にたどりついたばかりであると指摘する研究者さえいる。免疫系は他の感覚ではとらえられないような環境変化を感知し、体内で〝第六感〟的な働きを行なっているのかもしれない。ウーゴ・ベセドウスキーは「免疫系は脳が拡張していったものであり、からだへの新たな脅威に対して注意を喚起する『末梢の受容器官』ではないか」とさえ述べている。また、ルイスヴィル大学の精神科医ジョエル・エルクスは、免疫系を「液性神経系」と名づけている。

これらの理論を、テキサス大学の生化学者J・エドウィン・ブラロックは強く支持している。ブラロックが実施した細胞レベルでの免疫系の研究によって、衝撃的な発見がもたらされたのだ。その一つは、白血球は神経系が産生するある種の蛋白質と実質的に同じ化学物質を作ることができるというものであった。白血球によって複製可能な体内化学物質のなかには、副腎皮質刺激ホルモン（ACTH）、つまりストレス反応のさいに重要な役割を果たす、脳下垂体が分泌するコルチコトロピンがある。

ブラロックによれば、白血球のこの能力が意味するものは、脳だけがストレスに直接感受性のある器官なのではなくて、あるレベルでは免疫系も脳と同じ化学物質を用い、それによってストレスに反応する同様の能力をもつということである。

ブラロックは自説を実証するために、定期的にワクチン接種を受けている「下垂体機能不全症」の小児に関する研究を行なった。この子どもたちのからだは、下垂体機能不全のためにストレス下においてACTHを産生できないだろうとされていた。通常、ワクチン接種は正常な小児にACTHを分泌させるのに十分なストレス源となるが、彼らのからだも同様にACTHを産生したのである。ブラロックは、それは脳からでなく免疫系から産生されたのだろうと述べている。

もしも免疫系に周囲の環境を感知し、それに対して反応する能力があるとするならば、「免疫系の機能の一つは、おそらく感覚器官としての機能だろう」とブラロックは主張した。他の感覚器官との相違点は、免疫系が関知する現象が、視覚、聴覚、触覚、味覚、嗅覚以外の領域にあるということであった。健康増進研究所のテッド・メルネチャックは、「免疫系は分子レベルにおける触覚器官である」と述べた。免疫系には自己以外の抗原分子を感知するおどろくべき能力がある。リンパ球は、分子の型から百万種もの異なる抗原を認識することができる。言語能力と同じように、この認識能力はたえず変化し、つねに最新のものへと改訂されてゆく。T細胞やB細胞が抗原に遭遇すると、リンパ球は抗原に刺激され、クローン細胞として自らを複製する。すなわち、遺伝的にまったく同一の細胞群を生みだす。これが何年間にもわたって体内に記憶細胞として残り、その抗原がふたたび侵入してくるときに備えて、抗原を確認し、免疫反応を発動する体制をつねに整えているのである。もしも、特定の記憶をもつクローンがプログラムされた抗原に遭遇しないと、それらは徐々に消滅していく。（クローン細胞は刺激によって自身を再生することなく寿命が尽きるにつれてその数は減少してゆく。）このように徐々に減少していくものもあるが、新たに記憶され、貯蔵される抗原もあり、認識可能な型のレパートリーはおよそ百万種のレベルで一定を保っている。このように分子の自然選択というプロセスを介して、免疫学的記憶を最新のものとしながら、免疫系は時間とともに変化していくのである。

このような新しく発見された脳神経系と免疫系との関係によって、医学は人体に関してよりホリスティック（全体論的）な観点に立ち戻りつつある。免疫系が脳と協調しながら機能しているという思いがけない能力の発見によって、二つの系のどちらが優勢であるかといった問題が新しい研究課題となった。国立衛生研究所のノヴェラ・ハーバート・スペクターの次の言葉は、その答えを示唆するものかもしれない。「問題は、神経系が免疫系を支配するか、それとも免疫系が神経系を支配するかという点ではない。神経系と免疫系は明らかに互いに支配しあっているのである。今後の研究がきっとこの点を証明してくれることだろう」

4章　石神博士のメッセージ

石神亨（いしがみとおる）博士（115ページ参照）は一〇年にわたって結核患者の診療に従事していた。そして、結核という病気とその患者についてある重大な発見をした。この病気はふつう定型的な経過をたどるが、時に医師の予想に反して悪化してしまうことがある。また、元気だった人が突然発症することもある。

石神博士によれば、「この症例を理解する鍵は患者のこころのもち方にある。どの結核患者にも、事業の失敗、家庭不和、恨み、ねたみ、といった個人的な背景が存在する」。さらに「神経質な人ほどこの病気にかかりやすく、予後も概して不良となる。それとは対照的に、重篤な患者が順調に回復することもある。これは楽観的でくよくよしないタイプの患者の場合である」と博士は書いている。「また、長期治療を必要とする患者の場合、見かけ上は良好であっても、ひとたび不幸な出来事が起きると経過が一転する。結核の第二期（結核菌が初感染したあと、さらに進行し、血液を介して臓器に蔓延した状態）の患者は、同じ結核にかかっている母、妻、子、あるいは近い親戚を看病しているときは、順調に回復しているようにみえる。しかし、その大切な人が亡くなった場合、彼らは絶望し、激しい結核の症状があらわれる……このような患者は死の転帰をとることが多い」

大阪の石神研究所の石神博士の論文「肺結核の進行と予後に対する心理的影響」はこのように始まる。精神神経免疫学（ＰＮＩ）の見地からすると、彼の論文は二つの点でとくに興味深い。一つには、心理学者でも精神科医でもない結核の専門医がこの論文を書き、従来、心身症とは考えられなかった病気について、強い心理的な要因と背景を指摘していることだ。もう一つには、彼の論文が『アメリカン・レビュー・オブ・トゥベルクローシス（結核研究）』に発表されたのが一九一九年だったということである。英国の著名な医師ウィリアム・オスラー卿が「結核の治療と経過は、患者の肺のなかにあるものより、こころのなかにあるもので決まる」と述べてから一〇年しかたっていなかった。

オスラーとこの孤高の日本人研究者は、ＰＮＩ研究者が再発見しはじめていることを、何十年も前にすでに結論として提出していた。すなわち、あらゆる病気は心身症といえるということだ。従来、「心身症の七つの代表疾患」または「聖なる七疾患」と呼ばれる病気のグループがある。消化性潰瘍、高血圧、甲状腺機能亢進症、慢性関節リウマチ、潰瘍性大腸炎、神経皮膚炎、気管支喘息である。しかし、ＰＮＩの研究が進むにつれ、このほかにも多くの疾患がつけ加えられている。たしかに、そろそろ「心身症」という用語自体について考えなおす時期がきているのかもしれない。

一般の人も一部の医師も、心身症的（こころはからだに影響を与える）という語と、心因性（こころに病気の原因がある）という言葉を区別せずに使用してきた。こうしているうちに、心身症の本来の意味が見失われてしまったようだ。ロバート・エイダーがいうように、「われわれの関心は病気の因果関係にあるのではなく、心理社会的な出来事、それに対する処理能力、基本となる身体状態という、三者の相互関係にある」のである。

病気の発症や経過を決定する要素は二つある。一つは遺伝である。目の色に始まり、脳で起こる微細な生化学的反応まで、さまざまなことが遺伝の影響を受けているからだ。がん、心臓病、関節炎もそれぞれ遺伝的な要因が関わっている。もう一つは生来の体質である。人のからだには生まれつきの強さ、弱さがある。たまたま丈夫に生まれた人もいれば、虚弱な人もいる。

また、精神的な強さ、弱さもある。こころはストレスに敏感に反応する。その反応はちょうど外部からの刺激に反応する抗体のようなものだ。同じプレッシャーでも人によって反応は異なり、受ける影響にも個人差がある。からだの丈夫な人がいるように、精神的に強い人がいる。ほかの人だったら挫折してしまうような人生でも、そういう人は危機を乗りきれる。

ここで、ストレスとは何か、もっと正確にいえば、われわれがストレスをどのように考えているかについて述べてみたい。

ハンス・セリエがストレスという用語をつくりだしてからもう何年もたつが、学界全体に受けいれられる定義はなされなかった。ストレス研究の先駆者のひとりであるテキサス大学のロバート・ローズ博士はこう説明する。「ある科学者は、たとえば締切に追われて仕事をする刺激をストレスと呼び、頭痛、潰瘍などその反応をストレイン（負荷）と呼ぶ。かと思うと、刺激をストレッサーと呼び、それへの反応をストレスと呼ぶ科学者もいる。また別のグループはストレスを刺激と反応の相互作用であると定義している。さらには、この言葉そのものを医学用語からはずすべきだ、と考える人たちもいた」

ブリガム・アンド・ウィメンズ病院、ハーヴァード大学医学校のマルコム・ロジャーズ博士は、ストレスを定義することは「迷路にさまよい込むようなもの」であるといった。

「生物学的ストレスとは、からだに対する要求への、生体の非特異的な反応である」――これはハンス・

セリエが考えた三つの定義のうちとくに彼が好んだものである。

このようにストレスは、定義が混乱し、あいまいさをもった用語なので、好んで使用するＰＮＩ研究者はいない。とはいえ、ストレスを無視しては精神神経免疫学を論ずることはできない。

そのため、この用語に代わるべき適当な言葉がないという理由で、依然として使われている。本書では、ストレスという語は、「環境や状況が個人の能力で対処できる範囲をこえているという認識」を意味する。この意味では、ストレスは各人の主観的な経験ということになる。

用語自体は混乱していても、ストレス時にからだの内部で起きる生理的反応はいたって理路整然としている。ストレスは二重の反応を生じるというのが、従来の学説である。一つは、キャノンがまとめた「神経系」を主体とした反応である。刺激は電気的インパルスとなって、この神経系を通って伝達される。もう一つは「生化学的反応」である。ここでは、薬物様の効果をもつ天然の生化学物質が、連鎖的に次から次へと他の分泌を促すというかたちで反応を伝達していく。

ハンス・セリエはストレス時の体内ホルモン群の広範なかかわりを説明してみせた。それによれば、ストレスを受けていると判断した脳は、視床下部に信号を送る。すると、視床下部からは副腎皮質ホルモン放出因子（ＣＲＦ）という神経ホルモンが分泌される。これは下垂体を刺激し、強力な化学物質の分泌を促す。そのなかにはプロオピオコルチンと呼ぶ大きな高分子がある。下垂体では、さらにさまざまなホルモンが産出され分泌される。そのなかでも、ストレスに関連してもっとも重要なのが副腎皮質刺激ホルモン（ＡＣＴＨ）だ。

ＡＣＴＨはホルモン連鎖の引き金となっている。これも副腎に達するが、神経系を介してではなく、血液を経由する。副腎に至ると、ＡＣＴＨは外側層すなわち皮質を刺激する。副腎皮質はコルチコステロイドと

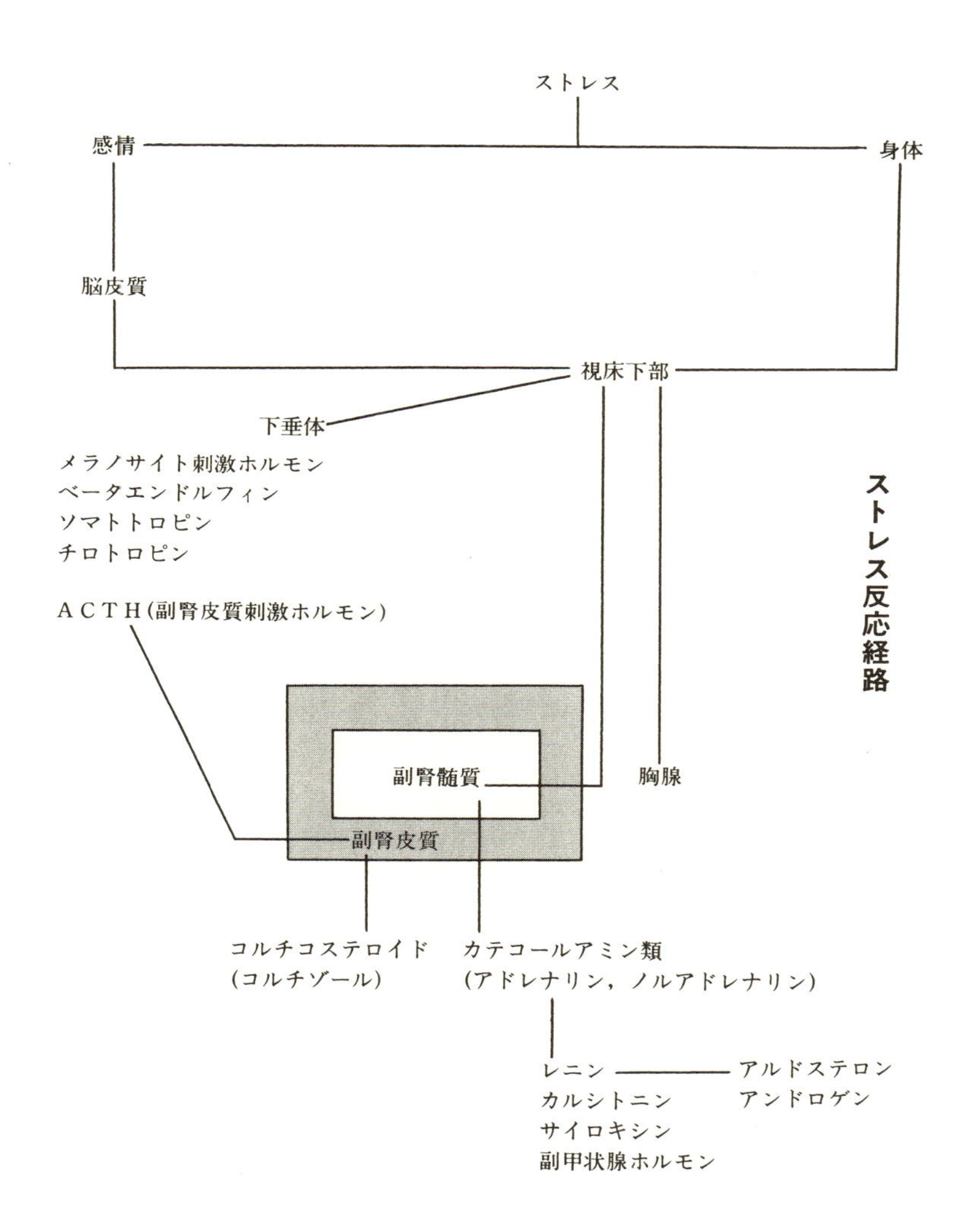

ミリン・ボリセンコ博士およびジョーン・ボリセンコ
「ストレス，行動，免疫…動物モデルおよび媒介因子」
（『General Hospital Psychiatry 4』1982年　61ページ）から転載。

いうホルモンを矢つぎばやに放出する。このなかでコルチゾンのような坑炎症性物質は、血糖値を上げ、免疫系を調節する働きもある。

コルチコステロイドは、それ自身の分泌を中止させるスイッチとしても機能する。いったん分泌されると、血管を通って下垂体に達する。すると、下垂体はACTHの分泌を止める。ACTHはコルチコステロイドを分泌させる化学物質なので、結果としてコルチコステロイドの分泌は止まり、ネガティブなフィードバック回路が形成される。103ページの図は、キャノンとセリエの提案したストレス反応経路である。これは、現在の研究成果に基づいて生化学的にみたストレスの反応経路を概説したものである。

おそらく、実際には含まれる化学物質はもっと多いだろうし、その相互作用ももっと複雑だろう。長年にわたって、ストレス反応には二つの対立する解釈があると考えられてきた。すなわち、キャノンの脳―副腎系という神経系を主体とした説明（専門的には交感神経―副腎髄質系と呼ばれる）、それにセリエのホルモン系を主体とした説明（視床下部―下垂体―副腎系として知られている）である。しかしいまでは、これは同じ働きを別な側面から記述したものだと理解されている。セリエ説は心理的ストレスに対する生体反応の記述として、キャノンの脳幹―副腎経路（交感神経副腎髄質系）はストレス時のからだの説明として優れている。こうして、二つの機構は補いあい、同時に反応をおこす。現在では、ストレスの生化学について、われわれはもっと詳細な知識を得ている。キャノンとセリエのこの控えめなリストには、いまや三〇以上もの神経ホルモンや神経伝達物質が列挙されているのである。

免疫系は生化学的な作用なので、論理的にはストレス関連の生化学物質に敏感なはずである。ストレスが免疫系に影響を及ぼすという意見は従来からあった。中でも、ストレスを与えたラットを解剖したところ胸腺がひどく萎縮していたというハンス・セリエの発見は優れている。その当時は胸腺の重要性が明らかになっていなかったため、セリエの発見の意義が理解されるには数年の時を待たねばならなかった。

　当初研究された、ストレス反応に特異的な化学物質はカテコールアミン、すなわちアドレナリン、ノルアドレナリンであった。とくにアドレナリンは重要な働きをもつ分泌物であることが証明された。実際、それはストレスに対してきわめて敏感である。その敏感さは、当時マサチューセッツ総合病院やハーヴァード大学医学校に勤務していた精神科医ジョエル・ディムズデール、その同僚のジョナサン・モスによって実証された。一〇人の新米医師に実験台として採血に協力してもらった。若い医師たちは、教授回診のさいには、多くの先輩の前で受持ち患者について説明しなくてはならない。これはひどくストレスに満ちた体験である。

　それぞれの医師から、スピーチの前、スピーチを開始して三分後、一五分後の三種類の血液を採取した。ディムズデールとモスは、三分後に採血した血液中にアドレナリンが異常に増えていることを発見した。それはスピーチを始める前の三倍のレベルだった。しかし一五分後には二倍のレベルに落ちていた。

　アドレナリンには特異な免疫作用があるのだろうか。この疑問を解くために、一九八三年、ベス・イスラエル病院とハーヴァード大学医学校の研究チームはアドレナリンを体内に注射する実験を行なった。「わたしが大声でワァーとどなると、あなたの血中に、被験者に注射したのと同じくらいの量のアドレナリンが分泌されるんです」と、このチームのひとり、心理学者で細胞生物学者のジョーン・ボリセンコは説明した。この実験の結果はさらに複雑だった。注射して一五分たつと、リンパ球が著しく増加した。しかし、三〇分後には免疫機能は低下しはじめ、病原菌を攻撃する免疫細胞の総数が減少した。すなわち、微生物の攻撃に対処するからだの能力が部分的に損なわれたのである。

　細かく調べてみると、T細胞の一種である、免疫系を抑制するサプレッサーT細胞が、おどろくほど増大していることがわかった。つまり、この増加は、アドレナリンが免疫系の攻撃性を抑える細胞群を導入できることを物語っていた。

しかし、ストレス時には、同族のホルモンであるノルアドレナリンも分泌される。このホルモンのからだに対する影響を調べるために、ベス・イスラエル病院とボストン大学の研究チームは被験者にこのホルモンを点滴で静脈に注射し、しだいにその量をふやしていった。ホルモンの量は、交通渋滞にぶつかったときの軽いストレスにあたる量だった。注意深い免疫検査の結果、被験者のナチュラル・キラー細胞が点滴後二倍になったことがわかった。

副腎から分泌される別のホルモンにコルチコステロイドがある。さまざまな証拠によると、免疫系は血液中にあるそれらのホルモンを感知するらしい。このホルモンが引き起こす心理状態は抑うつである。研究の結果、うつ状態の人は免疫機能がひどく低下していることが確認された。

アイオワ大学の精神科医ジアド・クロンフォル医師は一連のすばらしい研究を行なった。彼は過去数年にわたって、治療を必要とするうつ病患者を調査してきた。これらの患者から採血し、標準的な免疫検査である分裂反応を調べてみた（この検査は植物成分を使用して、人工的に免疫細胞を刺激して細胞分裂を促し新しい免疫細胞を増殖させ、その程度により免疫能を評価する方法である）。クロンフォルは多くのうつ病患者の血液を調べ、くり返し同じ結果を得た。こうした患者の免疫機能が、健常者や他の精神疾患にかかっている人に比べて低下していることを発見したのである。他の研究者も似たような結果を得た。

うつ状態の人の副腎は明らかに生体の調節能力を喪失し、異常なほど多量のコルチコステロイドを分泌している。うつ状態では、視床下部、下垂体と副腎に異常が認められる。したがって、コルチコステロイドを調節する神経内分泌系の異常または欠陥の結果として、うつ状態の人の免疫機能は文字通り〝落ちこむ〟ようだ。このようなうつ状態をもたらす死別、無力感、孤独などの要因については、5章でくわしく述べることにする。

うつ状態ほど深刻でなくても、人の心理状態は明らかにからだに影響する。カリフォルニア大学サンフランシスコ校の心理学者ポール・エクマンは、うわべの感情さえもからだに影響を及ぼすことを発見した。表情表現の専門家であるエクマンは、俳優の演技における表情表現の研究をいくつか発表している。感情表現のからだに対する影響を研究するため、俳優たちに、過去の経験をこころに呼びおこし、驚き、嫌悪、悲しみ、怒り、恐れ、幸福感を表現するように頼んだ。心臓の拍動数と皮膚温の測定では、エクマンは肯定的感情と否定的感情とを区別することができたばかりでなく、測定値から俳優が演じている否定的感情の内容まで識別することができた。嫌悪感の表現では、俳優の拍動数と皮膚温は下がった。逆に、怒りの表現では、どちらの値も高いレベルに上がった。

さまざまな感情が、多彩な生体反応やホルモン反応を制御している不随意の自律神経系に多大の影響を与えることを、エクマンの発見はまさに劇的な形で示した。免疫系の制御と活性化における神経系の役割がますます明らかになりつつあるので、この発見はＰＮＩ研究者にはとくに興味のあるところだ。感情はそれ自体必ずしも身体に影響を与えるとは限らない。ちょっとした怒りや一時の絶望は、心理的にも身体的にも大した動揺につながらない。しかし、このような否定的な感情が尾を引いて長くこころにとどまるようになると、障害を引きおこす。否定的な感情が継続すればするほど、問題は大きくなる。

コントロール・ファクター

最愛の人を失った人々、とくに妻に先立たれた夫が病気にかかりやすいということは、よく知られている。これは慎重な調査によって、医学的にも実証されている。コロラド大学の心理学者スティーヴン・メイアーは、愛するものを失った人はその空白をうずめることができず、無力感にさいなまれ、猛烈なストレスを受けるようになると考えた。実験動物に同じような状況を再現するため、メイアーと同僚マーク・ローデンスレーガーはまずペアのラットを何組か作った。そしてラットたちの尾を、ちょっとした電気ショックを与えられる簡単な装置につないだ。ペアのうちの一匹、ラットAには小さな輪をまわすことによって電気ショックを止められるようにし、もう一匹、ラットBには止める方法を与えなかった。ラットBは、ラットAが電気ショックを止める方法を学習するのを、無力のうちにただひたすら待つしかない。

何もできないラットBは、スイッチを制御できるラットAに比べ、白血球が少なくなっていることを、メイアーは発見した。ラットが受けるショックの量は同じなので、この顕著な免疫機能の低下には一つの説明しかありえなかった。つまり、電気ショックを制御できないという無力感が免疫機能を低下させたのである。ローデンスレーガーは精神科医マーティン・ライトとともに、サルにも似たような現象が起こることを確認した。二人はコロラド大学で、子ザルを母親から引きはなすことによる精神的外傷の影響を観察していた。ライトは、生後六カ月の子ザルを母ザルから離して、檻に入れた。子ザルたちは母親の不在に対し全身で抑うつと不安を表わした。さらに別離の前後の血液を採取し、免疫能検査を行ない、白血球の増殖能力を調べた。別離後は、白血球の活動性は目立って減少していた。

ペンシルヴェニア大学の心理学者マーティン・セリグマンとスティーヴン・メイアーの実験は、この研究に科学的な足場を与えた。過去二〇年間にわたって、セリグマンは無力感が動物や人間に及ぼす影響を研究してきた。彼は次のように述べている。「無力感は、学習され条件づけられた反応にすぎない。強いストレスに直面すると、どうにも解決のしようがないという無力感に圧倒されてしまうことがある。何度あがいてもどうにもならないとわかると、しだいに絶望感が深まり、ついにはすっかりあきらめてしまう。つまり、困難な状況に立ち向かう気力を完全に失ってしまうのだ」

できるだけ楽な姿勢でイヌを拘束するためのパブロビアン・ハンモックを使って実験をしているときに、セリグマンにある考えが浮かんだ。ハンモックのうえで、特定の音を聞くと電気ショックを連想するように、イヌたちに教えこもうと考えたのである。何回かくり返すうちに、イヌたちは、ある音が鳴ると、鋭い電気ショックが続くことを学習した。結果として、イヌたちは無力状態におちいっていた。

ハンモックでの条件づけの後、今度はイヌを床の半分に電流を流した箱に入れるという実験を行なった。条件づけしていないほうのイヌを箱に入れ、電気ショックを与えると、たいてい狂ったように走りまわり、仕切りを飛び越え、電気の流れていない所へ移った。実験をくり返すうちに、ショックの避け方が巧みになった。イヌは仕切りのそばにすわり、電気ショックを感じると、平然と仕切りを越えて安全地帯に入りこんだ。

次に、条件づけしたほうのイヌを箱に入れると、まさに予想外のことがおこった。最初の三〇秒ほどは、条件づけのないイヌの反応と変わらず、狂ったように走りまわった。しかし、その後はイヌは動くことをやめ、横になって、哀れっぽい声を出した。一分後に、電気ショックのスイッチは切られた。イヌは仕切りを越えず、ショックから逃げようとしなかった。もう一回試してみたが、結果は同じだった。最初はなんとかしようとするのだが、すぐあきらめてショックに甘んじた。続いて何度か試したが、イヌは逃げようともしなかったのである。

電気ショックを受けても鼻を鳴らすだけのイヌは、圧倒的なストレスに屈服した人間のメタファーである、とセリグマンはいう。無力感は精神に悪影響を及ぼす。慢性的に無力感を感じていると、まず受動的になる。性欲や食欲を失い、抑うつ状態となり、不安や恐怖から逃れられなくなる。

無力感はからだにも同じような悪影響を及ぼす。潰瘍や他のいわゆるストレス病は無力感から起こりやすい。からだが弱っているときに、感情を揺さぶるようなストレスを受けると、時に致命的な症状に発展することがある。セリグマンはある喘息患者の例をあげている。その患者は母親と電話で話していたのだが、母親が興奮して勘当をいい渡した。彼は自分ひとりの力で仕事を始めようとしていた。母は自分がのけ者にされたことをうらみ、「あなた一人でやっても失敗するだけよ」と悪態をついた。口論から一時間もたたないうちに、彼は致命的な喘息発作に襲われた。

近年になって、セリグマンは彼の理論をさらに厳密に適用している。彼とペンシルヴェニア大学の研究者マデライン・ヴィシンテイナーとジョゼフ・ヴォルピセリは、がん細胞をラットに注射する実験を行なった。そして、制御できないショックを経験したラットは、ショックを制御できたラットに比べ、腫瘍の発生率が二倍になることを発見した。

デューク大学の心理学者ジェイ・ヴァイスはセリグマンとメイアーの研究の跡を綿密にたどり、彼らの実験のいくつかを追試し、同じ結果を得た。ヴァイスは、これらの動物の内部で起きている生理的な事象を、生化学的に説明しようとした。ラットの一群を漏斗（ろうと）状の金網に頭から突っ込み身動きができなくした。この姿勢のまま、尾にラットが制御できない弱い電気ショックを与えた。ラットは、セリグマンのイヌと同じようにあきらめと絶望を表わした。

ヴァイスは「運動賦活の低下」が生じたと考えた。つまり、無力なラットは、制御できないショックに条件づけられた結果、単に筋肉を正常に動かせなくなっただけだというのである。ヴァイスは自らの発見をもとに、ノルアドレナリンの枯渇がこうした反応の原因である、という結論を出した。このノルアドレナリンは、脳が神経系を作動させるのに不可欠な神経伝達物質である。通常の「闘争か逃走か反応」においては、ストレスに対応しようとして、からだは脳内化学物質の量を増加させる。しかし、ラットにせよ、イヌにせよ、広告会社の管理職にせよ、一時に一定量しか産生できない。さらに産生するには時間が必要となる。したがって、ノルアドレナリンとからだの正常な活動に必要なほかの生化学物質の蓄えが、過剰な刺激に反応して凋れてしまうために、動物や人間はある一定以上のストレスのもとでは反応できなくなる。からだは筋肉を正常に動かすために、ノルアドレナリンなどの神経伝達物質を必要とする。これらの重要な化学物質が枯渇すると、からだはストレス状況にうまく反応できなくなる。つまり、ラットは必ずしも反応しようとする意志を失ったのではなく、反応する身体の能力を失ったのだ。ストレスに満ちた経験によって「精根尽きた」といういい方は、比喩というよりむしろ実態に即した正確な表現なのである。このようにヴァイスは考えた。

これらの研究は、ストレスに対する反応が免疫機能に影響（右の実験では、抑制作用）を与えるという、明らかな証拠を示している。ジアド・クロンフォル博士は、死別や憂うつが似たような症状をもたらすので、抑うつ症の人に起こる生化学的な反応が、夫と死別した妻、妻に先立たれた夫にも起こりうると示唆している。そしてクロンフォルは、「うつ状態とそれによって生じるコルチコステロイドの過剰な血中放出は、ある人にとっては免疫機能を著しく損なう効果をもつ」と主張している。

初期のストレス研究の前提は、重大さの如何（いかん）にかかわらず、人生におけるさまざまな出来事が健康に影響を与えるということだった。しかし、小さな日常的な危機が人の免疫機構に影響を及ぼすかどうかということは、興味深い課題だ。ストレス研究の格好の対象である大学という場でこうしたストレスの関連性を探るために、実験のボランティアが募られた。従来、学生はしばしばストレス研究の実験に使われてきた。これは、彼らも研究者の一員であるからであり、試験やレポートなどのスケジュールに追われ、いつでもプレッシャーを感じていると考えられるからだ。

研究チームの支援を得て、ロックはハーヴァード大学の学生を実験台にして、免疫系に対するストレスの影響度を調べた。ストレス・レベルを計る尺度として、よく知られる四三項目からなるホームズ・ラーエ社会順応度尺度表（294ページ参照）を使用した。これは落第、専攻の変更など学生が直面しそうな項目を加えて、評点をつけた改訂版だった。また、免疫機能の強さを示すものとして、がんやウイルスと戦うナチュラル・キラー細胞の活動性も測定された。

さらに、内面的な情緒や感情についても学生に質問した。抑うつ状態の有無、不安の強さなどだ。そして、こうした否定的な感情を強く感じなかったと答えた学生を「対処良好群」とし、心配や不安でひどい抑うつ状態におちいったりしたと答えた学生を「対処不良群」と名づけた。免疫系の指標であるナチュラル・キラー細胞と、各人の報告した情緒とを比較すれば、各人のストレスに対する対処能力とその免疫系との関係性を見いだせるのではないかと考えたのである。

「対処良好群」と「対処不良群」では、ナチュラル・キラー細胞の活力に大きな違いがあることがわかった。「対処不良群」はナチュラル・キラー細胞の活動性が低下していた。逆に、あまり悩みを感じたことのない「対処良好群」のナチュラル・キラー細胞の活動性は高かった。

オハイオ大学医学校の心理学者のジャニス・キーコルト＝グレーザーらは、やはりストレスの高い学生生活を送る医学生を対象にした実験で、同じような結果を得た。彼女は二度採血を行なった。一度目は期末試験の一カ月前に採り、もう一回は試験の初日に採った。また、学生のこころとからだがどんな状態にあるかを調べるため、学生の感情や気分を調べる心理検査も行なった。たとえば、孤独をどの程度感じているかといったことだ。この結果、比較的小さな日常的ストレスでも免疫系に影響を及ぼすことが証明された。

キーコルト＝グレーザーらの研究には、二つの大きな発見があった。第一に、試験を受けるといった日常的な緊張や不安といったストレスも、免疫機能にはっきりとした影響を与えるということである。さらに、大いにストレスを感じていると答えた学生は、ナチュラル・キラー細胞の活動性が低かった。第二の発見は、ひどく孤独を感じると答えた学生の免疫機能がもっとも損なわれていたという事実である。キーコルト＝グレーザーはとりわけこれに興味をもった。孤独感は免疫機能に影響を与える因子の一つであるが、近親者の死を経験した人々が健康を損ねることも、孤独という因子が働いているのではないか、と彼女は述べている。

ワイズマン科学研究所とエルサレムのカプラン病院のイスラエル人科学者は、流産により胎児を失った女性は、自然流産か人工流産かという区別よりも、自身がそれをどう受けとめたかのほうが免疫機能に大きな影響を及ぼすことを発見した。心理検査の結果によって、女性たちを二つのグループに分けた。第一のグループは流産の種類に関係なく現実を受けいれない、結果を認めたくない女性たちである。第二のグループは、第一のグループほど悲しんだり、とり乱したりしない女性たちである。第一のグループの反応は近親者の死を嘆く人たちの反応に似ていた、と研究者たちは指摘している。

各グループの免疫機能の検査結果はきわめて興味深いものであった。子供を失ったことにうまく対処できない女性たちは、うまく対処できた女性に比べて、T細胞の働きが弱かった。事実を受けとめることができず、うつ状態におちいった女性は、免疫機能が低下していた。ロックの「対処不良群」やキーコルト＝グレーザーの「孤独な学生たち」と同じように、彼女たちの免疫機能にも明らかな変化が生じていた。この免疫機能の変化は、流産の種類によるのではなく、流産に対する心理的な反応と対応していることが科学的に実証された。そのような心理的な経験はからだに対して決定的な影響をもっている。

石神博士が結核患者の研究を発表してから六〇年以上が経過しようとしている。われわれは、気分やこころのもち方が生体の防御システムに影響を与える原因やしくみをいまようやく理解しはじめている。心理状態が生化学的な変化をもたらし、その結果、免疫系が揺さぶられる、ということを示すいくつかの証拠がこれまでに明らかになってきた。しかし、大切なのは、人生に降りかかる「大きな出来事」だけがその原因ではないということだ。侮辱や口論などといった日常的なちょっとした出来事もいろいろな影響をもつのである。

こうした見解はある意味では希望をもたらしてくれる。われわれはさまざまなストレッサーに対してまったく無力ではないことがわかるからである。すなわち、からだや健康に対する脅威をどのように受けとめるかによって、からだの反応は変わってくるのである。からだと同じように、こころもそのホメオスタシス（恒常性）をもち、感情のバランスをとり、平静と健康を保とうと日夜闘っている。

動物も人間も、ストレスに満ちた状況にみごとに適応していく柔軟性をもっている。「学習された無力感」の専門家である心理学者マーティン・セリグマンは、実験によって、この柔軟性を示してみせた。セリグマンらは二群のラットに腫瘍を移植し、電気ショックを与えることにした。まずラットを、ショックをコントロールできる群とできない群に分けた。さらに、短時間の電気ショック（急性ストレス）を受ける群と、長時間の電気ショック（慢性ストレス）を受ける群とに分けた。

短時間の制御不能なショックを受けたラットは、制御可能なショックを受けたラットよりも、腫瘍の発生率が二倍だった。長期の制御不能なショックを受けたラットも同様に二倍の発生率を記録した。実験にいろいろ変化をつけてみると、はっきり異なる結果を得た。

セリグマンは、長時間の制御不能あるいは制御可能なショックのいずれかを与える一連の実験のあとに、腫瘍を移植してみた。長時間のショックを与えられたグループは、腫瘍の成長に大きな違いはなかった。つまり、制御できるかできないかは関係なかったのだ。しかし、両タイプの短時間のショックを受けたラットに腫瘍を移植したとき、その腫瘍の成長は長時間のショックを受けたラットに比べて速かった。

この結果は何を意味するのだろうか。セリグマンは、長期のストレスはある程度以上の悪影響を及ばさないのに対して、短時間の急性ストレスは免疫機能を弱めるからだと説明している。容赦のないショックでも、それに慣れてしまうことがある。それればかりか、ショックのために免疫機能がかえって強まることもある。この分野におけるほかの多くの考え方と同様に、この仮説はまだ実証されていない。とはいえ、ストレスの特性がさまざまな因子の相互作用によって決定されることは、多くの研究で強調されている。ハーヴァード大学の心理学者、細胞生物学者であるジョーン・ボリセンコがいうように、「ストレスの性格、その持続時間、ストレスと免疫検査の測定の間隔がとくに重要」なのである。

ストレスという内的体験は、免疫機能への影響を方向づけ、その程度を決定する。同じ場所、時間にいる二人は、うわべは同じ出来事を体験するようにみえる。しかし個人の受けとめ方によって結果が大きく違ってくるのである。つまり、各人に固有の制御力や対処能力、石神博士の言葉を借りれば個人的な背景といったものが強い影響力をもつということになる。前述の研究のように、内的な体験が、外からのストレッサーをどれほど緩和できるかによって結果が大きく左右され、その影響は細胞レベルにまで及ぶ。ストレッサーはこの各人のストレス反応にさまざまな強さで攻撃を加えていく。精神神経免疫学の研究者たちはそれらの本質と機構を解明しようと取りくんでいる。

※石神亨（一八五七―一九一九）
熊本県生まれ。海軍軍医となり、フランスに留学。帰国後北里柴三郎門下に入り、細菌学を研究する。の

ち大阪に痘菌研究所及び伝染病研究所を創設し、これを石神病院と改めた。日本で初めての腹部切開手術として卵巣嚢腫摘出手術を行なった。

5章　ストレスに負けないこころ

精神科医ピーター・ボーンは、一九六〇年代――同僚たちが競って大学の研究室に閉じこもり、実験用ラットを使ってストレスの生化学的影響について研究していたころ――究極の実験動物、つまり人間に取りくむことになった。しかもその被験者たちは、死やけがという究極のストレスにさらされていた。ボーンはヴェトナムで従軍中の精神科医であり、戦闘に参加する兵士たちのストレスを生化学的に調査する許可を得ていた。一九六〇年代の後半、彼はカンボジア国境付近の孤立した前哨陣地に向かった。そこには米国陸軍グリーンベレーのエリートである特別部隊〝A〟チームの一二人がいた。研究用材料（部隊員の尿）を保管する小さな野外用ガス冷蔵庫は彼の重要な実験用具の一つだった。彼らがストレスにさらされたとき副腎が分泌する化学物質17ハイドロキシコルチコステロイド（17‐ＯＨＣＳ）を分析することをボーンは計画していた。

研究者としての視点からみて、この集団は理想的だった。被験者たちには共通性がたくさんあった。全員職業軍人であり、戦闘の経験がある。それぞれが破壊工作、衛生、無線技術などの専門家であり、部隊の一員として働く。

ボーンがこの陣地に滞在中の五月一〇日、敵の無線を傍受した。五月一八日から五月二二日までのあいだ、おそらく一九日に、ヴェトナム人民戦線の分遣隊が前哨基地に対して大攻勢を計画しているというのだ。高度に訓練された戦闘のベテランぞろいなので、各人は自らの任務を十分に心得ていた。兵士たちは熾烈な戦闘に備えて準備に取りかかった。兵士たちは地雷を増設し、陣地の有刺鉄線を頑強にした。また、弾薬の補給を確認したり、負傷者のための掩体壕を用意したりした。士官たちは無線機で司令部の上官へ新しい状況を逐一報告し、同地域のほかの部隊と防衛作戦を調整していた。ボーンはこの間もずっと尿のサンプルを採取しつづけた。攻撃予定日が近づくにつれて、準備はいっそうあわただしくなった。この部隊はメキシコ人の攻撃を迎え撃つ「アラモの砦」の軍隊そのものだった。サンプルを調べると、17‐OHCSで測定するストレス・レベルが、士官と兵士とでははっきりちがっていることにボーンは気がついた。兵士たちの17‐OHCSレベルは降下し、攻撃予定日には最低の水準となった。一方、戦闘が迫るにつれ、士官たちのストレス物質は増加し、五月一九日には最高値に達した。戦闘の危険のほかに、士官たちは別の種類のプレッシャーに直面していたのだ。士官の戦闘指揮能力は将来の任務や昇進に影響してくる。もっともこれは士官が生き残ると仮定してのことだが。ところが、五月一九日には攻撃はなく、次の日もまた次の日もなかった。錯乱をねらったにせの情報だったのだ。

その間、ボーンは兵士たちと士官たちのストレスに対する反応の違いを明らかにする必要に迫られ、次のような結論に達した。兵士たちにとっては、戦闘準備に入るということは、ただ命令に従い、いつもくり返してきた手慣れた作業をすることである。地雷や有刺鉄線など基地周辺の防御体制をチェックしたり、武器をいつでも使える定位置に配備したり、負傷兵にすぐ対応できる応急治療所を設けたりする作業だ。こういう任務に打ちこむことで、兵士たちは戦闘に突入するというストレスをうまく処理することができた。実際、このような陣地内での活動が活発になるにつれて、ストレス物質のレベルは減少していった。

一方、士官たちは、兵士たちのように、からだを動かしてストレスや不安を発散することができない。それればかりか、別のやっかいな問題も抱えていた。攻撃の日が近づくにつれ、彼らの任務に気苦労がふえていった。士官たちは部下のこと、陣地の防衛、そして軍事的な成果をあげることをつねに考えなければならなかった。次から次へと命令を下さなければならなかったし、四〇マイルも離れた司令部から送られてくる時に無意味な上官の提案を適当に処理しなければならなかった。

士官のストレス・ホルモンのグラフは、すべて攻撃前に明らかな上昇を示していた。前に述べたように、兵士たちのグラフはすべて下降していた。唯一の例外として、無線士のストレス物質は士官と同じレベルだった。ボーンはその理由として、無線士は自分のストレスをからだを動かして発散することができなかったばかりか、指令官の片腕となることを要求されたからだ、と指摘した。つまり無線士は命令決定の緊張と重圧の最前線にいたのだ。

ボーンが行なった戦時下の実験は、同じ出来事を経験しても、そこから受ける心理的ショックが一様ではない、ということを示していた。これは、同じように訓練され、経験を積んだ人間集団が、同じ場所で同じ危険に直面するという状況でおきたものだった。しかし、士官たちは司令部からの命令という別次元の問題を処理しなければならなかったので、そのストレスは部下の兵士たちとは明らかに異なっていた。こんな状況こそ、まさしく精神神経免疫学（ＰＮＩ）の専門家が取りくまなければならないテーマである。すなわち、人の内外のさまざまな環境が、状況や病気に対する人々の反応にどのような影響を与えるのかというテーマだ。この点については、研究者は、ストレス時に脳やからだの内部で起こることのメカニズムについてある程度できたと考えている。すなわち、特徴的な生化学的、神経的伝達物質の働きである。しかし、これらの伝達物質を働かせる刺激についてのはっきりした説明はいまだなされていない。もしそれが解明できれば、一部ですでに実行されているが、ＰＮＩの洞察を健康と養生に生かすことが可能になるだろう。

ストレスの新しい神話

ＰＮＩ研究から生まれた新しい認識によって、ストレスについての古い神話がしだいにそのヴェールをはがされつつある。実際、ほとんどのＰＮＩ専門家はこの用語の使用をいっさいやめ、病気における心理社会的な要因という表現を代りに用いている。これらの要因には、個人のライフスタイルや仕事から、居住地、性別、人種、社会的地位、文化的背景、性格にいたる幅広い項目が含まれている。

科学と医学は、ＰＮＩ研究が進むにつれ、ある結論に達しつつある。一つには、先にも述べたように、心身症という従来の観念はすでに古くなっているということだ。また、心身医学（psychosomatic medicine）という呼びかたも冗長だ。この用語を使用することは、医学においてデカルトの精神―身体二元論を永続させることにもつながるだろう。三〇年以上前、心身医学のパイオニアであったアレキサンダーは次のような結論に達した。「感情的な要素が神経および血液やリンパ管といった体液経路を介して、身体に影響を与えることがはっきりしている以上、理論的にはあらゆる病気は心身症である」。ストレスはおよそ四〇ほどの病気の直接的な病因であり、またそれとは別の一〇以上の病気の間接的な病因となる。

ストレスと免疫機構――動物は語る

ストレスがいわゆる「心身症の七つの代表疾患」よりも、もっと多くの病気の要因となっていることは、強迫下の動物や人間を直接観察すれば明らかとなる。人間を故意に強迫状態におくことは倫理上許されないので、ＰＮＩの専門家はくふうを凝らし、強いストレス状況を設定することで動物の免疫機能が低下するかどうかを調べた。

この分野の研究では、からだに対するストレスの影響を研究するため、ラット、マウス、サル、モルモットを檻に入れ、天敵の前にさらすといった実験が幾度となく重ねられてきた。現在、高い評価を受けている独創的なＰＮＩの実験によって、パシフィック・ノースウェスト研究財団のヴァーノン・ライリーは、比較的小さなストレスといえども病気に対する抵抗力を弱めてしまうことを実証してみせた。

ライリーは一連の実験のなかで、乳がんを遺伝的に発生しやすい血統のマウスを使用した。それらの半分は標準的な実験用の拘束檻に入れ、半分はストレスがないように設計された特別な檻に入れた。そこには防音設備がほどこされ、一匹ずつが個別の場所をもち、ゆったりと落ち着いた生活が保障されていた。

ライリーはマウスたちに快適さを与えればそれで十分だとは考えていなかった。免疫の研究者として、きわめて小さなストレスでさえも結果をゆがめてしまうことを熟知していたからだ。実験動物が移送されてきたら、まず新しい環境に慣れさせ、それから実験に使用するのがストレス研究の習わしの一つになっている。たとえば国立がん研究所の免疫学者ロナルド・ハーバーマンは、送られてきたマウスをいつも二週間休ませてから実験に使用することにしていた。彼が専門とする微細な細胞レベルの研究では、移送による小さなストレスでも正確な免疫上の実験に支障をきたすからだ。

そのため、ライリーはよけいなストレスをできるだけ除去しようと考えた。通常、ラットやマウスは、照明がつけっぱなしか、しじゅうついたり消えたりしている、騒々しい部屋のこみ合った囲いのなかで飼育されている。研究者が部屋に出入りするたびに、動物たちは押しあいへしあいしながら逃げまわる。そして何匹かが選ばれ、実験に使用される。しかし、ライリーが必要としたのは、通常の檻のように騒々しくない、気がやすまる環境で大切に育てられたラットだった。マウスたちは適温に保たれた個室のなかで、特別に訓練された専門スタッフによって飼育された。ライリーは、恐怖やストレスを与えたときに動物や人間が発散する微妙な化学信号であるフェロモンのにおいをかぐことのないように、十分に注意して隔離した。

ライリーはこうして静かな環境で育てられたマウスを確保すると、一連のストレス実験を開始した。これらのマウスはすべて乳がんを生じやすい系統だった。ライリーは、外部の特定のストレスががんの成長にどのように影響するかを調べようと考えたのだ。

ライリーはマウスをかごに入れ、レコードプレーヤーのターンテーブルのうえに乗せて「回転によるストレス」の実験を行なった。マウスは五つのグループに分けられた。第一のグループは一分間に一六回転するターンテーブルに乗せた。第二のグループは三三回転のターンテーブル、第三のグループは四五回転、第四のグループは七八回転のターンテーブルに乗せた。そして第五のグループは快適な環境で生活させた。

マウスはすばらしい適応力を示した。一六、三三、四五、七八回転の最中に、食べたり、交尾さえするマウスもいたほどだ。しかし、マウスの体内に目を向けると、ちがう事実が発見できた。回転数が速いほど、腫瘍が大きくなりやすいことが判明したのだ。この実験によって、ターンテーブル上の回転ストレスがマウスの先天的な腫瘍の成長に決定的な影響を与え、またストレスの程度と病気の進行速度とが正比例していることが明らかになった。

当時、ジョンズ・ホプキンズ大学の疫学教室にいたアンドリュー・モンジャンと同僚のM・I・コレクターは、似たような実験を行ない、さらに複雑な結果を得ていた。彼らは、ターンテーブルの代わりに、一〇〇デシベルの騒音を毎晩三時間、一分間に五秒の割合でマウスに聞かせた。この実験はそれほど残酷とはいえない。一〇〇デシベルの音量は、ロック・コンサートのステージから三メートルほど離れたＳ席にすわっているファンが耳にする音量程度だからだ。

モンジャンとコレクターも同じように、マウスの免疫系の働きが初めは低下することに気づいた。（免疫機能の測定は、白血球をある種の化学物質にさらし、分裂する速度を測ることによって行なわれる。）しかし、二週間後、マウスの免疫機能は一変した。以前のレベルまで機能が回復したばかりか、騒音テストのストレスのもとでさらに強くなっているように見えた。

ライリーの研究と同様に、モンジャンはストレスが免疫系に影響を与えること、またストレスの影響が時間とともに変化することを明らかにした。つまり、特定の化学物質や免疫物質の増減からみて、ストレスに対して二段階あるいは二相性の反応が存在することが示唆された。さらに、ストレスが継続すると、免疫能力が低下することも明らかになった。とはいえ、数日あるいは数週間程度ならストレスが継続しても、免疫能力は回復することを実験は示していた。しかし、容赦のないストレスが何カ月あるいは何年も続けば、免疫系もついにその回復力を失う。そうなれば、免疫系は重大な損傷を受け、免疫機能は危機的な状態にまで弱められる、と彼らは推測した。

残念ながら、ストレスの影響はそれほど単純なものではなかった。別の実験では、「長期のストレスは長期の免疫機能障害をおこす」という単純な方程式を立証できないことが明らかになった。ハーヴァード大学医学校の精神科医マルコム・ロジャーズとブリガム・アンド・ウィメンズ病院の研究者たちは、関節炎にかかったマウスを、ネコに襲われるという恐怖にさらす実験を行なった。檻のそばにネコをおきマウスをにらませた。マウスは恐怖でパニック状態におちいった。これを毎日くり返した。その結果、逆説的なことではあるが、恐怖におびえるマウスは関節炎に対する抵抗力を増し、ストレス下でも関節炎は悪化しなかった。

人間的な要因（ヒューマン・ファクター）

先の実験結果が示すメカニズムを確認し、分析するため、科学者は究極の実験動物である人間に焦点を移した。動物実験から得られるデータの有効性には限度があり、人間にあてはまる範囲も限られたものである。しかし、動物に行なったような実験を人間にも行なうとなると倫理的な問題が生じてくる。そこで、ＰＮＩ研究者はピーター・ボーンがヴェトナムで使ったアプローチを用いた。すなわち、実際に生活のなかでストレスを受けている人間を研究する方法だ。

実生活を研究する場合、問題となるのは、実験から未知の要素、つまり実験におけるノイズを取り除くことだ。あらゆる要素を考慮することはもちろん不可能なので、研究者は科学的に管理され制御された環境を作りだし、被験者にそこでしばらく暮らしてもらわなければならない。スウェーデンの研究チームは、希有な例だが、この条件を満たす強いストレスのかかる空間を作りだすことにみごとに成功した。

ストレスの研究所として名高いスウェーデンのカロリンスカ研究所において、一刻一刻ストレスを与えるように仕組まれた実験場で過ごしたボランティアの人たちを調査した。三日かけて行なわれた一連の有名な実験では、実験者であるジャン・パルムブラッドは、被験者に動きまわる戦車の模型を光線銃で撃つゲームをやらせた。戦車に光線が命中すると、センサーが反応し、九〇デシベルものリアルな爆発音がとどろくようになっていた。そして、被験者は一度に二時間ずつ連続してまる一昼夜、戦車を攻撃するように指示された。しかも、戦場にいるような錯覚をおこさせる爆発音が発せられ、そうしたなかで基本的要求――食事やトイレの時間――も厳重に制限され、不眠不休で取りくまされた。こうした過酷なスケジュールが実験の主眼だった。そして、命中させなければならないというプレッシャーや爆音によるストレスに耐えなければならなかった。

パルムブラッドが興味を抱いたのは、このような苦しい体験が人の免疫系にどんな影響を与えるかについてであった。実験が終わると、その答えが出た。命中率の高かった被験者の免疫細胞は、細菌を殺す能力がいくらか低下していたのである。また、アドレナリンなどのストレスホルモンが増加していることも明らかになった。理論的には、実験室での苦行と免疫系の細胞レベルでの変化とのあいだには、はっきりした関連性が存在していた。

この関連性をさらに綿密に実証するためには、ボランティアを病気や感染にさらすという、目的にはかなうが非倫理的な実験が必要だった。しかし、当然そんなことはできるはずがなく、代わりに実生活という実験場から多くの情報を集めることになった。ある研究者たちはPNI研究の演繹的な手法を使った。すなわち、病人を研究対象とし、病気や感染に先立つ心理的な特徴を明らかにしようとした。

こころの状態とからだの健康との関連性に最初に取りくんだのは、ジョンズ・ホプキンズ大学の精神科医アドルフ・マイヤーだった。彼は今世紀初めから研究を開始し、「病気が患者の人生の激変期に起きていることは単なる偶然ではない」と確信した。マイヤーはこの関係性を確かめるため、自ら考案した「人生記録表」に患者の情報を記入した。表の左の欄には病気の日付を、右の欄には引越し、入学、卒業、解雇、家族の生死などといった重要な出来事を記入した。そして、原因不明の不定愁訴をもつ「精神神経症的」な患者に面接するときに、この表を使用した。マイヤーは、ほかの同僚とはちがい、これらの患者たちには医学的な秘密がひそんでいて、それは研究する価値があるにちがいないと考えた。

この研究を通して、転職、妊娠、親の死といった人生上の大きな出来事がたてつづけに起きると、感情面ばかりでなく身体面にも影響を与えるらしいことが明らかになった。こうした方法によって、患者がもつ複雑な感情と愁訴に関するデータが分類されていった。やや簡素化しすぎたきらいはあるが、新しい方向性を示したものとなった。

この種の情報収集テクニックは、一九六〇年代の中ごろには、海軍の精神科医リチャード・ラーエとワシントン大学医学校の精神科医トーマス・ホームズによって、さらに洗練されることになった。ラーエは、同じ場所、同じ環境に住んでいながら、病気になる人もいれば、ならない人もいるということに長年強い関心を抱いていた。ラーエの研究は、英国での研究に触発されたものだった。その研究とは、結核と診断された人が、健康な人に比べ、ストレスを与える出来事をより多く経験しているというものだった。

一九六〇年代の初期に、ホームズは何人かの結核患者にうれしい出来事と悲しくつらい出来事のリストを読んでもらい、経験したことがある出来事にすべてしるしをつけてもらった。次に、健康な人たちにも同じことをしてもらった。リストを比較してみると、結核患者は健康な人に比べ、より多くの出来事を体験していることがわかった。

同じころリチャード・ラーエは水兵たちに、六カ月の航海に出る前に同じようなリストにチェックしてもらった。その後六カ月間、水兵たちをじっと観察しつづけた。その結果、これまでストレスに満ちた出来事を経験してきた水兵は、医務室を訪れる回数が多く、その症状も多彩だということがわかった。

ホームズとラーエは共同研究を進め、一九六〇年の中ごろまでに五〇〇〇人以上を調べた。そして、それぞれがさまざまな生活上のストレスをどのようにランクづけするかを調べ、それらを平均して一つ一つの生活上のストレスに点数をつけた。その結果、四三項目からなるホームズ・ラーエ社会順応度尺度表が完成した。このなかには、休暇をとるといった小さな出来事から、配偶者の死や離婚など感情を揺さぶるような大きな出来事までが盛りこまれており、それぞれのストレス度に応じて点数が与えられている。たとえば、「配偶者の死」は一〇〇で最高値、「法律のちょっとした違反」は一一といったぐあいだ。これは、肯定的な出来事にせよ否定的な出来事にせよ、人生のあらゆる出来事がストレスを引きおこす原因となることを考慮し、それらへの対処がストレスにつながることを強調した、最初の科学的で客観的な尺度だった。

この尺度を医師、海軍軍人、心臓病患者、医学生など数千人に適用してみた。そしてその結果を細かく分析したところ、個人の点数の合計が三〇〇点をこえると、病気にかかりやすくなることがわかった。ホームズ・ラーエ尺度表は、その後のストレス研究に欠かせない指標となり、ストレスに関する雑誌記事に何回も特集された。

この単純明快な尺度（294ページに収録）は、ストレスを測定する客観的な指標となった。しかし、ラーエも指摘したように、これには明らかな限界がある。人の経験の全体像をとらえることはできるが、特殊な要因は考慮に入れていないという点だ。さまざまな環境や周囲の事情、さらには個人の性格によってさえも、出来事に対する反応は変化する。たとえば休暇にしても、ある人にとっては仕事からの待ちに待った解放であるが、仕事中毒者にとっては腹立たしい中断であり、不安の種にほかならない。同じ男やもめでも、家族や友人から離れて見知らぬ町に暮らしているほうが、家族や友人にかこまれて故郷の町に住んでいるよりも気がめいりがちである。恵まれた結婚生活を送ってきた女性と、不幸な結婚を味わった女性とでは、夫の死をちがった形で受けとめるだろう。このように個人の事情や性格までも考慮して評価することはむずかしい。

もう一つの難物は「記憶」である。記憶は時にすばやく消えさる。過去一年間に起こった出来事を列挙するように依頼すると、たいていの人は三カ月から六カ月前の出来事しか思い出せないことが、くり返し確かめられてきた。人の記憶は不確かで、気まぐれである。極端に大きな出来事でないかぎり、数カ月もたつと多くの人は出来事の詳細を忘れてしまう。したがって、出来事のリストにはつねに取り落としが付きものだ。

こうした点を差し引いても、ホームズとラーエの研究は、こころとからだの密接な関連性に迫った貴重な研究であるといえるだろう。この関係性を探求するために、ますます多くのPNI研究者が一丸となって、心理的ストレスと免疫系との関係の解明にのりだした。最初の明確な証拠は宇宙空間からやってきた。

一九六〇年代と一九七〇年代のアポロ宇宙船による宇宙飛行のときだった。NASAの医療班は、飛行士の免疫細胞の数を調べた結果、宇宙飛行中もっともストレスが増大する大気圏再突入時に、その細胞数が変化することをつきとめた。一九六八年から七〇年の二年間、つまりアポロ七号から不運なアポロ一三号までの宇宙飛行士の健康状態が調べられた。アポロ一三号では機内で爆発が起こり、飛行士があやうく地球と月のあいだを永久に漂いつづけるところだった。地球に戻る日には、どの飛行士のリンパ球（白血球）も、打ち上げの日に比べはるかに数が多かった。

NASAの医療班は、軌道上で一カ月から三カ月を過ごしたスカイラブの三人の宇宙飛行士も調べてみたが、結果は同じだった。着水の日には、彼らの免疫機能は著しく低下していたのだ。宇宙空間でスカイラブの乗組員を調査した結果、彼らの免疫機能は低下を示し、着水日だけ血液中のストレス関連化学物質が急増していることがわかった。

NASAの発見は、ストレスは免疫機能を抑制するという仮説の最初の具体的な立証となった。この研究は、頑健な宇宙飛行士を対象とした点で、とくに興味深かった。いずれも宇宙飛行というきびしい試練に備えて十分な訓練を行ない、健康状態は万全であったし、飛行中の緊急事態や危機を幾度となく乗りこえてきたベテラン・パイロットでもあった。それでも、宇宙飛行のショックとストレスに対しては文字通り免疫がなかった。アポロ一三号の飛行中あるいは飛行の直後に、三名の飛行士のうち二名が感染症にかかったことは、医学的な事実としてとくに興味深い。

NASA医療班の発見はすばらしいものにはちがいないが、これは宇宙飛行士というごく限られた人間にしか適用できない限定的な成果だった。しかし「近親死」という体験は、ほとんどの人が経験するものだ。「人生という実験室」においては、死別の悲しみが免疫機能に衝撃を与えることが幾度となく実証されてきている。最初に「科学的な」実証が行なわれたのは、一九六九年のことだった。英国の医師C・マレー・パークスとロンドンのタヴィストック人間関係研究所の研究者が、男やもめの調査結果を発表した。配偶者の死後九年間にわたって、五五歳以上の男やもめ四四四八人の健康を調査した。おどろいたことに、妻の死後六カ月間に彼らの死亡率が異常なほど高いことが明らかになった。死因の多くは心不全だったので、研究者はこの研究を「失恋（Broken Heart――文字通りの意味は壊れた心臓）の研究」と名づけた。

近親の死が健康に害を与えることは、医学界にも俗説としては知られている。遺族は孤独に耐えきれず、飲酒、喫煙の量がふえ、精神安定剤、睡眠薬を常用し、運動もせず食事も満足にとらないといった不健康な生活におちいるからだと説明しているのである。

こうしたありきたりの説明に満足しなかったオーストラリア人のある研究者は、先立たれた人たちの体験を細胞レベルで調査しようとした。R・W・バートロップ博士らは配偶者を失った二六人の男女の血液検査を行なった。このグループから、配偶者の死後二週間と六週間の二種類の血液を採取した。さらに、近親死を経験していない同年齢・同性の人からも比較のために採血した。

二週間後の血液検査では、どちらのグループにも免疫機能の変化は見られなかった。しかし、六週間後の調査では、近親死未経験グループに比べて、近親死経験グループの白血球の反応が明らかに鈍くなっていた。これはほんの四週間で免疫機能が低下したことを示している。つまり、死別のショックが免疫系にはっきりとした影響を与えるのには、少なくとも死から二週間以上かかるということになる。

この結果に触発されて、研究者たちは近親死の影響をさらにくわしく調べはじめた。ニューヨークのマウント・サイナイ医科大学の精神医学教室の精神科医スティーヴン・シュライファー博士も、同僚のマーヴィン・スタイン博士とともに、ストレスと免疫について研究を重ねていた。シュライファー博士はオーストラリアでの研究を読み、定期的な血液検査を利用して、同様の研究を行なうことにした。シュライファーは、数週間単位の調査でなく、一年という長期にわたって研究を続けた。そして、「妻を失った夫は夫に先立たれた妻に比べて死亡率が高い」という報告を考慮して、妻を失った夫のほうを集中的に調査した。

シュライファーは末期乳がんの妻をもつ夫たちを調査対象に選んだ。そのうち一五人が妻を失った。妻の死から一年間にわたり毎月彼らの血液を採取し、免疫機能検査を行なった。最初の二カ月間は、免疫系の反応度は急激に低下した。その後しだいに免疫機能はもとに戻っていくのだが、一年たっても免疫機能が完全には回復しない人もいた。近親死と免疫系とのあいだには絶対的なつながりは見つかっていないが、その因果関係は暗示されている。

ミニストレス・ファクター

死別や大きなストレスの原因となる出来事や近親死はひんぱんに起きはしないが、毎日は比較的小さなストレスの連続といってもよい。慢性病の子供のめんどうをみたり、いやな同僚といっしょに働くなどといったストレスは、人間の生活には付きものだ。一方、飛行機の遅れ、突然の雨降りなど思いもかけないやっかいが生じることもある。見逃されがちなちょっとした出来事もそれなりに影響を及ぼすのだ。

小さなストレスは時として、人生のもっと大きなプレッシャーをしのぐことがある。サウス・フロリダ大学の地域心理学研究センター所長チャールズ・D・スピールバーガーと心理学者ケネス・グリアーは、警察官にもっともストレスを与える任務は何かを調べた。フロリダ州警察の二〇〇人以上の警官に面接を行ない、彼らのさまざまな任務のストレス度をランクづけしてもらった。たとえば「単独で逮捕を行なう」とか「現行犯逮捕」といった仕事は、「ゆがめられた、批判的な新聞報道」よりもストレス度はかなり低く、「過度のデスクワーク」と同等だった。

ささいなストレスのうち、どれがもっともこたえるかは、もちろん職種や個人によって異なる。（同種の研究では、教師はデスクワークをとても骨が折れる仕事だとみなしている。）しかし、こうしたちょっとした苦痛を無視するべきではないという根拠はほかにもある。ボーンの陸軍での実験を思いおこさせる研究だ。テキサス大学のストレスの専門家ロバート・ローズは、消防士は仕事中にはプレッシャーが少なく、休日にはかえってストレスホルモンが増加するという調査結果を得た。

しかし、この結果自体は、カリフォルニア大学バークレー校の心理学者リチャード・ラザラスには目新しいものではなかった。「ストレスを測定する尺度は有効だが、測定のプロセスに問題がある」と彼は主張する。ホームズ・ラーエの社会順応度尺度表は優れたものだが、すでに述べた以外の欠点もある。ラザラスが致命的な欠陥と考える点は、

第一に、チェックリストがすべての人に適用できるわけではないということだ。学生、年輩の人、片親、仕事をもつ母親、低所得の人たちなどは、それぞれの状況で固有なストレスを受けている。

第二に、尺度が、ある人には理想的に適合したとしても、三〇〇点以上の危険サインをこえても必ずしもだれもが病気になるわけではないということだ。人間はもっとひどい状況に耐えながら、健康に暮らし、長生きしてきたのである。

第三に、生活の変化だけに焦点をあてるという考え方は、狭くかたよったアプローチだとラザラスは考えた。変化が起きると、ストレスが生まれる。それに適応しなければならないからだ。だが、あえて変化させ

たほうがいい状況というのもあるのではないか。つまらない仕事を続けたり、暗礁に乗りあげた結婚生活にしばられているという状況は、やっかいで、冷酷なストレスに満ちているのではないだろうか。

ラザラスは、いわゆる〝ささいな問題〟がどんな影響を及ぼすかを最初に研究した一人である。「たとえば靴ひもが切れたという小さな出来事でも、プレッシャーを受けているときには、なんの不安も感じていないときに比べてはるかに大きな影響を及ぼします」とラザラスはいう。そんな小さな危機が健康にどのような影響を与えるかを彼は調査した。

小さなストレス要因が健康に影響を与えるという自分の仮説を確かめるために、一一七項目からなる〝小さないらだち〟のチェックリストを作成した。試みに、カリフォルニアに住む一〇〇人に、毎月一回、一年間にわたって、自分の生活をふり返ってそのリストをチェックしてもらった。さらにもっと一般的な心理的要素、つまり気分の変化、頭痛や不眠症などのストレス信号、健康状態の変化といったものも調査した。

集積したデータを整理して、ラザラスは〝ささいないざこざ〟が大きな出来事よりも雄弁に病気を予測することに気がついた。だからといって、人生の大きな危機と病気はなんの関係もないというわけではない。たしかに、ラザラスの調査に参加する直前の二年半に大きな苦難を経験している人は、健康を害しやすいようにみえた。しかし、とくに男性に関しては、毎月の調査の結果、小さないざこざのほうがかえって健康に直接影響することが明らかになった。たくさんのいざこざを報告しているものは、否定的な感情を抱きやすく、病気になる率も高かった。「要するに、影響するのは大きな劇的な出来事ではなくて、毎日生まれては消えていくなにげない出来事なのです」とラザラスは語った。

生存術（サバイバリズム）

家族の死であれ、切れた靴ひもであれ、人生に埋めこまれたストレスの地雷原をうまく通り抜けてしまう人がいるのはなぜだろう。どんな要因がこの差を生みだしているのだろうか。

その重要な要因の一つは、社会的なサポートが得られるかどうかだろう。つまり、友人や家族と親密に結びついているかどうかである。そのような周囲からのサポートが重要なことは直感的にわかるにしても、これを証明することは容易ではない。これはとらえどころがなく、正確に研究対象を定めることがむずかしい。ましてや、これを実証するのは至難のわざだ。この仮説を裏づける方法を検討するだけでも、何年も情報の山にうもれなければならないだろう。だが、心理学者のリサ・バークマンはあえてこの難題に取りくんだ。一九七〇年代の中ごろ、カリフォルニア大学バークレー校にいた彼女は、ライフスタイルや対人関係についてカリフォルニアに住む七三〇〇人に面接した一〇年前の調査資料を発見し、調査を受けた人たちがその後どうなったかに興味をもった。「社会的サポートの仮説」を立証する絶好の機会だと考えたわけだ。

バークマンは調査対象者を、孤独な人（友人や親戚がいない人）と、家族や友人に恵まれている人とに分けた。それから苦労して州の保健局の記録を調べ、調査した人の死亡証明書があるかどうかをチェックし、死亡した人がどちらのグループに属するかも調べた。結果として、"彼女が孤独な生活を送っている人"の死亡率は、"社交的な生活を送っている人"の死亡率の三倍にも達していた。

これはもちろん状況証拠にすぎないが、周囲の人々との親密度と寿命との密接な関係性がはっきりと示されていた。が、この関係性は結果から推論されたものにすぎなかった。心理学者ジェームズ・ハウスらは、人の生活を一〇年間観察するというもっと直接的なアプローチを採ることにした。彼らはミシガン州にある小さな町の二七〇〇人の住民に綿密な心理調査を実施し、その結果を「人間関係評価表」によって分類した。

調査事項には、友人の数、親戚との親密度、グループ活動への参加、その活動の種類などが含まれていた。一九七〇年代の初期から八〇年代の初期まで調査を続けた結果、孤独なグループは社交的なグループに比べて死亡率が四倍であることがわかったのである。

社会集団と健康との関係性に関するもっとも綿密な実証研究は、レナード・サイム博士が行なったものだろう。彼はカリフォルニア大学バークレー公衆衛生学校の疫学者であり、日本人移民を長年にわたって調査した。

日本は良きにつけ悪しきにつけ二〇世紀文明の恩恵を受けている国である。先進工業国であり、急成長にともなうさまざまな問題も抱えている。大都市周辺の大気汚染はひどく、たばこを吸う人も多い。都市部での生活のペースは欧米のどの都市にも劣らずあわただしい。週五日半または六日労働がまだ行なわれている。ところが、日本人は世界でもっとも寿命が長い。これはいったいなぜだろうか、とサイムは考えた。

これを日本人の遺伝的優位性から説明しようとする研究者もいたが、その理論だけでは不十分であった。米国流の食生活とライフスタイルを取りいれた日本人移民の一世は、米国人と同じ率でがんや心臓病にかかっている。遺伝のみでは、これは説明できない。

しかし、日本人移民全体としてみると、それほど疾病率は高くなかった。たばこをたくさん吸い、高脂質の食品を食べても、病気にならない移民もいた。健康か病気かを決定する要因がほかにあったのだろうか。日本と米国の約一万七〇〇〇人の日本人を調査して、サイムは、この謎を解く鍵は日本社会のなんらかの特質にあると考えた。

サンフランシスコ周辺に住む日本人集団を研究しているマイケル・マーモットの研究をふまえて、日本社会の特質をサイムは次のように指摘した。「日本語を話し、日本人移民と交流することによって西洋化に抵抗し、民族の文化的なルーツを保持した移民には、心臓病を含めあらゆる病気の疾病率が低いことがわかりました。遺伝的特性、年齢、性別、社会階層、健康法など他の要素はほとんど関係ないようです。健康を保っている集団にあてはまる共通の要素は、日本人の精神を保っていることだと思われます。自分たちの集団への帰属意識とか、集団から与えられるサポートが、日本人の健康を維持する要因なのです」

社会的なサポートと結びつきは日本の社会ではきわめて重要な要素である。「日本人のアイデンティティーは、その人の属する集団に深く結びついています。日本人は個人を集団から切りはなして考えることができません。友人、知人や地域とのきずなの重要性は日本文化の本質であり、西洋の考え方とは著しい対照をなしています」とサイムはいう。日本では同じ集団の人たちと一生つきあうことが多い。男性の多くは、同じ学校に通い、同じ会社で働き、昇進する。転勤さえ同僚といっしょかもしれない。だから、このような強い伝統を破ることは、実際に健康に害を及ぼすことになる。「社会とのきずなが切れると、免疫系が障害を受け、病気になりやすくなると考えてもよいでしょう」

しかし、緊密に結びついた家族や社会グループにおいてさえ、そのひとりが長期の病気にかかると危機がもたらされることがある。そうすると、周囲からのサポートの利益は限定されてしまう。ジョージ・ワシントン大学の心理学者デーヴィッド・ライスは、腎臓透析患者について九カ月間にわたって綿密に心理面、身体面の分析を行なった。そして、三年間にわたって患者を追った。その間に亡くなった患者もいた。

死亡した何人かの患者から、一つのパターンが明らかになった。死んだ患者の家族はきわめて親密で結びつきが強く、互いに助けあって問題の解決を計ろうとするような家族だった。このような恵まれた背景をもつ人たちの死亡率があまりに高かったので、ライス自身も自分の発見にとまどった。社会サポートの理論が適用できないように見えたからだ。「教養のある協力的な家族は健康維持の源であると考えていましたが、そういう家族がまるで死の使者の役割を果たしてしまうのです」とライスはいう。

ライスははっきりした説明はできなかったが、一つの推論を述べた。結びつきの強い家族にとっては、そうでない家族に比べて、一人が病気になると、家族全員に対するストレスがかえって強いものになる。病気が家族全員の健康をおびやかすので、患者が死ぬことによって、家族は生き残れることになるのではないか、と。

研究者たちはともすればＰＮＩ研究の特定の理論に固執しがちだが、ライスの経験はそれに対する教訓となった。人生はそう単純ではない。社会的なサポートは、個人が健康を維持し、病気に対処するための重要な心理社会的な要因といってもいいだろう。しかし、それは通常は肯定的な要因に思われがちだが、デーヴィッド・ライスが明らかにしたように、必ずしもつねにプラスに働くとは限らないのである。

タフネスを求めて

まだ、大きな疑問が残されている。――なぜ、同じストレスを受けても、生きのびるものとそうでないものとがあるのだろうか。ニューヨーク市立大学の心理学者スザンヌ・コバサは、この疑問を解明するために永年研究を続けていた。一九七〇年代半ば、シカゴ大学大学院で学んでいたころから彼女は、多大なストレスを受けても病気にならない人たちがいるという事実に興味をもった。彼らには、病気になる人と異なる何かがあるのだろうか。

この疑問は、病院の待合室で雑誌のページをめくっているときに浮かんだ。記事はストレスに関するものだった。ホームズ・ラーエ社会順応尺度表に基づいた「あなたのストレス度チェック」である。読者は自分のストレスにしるしをつけ、その合計点を計算するようになっていた。ホームズとラーエによれば、三〇〇点以上になった読者は重い病気にかかる一歩手前ということだった。「私は三〇〇点を優にこえていました。でも病気になりそうな気配はまったくありませんでした。それ以来、この基準が絶対的なものではないと疑うようになったのです」とコバサは語った。

コバサにはこういった内容の記事を読むたびに気になる点がいくつかあった。一つには、それらの記事がストレスの種を避けるよう暗に勧めていることだった。余生を修道院ででも過ごさないかぎり、ストレスを避けることは不可能だ。「昇進にはノーといえても、親の病気にはノーといえません。ストレスを避けろというアドバイスは一方的すぎます。ストレスの種を避けるという考え方だけでは、生活の変化や再適応をともなうからといって肯定的な出来事までも避けることになってしまいます。これはあまりにも非現実的だし、大切なチャンスも逃してしまうかもしれないと思いました」とコバサは指摘している。

つまり、見逃されがちなのは、時には挑戦が必要だし、日常生活でもストレスによる刺激が必要だということである。ストレス学説を唱えたハンス・セリエも、ストレスの有益な面を考慮していたことを忘れてはならない。彼はそれを「快ストレス（eustress）」と呼んでいた。ある人たちにとっては、それは生活に必要不可欠な要素、つまり人生のスパイスのようなものなのである。

ストレスに対する反応は人によってさまざまだ。ストレスを求め、それを生きがいにしている人もいる。セリエはそういう人を「競争馬タイプ」と名づけた。また一方で、生活に刺激を求めず、刺激を必要としない人たちもいる。セリエはそんな人を「亀タイプ」と名づけた。一九七四年、メトロポリタン生命保険会社は『フォーチュン』誌の選んだ大企業五〇〇社のトップの地位にいる一〇七八人の男性について保険統計調査を行ない、セリエの意見は裏づけられた。彼ら大企業のトップたちは、その地位ゆえに孤独とストレスを受けていた。しかしストレスは彼らの寿命を縮めなかった。調査では彼らの死亡率は同年輩の白人男性よりも三〇パーセント以上も低かったのである。

雑誌記事の大衆向け心理学では、判で押したように、なんとしてもストレスを避けるように忠告している。しかし、生活の変化やストレスがあってもたいていは平気なのだ、と心理学者のスザンヌ・コバサは指摘している。新しい経験が人間には大切なのだ。だからこそ、だれもが旅行したりキャンプに行ったり、新しい仕事にチャレンジしたりするのである。

もちろん、変化やストレスに人一倍強い人がいる。コバサはそういった人たちを「タフな人間」と分類した。「タフさは置かれた状況を最大限に生かす力だ」とその特質を規定した。

コバサは長年にわたって企業の管理職を調査してきた。人生の荒波のなかで石ころのように翻弄される人たちがいる一方、難なく荒波を乗りこえていく人たちがいる。この謎を解明するため、健康人と病気がちの人、あるいは弱い人、強い人というふうに分類した。

イリノイ州にある電話会社の管理職を調査した結果、彼女は対象者が二つのグループに明確に分かれることを知った。両グループとも、客観的には相当のストレスを受けているように思われた。しかし病気になるのは一方のグループだけだった。いわゆるタフなグループは健康にも恵まれていたのだ。このような違いをもたらす要因を解明しようとして、彼女はまず収入、宗教、職場での信望などを調べてみた。が、これらの要因も決定的なものにはならなかった。今度は別の説明を試みた。ストレスを乗りこえられたのは、単に優れた遺伝子をもっていたからだとか、あるいは、個々の状況がちがっていて、ストレスを乗りきったグループは収入も多く、家族、友人からの大きな支えもあったからではないかと考えた。

おどろいたことにコバサの調査からも、デーヴィッド・ライスの透析患者に関する実験と同じように、支えとなってくれる家族や友人があっても、それが必ずしも健康を維持する保証にはならないことが判明した。

彼女が調査を行なっているあいだに、電話会社は合併という衝撃的な出来事を経験していた。これは大きなストレスを生みだす、混乱した状況だ。この状況のなかで最大のストレス度と最低の「タフさ」を示していた健康の優れない管理職たちは、家族から大きな支えを受けていたことを彼女は知った。

この点についてコバサは、家や友人からのサポートも、有益なのは一部のものだけだと説明する。たとえば家族のサポートには、不平を聞いてもらえるという利点はあるが、問題を解決するための助けにはほとんどならず、実質的な支えになっているとはいえない。「家庭は一種の逃げ場になっています」とコバサはいう。サポートを必要とする人がまちがったメッセージを得てしまうのである。「家族は私を頼っている。家族は私を責任感のある人間だと思っている」という正しいメッセージではなく、「職場では、だれもわかってくれない。家族だけが理解してくれる」という誤ったメッセージを得るというぐあいだ。

友情もまた両面をもっている。友人の支援を頼みの綱にすることと、「おれは仕事ができるんだ」と自分にいい聞かせるためにそれを使うことは、別のものだとコバサは説明する。「だれでも、サポートを言い訳として利用して、ストレスに満ちた経験から逃避し、気晴らしにピザでも食べに行ったりしがちなものです」ともいう。

しかし、サポートがまったく役に立たないというわけではない。大きな効果をもつサポートもある。コバサの別の調査では、上司のサポートを得ていると感じていた人の年間の病気の発生率は、そうでない人の半分だった。

サポートよりもさらに重要なのに、タフな人間に特徴的な態度だった。ストレスの荒波を泳ぎきれる人と翻弄されてしまう人を調査していくうちに、上手な泳ぎ手は自分を知り、自分にとって何が大切かを知っていることにコバサは気づいた。このタフなパーソナリティーの秘密を解く鍵は、彼らの「こころのもち方」

にあった。さらに研究を続けた結果、コバサは彼らのトレードマークともいうべき三つの言葉に突きあたった。それはいずれもCで始まる、チャレンジ、コミットメント、そしてコントロールであった。タフな管理職たちにとっては、ストレスや挑戦（チャレンジ）がかえって励みになった。また、自分のしていることに心から熱中し（コミットメント）、事態を切りひらいていく自信をもっていた（コントロール）。逆に、病気にかかりやすいのは、行動の基準となるコンパスをもっていない人たちだ。自分自身を知らず、変化に適応する方法を知らない。彼らは一〇年前から電話会社で働いているのだが、合併によって職場の環境がまったくちがってしまったと感じていた。電話会社に裏切られたとぐちをこぼしているのである。

コントロールの重要性

ＰＮＩ研究の短い歴史のなかでも、コントロールの重要性を示す実験がくり返し行なわれてきた。たとえば、二匹のラットを使った実験で、一匹はただ与えられるショックを待ちうけるだけだったが、もう一匹はショックをコントロールすることができた。これはコバサの仮説の適切なメタファーとなっていた。

心理学者マーティン・セリグマンは「学習された無力感」の実験で、絶望的な状況に何度となく直面することによって、気力を完全に失ってしまう過程を示してみせた。また、スティーヴン・メイアーは、ラットを使った研究によって、無力感の及ぼす影響がいかに大きいものかを示した。ストレスをコントロールできなかったラットの免疫機能は、明らかに低下していた。

カナダの心理学者ローレンス・スクラーとハイミー・アニスマンは、この研究をさらにもう一歩進展させた。二つのグループのマウスにがん細胞を移植し、それぞれのグループに同量の電気ショックを与えた。一つのグループはショックをコントロールできたが、他のグループはできなかった。コントロールできなかったグループでは腫瘍が速く成長し、その生存期間は短かった。ストレスに対処できないことが「腫瘍の引き金」になると、スクラーとアニスマンはいう。すなわち、ストレスにうまく対処できないと、腫瘍の急速な成長を容易にするような神経化学的な変化や、ホルモン系、免疫系の変化が起こる。しかし、こうした無力感に関する、マウスやラットを使った動物実験が、どれだけ人間にあてはまるのか、という疑問がつねについてまわる。

最初に人間のコントロール感について研究したのは、ロチェスター大学のアーサー・シュメール博士だった。彼はコントロール感の裏面である無力感を取りあげた。彼はこの態度を「あきらめコンプレックス」と名づけ、そのなかに二つの要素を見いだした。一つは無力感で、なすすべもないほど悪化した状況による喪失感、失望感、疎外感などと定義できる。もう一つは絶望で、どんなに非現実的な望みであっても、その望みが実現できずに苦しむという心理状態である。

たとえば、大切な人の死によって生きがいを失ったとき、無力感や絶望に打ちひしがれることになる。そして、状況に対してまったくなすすべがないと感じるようになる。シュメールは、こうした一連の心理状態によってからだの抵抗力は弱まってしまうと考えた。その結果、彼らは病気にかかりやすくなったり、すでにかかっている病気（たとえば喘息や関節炎など）が悪化したりする。「あきらめコンプレックス」は直接病気を引きおこすことはないが、病気はしばしば激しい感情の動揺のあとにひきつづいてやってくる、とシュメールは警告する。

このコンプレックスはめったに起こらない例外的なものではない。だれでも人生の変わり目には一度や二度は経験するものだ、とシュメールはいう。愛する人や、目標、アイデンティティーなどを失い、あるいはあきらめ、その喪失に適応しようとしているときに体験することである。この「あきらめコンプレックス」

は成長、発達、変化のプロセスの一部であるが、うまく処理できない人にとっては大きな危険をはらむものとなる。

シュメールは、同僚のウィリアム・グリーンが治療していた白血病患者の例を紹介している。その患者は、結核の夫がもう長くないと知らされた直後に、白血病と診断された。この知らせはきわめてつらいものだった。彼女が初めて診察を受けにきたとき、「まだやっと一〇歳の大切なひとり息子が一人前になるまではなんとしてでも生きたい」といったのをグリーンは思い出す。

その後何年かにわたって、白血球数（生体が病気と闘う抵抗力を示す）を参考にして、病気の寛解と再発の経過をグリーンは追跡していった。彼女の白血球数は一年のある時期、たとえば医師の夏休みの直前などに突然上昇することに気づいた。また、白血病が人生の転機や危機に直面すると悪化することにも気づいた。たとえば、閉経のときや、二度目の結婚が失敗したときなどだ。彼女の病状は、息子が軍に入隊したときに危機的な状態になり、初めて輸血を必要とするまでに悪化した。

息子が兵役に就いていた次の四年間が、もっとも苦しい時期だった。入退院をくり返し、病気を抑えるため継続的な治療が欠かせなかった。このつらい四年間の後、息子は帰宅し、婚約したことを告げた。そのすぐあと、彼女は自分の言葉の通りに亡くなった。この症例に関して、「だれでも似たようなことに思いあたるでしょう」とグリーンはいう。

コントロール感を得ようとする試みは、一般的には息子が一人前になるまで生きつづけたこの母親の例ほど劇的なかたちでは行なわれないが、われわれも同じような状況にほとんど毎日直面していることはたしかである。コバサが調査を行なっているときにも、この点を例証する出来事が起こった。彼女が調査を行なっていた電話会社は、連邦政府の命令で、雇用に関する差別修正措置を講じなければならなくなった。少数民族も採用しなければならなくなったのだ。タフな管理職たちの反応は「さて、オフィスの配置転換をしなくては。腕の見せどころだ」というものだった。不健康なグループは、会社の連絡通知を読んで「またよけいな仕事がまわってきた」と思うだけだった。

コントロール感の喪失を例証する三十代半ばのある管理職のことを、コバサは忘れることができない。彼は以前にコバサが管理職たちに申し込んでいた心理検査を受けにやってきた。検査の結果、強い疎外感を感じ、仕事にも打ちこめていないことが判明した。実際、自分で会社を設立しようと考えていた、と後に彼はコバサに話した。やっと中年に達したばかりの男性にしては、彼の病歴は大変なものだった。彼はストレスに関連するほとんどの病気をもっていた。高血圧、消化性潰瘍、片頭痛。彼に会ってみて、コバサはその理由がわかった。

診療室を訪れたとき、その管理職はひどい混乱をまきおこした。四五分も遅れて飛びこんでくるなり、秘書の電話を勝手に使いはじめた。そして取引先に電話をかけまくり、自分がどこにいるかを伝えるのである。コバサは、彼の「他人との交流の欠如」という問題から話を始めようと考えていた。しかし、電話が鳴るたびに、彼は自分への電話だと思いこんで飛びあがるので、まったく話を進めることができなかった。ずっとこんなぐあいで、交流はまさに不能だった。

「私はかかってくる電話全部に出なきゃいけない。どれもこれも重要な要件ばかりだ。君にも話したいことがあるのはわかる。こうしよう。このテープレコーダーに要件を吹きこんでくれないか。今夜にでも時間があったら聞かせてもらうよ」。彼はしまいにはこういって、テープレコーダーを机の上に置いた。彼はおそらくタフさがない人の典型だ、とコバサはいう。

彼には明らかにコントロール感が欠如していた。実際、電話から一時たりとも注意をそらすことができなかった。電話が彼を支配していた。会社を辞めることばかりを考えて仕事に身が入らず、その病歴は、彼がストレスに負け、燃え尽きた人間であることを物語っていた。

コバサは、ストレスに柔軟に対応する方法を教えるため、「タフネス誘導法」と呼ぶセッションを始めた。これは基本的には、ストレスに負けやすい人がそれを克服し、自己破壊的な行動様式を矯正する一連の訓練だった。その結果、ある管理職グループのテストで、八週間のセッションのあと彼らの血圧が目立って低下しているのを発見した。

コバサの訓練は、からだをさいなむ日々の心労や屈辱に「フォーカス」すること、つまり意識を集中することから始められる。コバサは管理職たちの多くが一日じゅう頭痛や胃痛に悩んでいることに気づいた。「彼らはつねに胃に不快感を感じていたり、不快な気分で朝を迎えたりしているのです。頭痛や胃痛がひどくなったときは、この症状はもともと根拠のないものだと考え直すのが新しいやり方なのです」とコバサはいう。このやり方によって、自然に自分の感情の生成過程がわかるようになるわけだ。

次のステップは、ストレス反応を引きおこす引き金となる現象を発見し、その扱い方を理解することだ。初めのうちは何が原因かわからないし、勘違いすることもある。頭痛や腹痛は、「ボスへの怒りからではなく、ほんとうは仕事を失う恐れからきているのです」とコバサは説明する。このように、因果関係を見なおすことで、自分のこだわりに気づかせ、「心身の感受性（ストレスの影響への自覚）」を高めて、ストレスの原因もはっきりと意識できるようにしてやるのだ。

コバサはまた、痛みがいつ、どのように起こるか、毎日観察するように指示した。頭痛や腹痛が起こる状態をあらためてふり返ることが、きわめて有効だからだ。

これらの問題を解決するため、「状況の再構成」という訓練によって、ストレスの状態を再現してもらう。

たとえば、困難でつらい状況にふたたび自分を置いて、それについてグループで討論するといったぐあいである。「だれでもそうした出来事を『みじめだった』とか『つらかった』などと思いこんでいるものです。そこで、もっと悪い事態になったかもしれないということを、彼らに理解させるようにしました。すると、自分は思っていたほど悪い状況にいたのではなかった、と考えられるようになります」。重要なことは、彼らが行動を意識的に変え、次には同じ誤りを避けようと考えることだ。

とはいえ、もっともタフな人にとっても人生は手ごわく、解決できない問題は存在する。これは冷厳な事実だ。コバサは自身の性格を楽天的だとしているが、「みじめだと思うときもあります。明るい面を捜そうとしても、どこにもないこともあります。笑って、楽しいことを考えていれば、すべてがうまくいくと思うのはまちがいでしょう」ともいう。

十分に対応できているにもかかわらず問題が続くときは、彼女は「補償的自己調整」を勧める。つまり、自分でコントロールが可能なもの、生活様式を改善するものに注意を移し、傷ついた自尊心と自己評価をとり戻す方法である。「どうにも手のほどこしようのない場合があります。結婚生活の破綻や子どもの病気などです。そんなときは、手軽にいい結果が得られる活動をすることです」とコバサは勧める。ヨット遊びや興味のあるコースを受講するなど、新しい余技や趣味に没頭することが効果的なこともある。また、自分が裁量権をもつ仕事に集中するのも有効なことがある。「時に、ちょっと身を引いて傍観してみたり、別のものに集中してみることです」とコバサはアドバイスを与える。

しかし、圧倒的なプレッシャーにさらされると、傍観などできないこともある。それについては、ボーンが調査した兵士たち、メイヤーが実験したラット、シュライファーが調査した男やもめなどの例をひいて、ストレスによってからだがどれだけの代価を払わなければならないかをこれまで考えてきた。それでは、ストレスへの対処の仕方によって、からだが病気と闘う能力がどのように変わってくるのか、それを次に考えてみよう。

6章　自らに襲いかかる免疫系――自己免疫疾患

ボストンのベス・イスラエル病院には、毎週のように男女のグループが瞑想に集まってくる。さまざまな病気や症状（高血圧、心臓病、片頭痛、糖尿病、多発性硬化症、がんによる猛烈な痛みなど）を少しでも軽くするための二時間のセッションを受けにやってくるのである。彼らは床にすわりこみ、まずは「マインドフルネスの瞑想」という名のセッションが自律的精神療法にとりかかる。数分間、呼吸法に精神を集中させたあと、がん患者ならば痛みの軽減を意識する。「この人たちはこのセッションに参加し、病気を克服するためにこころを利用することを学んでいるのです」とジョーン・ボリセンコは説明している。

細胞生物学と心理学を修め、精神神経免疫学（PNI）のパイオニア的研究を行なっているハーヴァード大学医学校講師ジョーン・ボリセンコは、ハーヴァード大学の心臓病学者であるハーバート・ベンソン博士の考案した瞑想法「リラクセーション反応」を応用したこのプログラム（正式名称は「心身療法グループ」）の開発に携わり、一九八一年の秋以来、同僚らとともに、精神の力の使い方を人々に指導するこのようなセッションを行なっている。この技法を学ぶと、人々は意識的に心身をリラックスした状態にすることができ、リラクセーション反応をおこしやすくなる。そして、生理状態が改善され、やがては「自分のからだと生活のあらゆる事柄をうまくコントロールできる感覚」が得られるようになるのである。

「心身療法グループ」は、ベス・イスラエル病院内にあるハーバート・ベンソン博士の行動医学教室が計画の一つとして行なっているものである。同じような計画が、関節リウマチやがんなどさまざまな疾患に苦しむ患者たちを援助するために全米各地で実施されている。

この計画のねらいの一つは、患者たちの生活習慣を変えさせることにある。ボリセンコはそれについて次のように語っている。「私たちは、自分のからだと生活をコントロールする方法を患者たちに教えたいと考えています。たいていの患者は、自分が抑うつ状態にあってもまったく無自覚に暮らしています。いま私たちがしようとしているのは、努力すれば自分のからだの状態を改善できるのだということを患者に理解させ、変えるために新しい方法を学ぶことができるのだと気づかせてやることなのです」

ジョーン・ボリセンコたちの患者は、自己コントロール法を学び、自らの生活をもっと健康的でもっと楽しいものにしようとしている。この技法のなかには、リラクセーション療法だけではなく、栄養学の基礎知識も含まれている。たとえば、高血圧に苦しむ人たちには血圧の自己測定なども指導しているのである。ただし、この計画では薬物はいっさい使用されない。この療法を行なえばきっと治るという患者たちの強い信念こそが、この計画のかなめだとされているからである。

ボリセンコは、特定の疾患にかかった患者グループ（糖尿病患者）に対するリラクセーション療法のさまざまな効果や可能性にとくに関心を寄せている。

自己免疫疾患―糖尿病

糖尿病患者はアメリカで約六〇〇万人にものぼると推定されている。糖尿病は失明や腎臓病、脳卒中、壊疽などの原因となりやすく、アメリカでの死亡の第六位、失明の第二位の原因を占めている。（ちなみに、日本では、糖尿病は四五歳以上の死因の第八位。一九八七年の患者数は一四万五〇〇〇人弱。）

糖尿病とは、膵臓（すいぞう）で作られるインシュリン・ホルモンに欠陥があり、そのため、体内で血液中の糖分を分解したり、エネルギーに変えたりすることができなくなるという病気である。これにはⅠ型とⅡ型の二つのタイプがある。Ⅰ型の糖尿病は、ほぼ三〇歳までに発病し、インシュリン注射という治療法はあるものの、おおむね症状が重いのが特徴である。多くはインシュリンを毎日投与しなければ生命を維持できなく、糖尿病に併発する動脈硬化が致命傷になる場合もある。Ⅱ型の糖尿病は、四〇歳以上になってから発症することが多く、ほとんどの場合、血糖を抑えるためのきめ細かな食事療法や定期的な運動習慣、薬物療法などによって、症状を抑えることができる。

長年の研究成果によって、とくにⅠ型の糖尿病については心理的要因が存在するらしいことが明らかになってきた。糖尿病は、免疫システムが自分のからだの一部を敵とまちがえるために起こる「自己免疫疾患」と呼ばれる疾患の一つである。この疾患の特徴は炎症にあり、ほんの軽度のものから、糖尿病に見られるような生命に危険を及ぼすものまで、その程度はさまざまである。

人はなぜ糖尿病にかかるのだろうか――この疑問はいまだに解明されていない。しかし、糖尿病と遺伝との関連性（家族内で多発する傾向がある）が証明され、Ⅰ型糖尿病に免疫システムが体内のインシュリン合成能力に損傷を与える自己免疫疾患の一種であるという証拠がしだいにふえつつある。ハーヴァード大学医学校や糖尿病研究を専門に行なっているジョスリン病院の研究者たちは、欠陥をもつ免疫系（とくにそのT細胞）に障害によって、体内のインシュリン分泌細胞が攻撃をうけ、破壊されてしまうのではないかと考えている。さらに、糖尿病患者に免疫抑制薬を投与した場合、病気の進行はゆるやかになるという実験結果も得られている。

糖尿病がストレスに敏感な病気だということはよく知られている（すでに一六七九年に、ある医師は「長い悲しみの継続」つまりうつ状態が糖尿病の発症に関係していると指摘している）。糖尿病はしばしば心身相関疾患とみなされ、この病気を左右する心理的因子を特定しようとする試みが多くの研究者たちによって行なわれてきた。いまから三五年以上も前に、コーネル大学の研究者たちは糖尿病患者の小グループを面接し、ストレスを感じる話題について話すように頼んだところ、それだけで彼らの体内の血糖バランスが明らかに変化するということがわかった。

一九七〇年代初頭には、ニューヨークのアルバート・アインシュタイン医科大学の精神科医ステファン・スタインが、ストレスは糖尿病を進行させる要因の一つであることを証明しようと苦心していた。糖尿病がなぜ特定の時期に、特定の個人にだけ発病するのかに興味をもったのである。その理由を明らかにするために、スタインは近くの病院を訪れ、青年期の糖尿病患者に対するカウンセリング調査を行なった。その病院には、患者が糖尿病を発病した年齢や家族についての個人的な情報（離婚や別居、死別、さらに重病人がいるなどといった家庭内の不安がどれくらいあるか）を記した詳細な記録が保存されていた。スタインはその記録を読み返して、子どもたちの何人かが片親に育てられている事実に気づいた。そこで、彼は病院の協力を得て、同じ年ごろの糖尿病の子どもたちと健康な子どもたちとの比較研究を行なうことにした。調査項目は「家庭の安定度」「親との離別（離婚や別居、死などの原因によるもの）」「両親の病気」「家庭崩壊」「夫婦喧嘩」などといった重大な家庭不安であった。（同時に、家庭状況を記録した小児科医やソーシャル・ワーカーの資料にも目を通した。）さらに、そのような家庭不安のある家庭で育った患者について、その不安が起こったのは糖尿病発病の前であるか後であるかをチェックした。

スタインは、糖尿病患者のグループでは三分の二を優にこえる子どもたちが親との離別や家庭不安を経験しているのに対して、健康者のグループでは家庭不安を経験しているものは五分の一にすぎないことに気がついた。スタインの仮説の正否は、ひとえにそうした親との離別や家庭問題がおこった時期の如何(いかん)にかかっていた。

分析の結果、糖尿病患者の約半数が、糖尿病の症状があらわれる直前に親との離別などを経験していたことが明らかになった。つまり、生まれつき糖尿病になりやすい素因をもった子どもたちが、ストレスに満ちた家庭環境におかれると、糖尿病になるということであった。

スタインの分析結果によっては、ストレスと病気との因果関係までは明らかにならなかったものの、心理的因子が糖尿病に影響を与える可能性がはっきりと示された。残された課題は、心理的因子が糖尿病に与える影響力の度合を測定することだけとなった。

フロリダ在住の心理学者マーガレット・リンと夫の外科医バーナード・リンの二人の研究者は、二種類の糖尿病患者を研究して、インシュリンに依存するⅠ型患者と依存しないⅡ型患者ではストレスへの対処の仕方に違いがあるかどうかを確かめようとした。

このテーマについては、人間と動物の両面からすでに調査が行なわれていた。デューク大学の心理学者リチャード・サーウィットは、糖尿病にかかった動物を檻のなかに閉じこめ、それらの動物にストレスを与えると、インシュリン・レベルは急激に下がることを実験で確認していた。また、別の実験では、糖尿病の子どもたちにストレス物質であるアドレナリンを注射すると、彼らの血糖レベルは上昇するということが確認された。

リン夫妻は、糖尿病患者から最近ストレスを感じた出来事を聞きだし、そのストレス度を答えてもらうという質問調査を行なった。この調査から、インシュリンに依存していない患者は、急がされたり強制されたりという感覚をあまりもたないということがわかった。対照的に、インシュリン依存性のグループはストレスを感じた出来事をいくつも並べあげた。彼らは、インシュリン非依存性のグループと比較すると、より多くのストレスをより強く感じていたのである。

その後、研究者たちは両グループに一連の免疫検査を行ない、免疫機能の違いを明確にしようとした。インシュリン非依存のグループは、全体として免疫機能が比較的安定していたのに対して、インシュリン依存性のグループの免疫機能は明らかに低下を示していた。ストレスを強く感じれば感じるほど、彼らの免疫機能は低下していったのである。

ストレスと糖尿病の関連についての研究が進むにつれて、どちらのタイプの糖尿病患者がストレスの害を受けやすいかについての理解が深まり、同時に人生における不幸な出来事が病気の進行に大きく影響することも明らかになってきた。また、これらの研究によって、ストレスの悪影響をやわらげるための治療法——ジョーン・ボリセンコのリラクセーション療法とリチャード・サーウィットのバイオフィードバック研究——が呈示されるようになった。彼らの研究によって、血中のインシュリン値を測定することによってしか糖尿病患者の健康度を評価できないという従来の治療態度も、一歩前進したのである。

心身一体療法

ジョーン・ボリセンコの「心身療法グループ」が使用するプログラムは、糖尿病患者がストレスの悪影響をやわらげられるように計画されたものである。糖尿病患者に対する「心身療法」は、食事をやや重視している点を除けば、他の病気の患者に行なっているものとまったく同じである。彼女のセッションの参加者は糖尿病患者だけなので、治療に有効なダイナミックな連帯感が得られやすいという利点がある。グループのメンバーは、リラクセーション療法のなかで相互に助けあい、訓練から脱落しないように励ましあっている。

ところで、ボリセンコらのこの療法は、いったい成功したといえるのだろうか。「もちろんです。でもまだほんのささやかな研究にすぎないということは理解してください。『リラクセーション反応』を示した人たちの血糖値がわずかながら下がったという点では、成功といえるでしょう」と彼女は語っている。この成功によって、彼女はその技法を糖尿病の大きなグループにも試してみようと考えている。薬剤を使用しないで血糖レベルを許容範囲内に保つ療法は、糖尿病による障害を最少限に減らすと同時に、患者たちを長生きさせ、苦痛の少ない生活を送らせるこの上ない助けになることだろう。

バイオフィードバック療法

糖尿病患者に対して試みられた他の心身コントロール法のなかで、多少とも成功をおさめているものにバイオフィードバック療法がある。この療法は、単独で、あるいは他のリラクセーション療法とともに用いられ、種々のバリエーションをもつが、その原則はただ一つである。すなわち、バイオフィードバック療法とは、装置を用い、特定の生理的変化――筋緊張度、皮膚の表面温度、脳波、脈拍など――をモニターし、患者がその活動を確認するものである。モニターする方法は、閃光を用いたり、さまざまな音を用いたり多様である。患者はからだにバイオフィードバック装置をとり付け、音を聞いたり光を見たりすることによって、身体活動を意識的にコントロールするすべを身につけることができる。つまりバイオフィードバック法は、患者が自分が到達しつつあるリラックス度を具体的に測定する『物差し』の役割を果たすのである。そして、フィードバック装置が発する光や音を手がかりにすることによって、心拍数を減少させたり、体内の異なった場所を流れる血流量を増減させたり、さらには脳波でさえ変化させられるようになる。

バイオフィードバックは、単独で使われるにせよ、他のさまざまなリラクセーション療法とともに用いられるにせよ、片頭痛や高血圧、そしてレイノー病と呼ばれる特異な疾患（手足の指の動脈が寒さや興奮によって攣縮しやすくなる病気。発作が血液の循環を悪くするため、指が青白く異常に冷たくなり、重症になると末端に腫瘍や壊疽を引きおこすことがある）に苦しむ人々の救いとなっている。

デューク大学医学センターの心理学者、リチャード・サーウィットは、糖尿病患者の血糖レベルを改善するためにバイオフィードバック法を使用した。サーウィットによれば、「バイオフィードバック訓練のおかげで、Ⅱ型糖尿病患者に体内の耐糖能を高める方法をなんとか身につけさせることができた」という。彼は、インシュリンを必要とするほどには進行していないが、特別な食事療法だけでは血糖レベルを安全な範囲内に保っておくことができない一二人の患者を選び、そのうちの六人にはバイオフィードバック及び漸進的リラクセーション法を受けさせ、残りの六人にはその療法を受けさせないという比較実験を行なった。最初のグループはバイオフィードバックを日に一度、漸進的リラクセーション法を三度、入院していた九日間毎日続けた。入院期間が終わるころに調査してみると、訓練を受けなかった六人は入院時の状態とほとんど変わっていなかったのに対して、リラクセーション法を受けた六人の耐糖能には顕著な改善が見られた。

他の研究では、ストレスを受けるたびに高血糖症（血液中の糖が高レベルになる病気）を再発させていた二〇歳の女性の症例も報告されている。六カ月間のバイオフィードバック訓練の後、彼女の高血糖の発作は減少し、インシュリンの必要量も半減したのである。

薬剤なしで糖尿病を抑えるという考え方は、比較的最近に医学界にあらわれてきたものである。この考え方は、すべての患者に治癒を約束するというものではなく、最近まで用意されていなかった新しい選択肢を患者に提供しようという試みなのである。ＰＮＩ研究の考え方によって糖尿病が治療できるという見解は、まだ広く受けいれられてはいないが、他の自己免疫疾患の治療に対してこの方法が役立つかもしれないという考えは以前から存在していた。ＰＮＩが登場してきたころにまず注目を集めていたのは、関節炎である。

慢性関節リウマチ

ある医師が一九〇九年に、なんのためらいもなくこう記している。「精神的ショックを受けたり不安や心配が長く続いたりすることにより、慢性関節リウマチが発病したり悪化したりするということについては、疑問の余地はないだろう」。従来、慢性関節リウマチは心身相関疾患の一つに含まれており、心理的要素が強く関与する病気だと考えられてきた。

慢性関節リウマチは、免疫系がコラーゲン（関節の結合組織の一部）を攻撃し、炎症を引きおこすもので、Ⅰ型糖尿病と同様の自己免疫疾患である。関節炎のなかでは、慢性関節リウマチはもっとも恐ろしい病気である。骨関節炎はおとなだけにしか発病しないが、慢性関節リウマチはおとなばかりか子どもにもその猛威をふるうのである。（アメリカでは二五万人の児童が若年性慢性関節リウマチにかかっていると推定されている。）

リウマチ因子——発病の元になる免疫グロブリン（抗体）の特殊な型——の存在は、簡単な血液検査によって判定することができる。慢性関節リウマチにかかっている患者はもちろんこの因子を血液中にもっているのだが、その因子をもつ人がみなこの病気にかかるというわけではない。多くの人々はいわゆる関節炎自己抗体というものを体内にもち、その因子の有害な影響力を消しさり、歩行を不自由にしてしまうこの病気に対する免疫を与えられているのである。

慢性関節リウマチに関する長年の研究成果によって、患者の心理状態が病気の進行に重要な影響を及ぼすのではないかということが注目されるようになってきた。たとえば、一九六〇年代に、ロチェスター大学の医師たちが八組の女性ばかりの一卵性双生児を調査した。どの組も、一人は関節リウマチ患者であり、もう一人は患者ではなかった。研究が進むにつれ、研究者たちは病気が発症するある典型的なパターンを発見した。ストレスを感じる嫌な状況に立ち向かおうと決心したあとに、病気があらわれてくる傾向があったのである。ある女性は自分の一生のほとんどを投げだして精神病の義父の面倒をみようと決心したときに、また別のある女性は夫の親戚によい印象を与えたいという一心から仕事につこうとしたときに、発病したのであった。どの組においても、関節リウマチにかかった女性は、自分をストレスに従属させ、あるいは自らストレスを求めてさえいるようにみえる女性であった。つまり、彼女たちの態度や性格パターンの要素が、発病しやすい状態を作りだしていたのである。

ある種の性格の持ち主が関節リウマチにかかりやすいという事実は、アメリカのＰＮＩ研究の創始者である精神科医ジョージ・ソロモンにとっては自明のことであったろう。一九六〇年代に、彼はスタンフォード大学医学校の同僚ルドルフ・ムースとともに、慢性関節リウマチに顕著な性格特性が存在するという医学界の通説を調査しはじめた。もしそれが事実とすれば、性格は病気の発生にどのようなかたちで影響しているのだろうか――こうソロモンは問題提起したのであった。

この疑問を解くために、ソロモンは数々の優れた実験を考案していったが、中でもとりわけ優れた実験は、関節リウマチ患者の疑いのある人たちの行動を調査したものだった。ソロモンは、サンフランシスコ総合病院の救急室を訪れ、関節に痛みを感じる、関節が「熱を持っている」、炎症があるなどと訴える人々を対象として、彼らが検査結果を待つあいだに、短いサイコドラマ（心理劇）を演じてくれるように頼んだのである。

そのテーマは、品物（男はひげそり、女はアイロン）を他の患者が演じる横柄なデパートの店員に返品することであった。ソロモンは、関節リウマチ患者に特有な性格は自己主張や感情表現がうまくできないことではないかと推測していたので、この状況こそまさに自分の仮説を試すうってつけのものだと考えたのであった。すなわち、関節リウマチの疑いはあるがまだ診断は下されていない人々に、自己主張を必要とする役を演じさせようというのである。ソロモンはサイコドラマを演じている人々の態度を観察し、性格と病気が対応しているという自分の仮説を確かめることができた。

ドラマが終わったところで、ソロモンは彼らを患者かどうかに分類し、後に慢性関節リウマチと診断された患者を全員言い当てることができた。これは、デパートに商品を返すというこのサイコドラマのなかにあらわれた、自己主張や感情表現がうまくできないという態度に基づいて判断されたものだった。「関節炎性格」をもつ人々がいるという考え方には、ある程度の妥当性があるようだ。

ソロモンの同僚であるルドルフ・ムースは、関節リウマチ患者の心理的共通項を見いだそうと、関節炎性格に関するあらゆる文献を調査し、五〇〇〇人をこえる関節リウマチ患者についての研究リストをまとめあげた。ムースは、それらの結果を判定し、関節リウマチ患者には特異な心理特性が見られるという結論を下した。研究者の一人は、「患者たちを詳細に調べれば調べるほど、関節リウマチの発病はつねに性格的葛藤のあらわれであるという確信が強くなった」と述べている。

ムースとソロモンは、関節リウマチの女性患者を健康な姉妹たちと比較検討してゆくなかで、関節リウマチには特有の性格特性があるという仮説を裏づける証拠を見いだした。関節リウマチ患者はきわだった性格特性をもつだけではなく、日常生活においても自己犠牲的であり、怒りを表にあらわすことができず、しばしば極端なまでに自虐的になる傾向があった。ソロモンは、夫から長年にわたって虐待を受けつづけていたある女性患者の例をあげている。彼女はけっして愚痴をこぼすことがなかった。「夫は悪くありません。意地の悪い父親に育てられただけなんです」。彼女は夫をそう弁護するのだった。

自己免疫疾患にかかりやすい人々の多くは明らかな性格特性をもっていると、ソロモンとムースはそう確信するようになっていった。彼らの性格は、次のようなものであった。「内気でおとなしく、依存しやすく、まじめで、感情（とくに怒り）を抑圧し、従順で、自分を犠牲にし、安請けあいをし、他人からの批判に敏感で、人づきあいが悪く、極端に活動的で忙しく、がんこで、冷たいところがあり、支配欲の強い人物」（さらに二人は興味深いことに気づいた。関節リウマチ患者の多くが若いころには優秀なスポーツ選手だったりスポーツ愛好家だったりしたのだ。）

さまざまな危機が訪れ、ライフスタイルが変わることによって、「関節炎性格」の人は発病の危険を増加させてゆく。ソロモンは次のように説明している。「大切な人の死といった心理的ストレスを受けたり、いままではうまく働いていた適応と防御のパターンがくずされたりしたあとに、急にリウマチが発病することになります。たとえば、プロ・スポーツ選手が高齢のため引退をよぎなくされれば、自分の攻撃性をいままでのやり方で発散させることは不可能になってしまうのです」

慢性関節リウマチの因子をもつ人は発病者の数よりも多いという事実から考えると、関節リウマチになってしまった人と幸運にもまだ発病していない人とのあいだには、大きな相違（または特殊なメカニズム）が存在しているにちがいない。そこで、ソロモンとムースは、この相違を生みだす要因を求めて、血液中に関節リウマチ患者と同種の因子をもっているにもかかわらず発病していない血縁者との比較研究を試みた。その結果、すぐに次の事実が発見された。関節リウマチにかかっていない血縁者は、関節リウマチ患者と同じ性格特性をもってはいたが、ストレスの処理能力がすぐれている傾向が見られたのである。ソロモンの結論によれば、「同じような性格をもちながら、彼らの場合は防御機構が働いていたのである。したがって、リウマチの遺伝子の存在を示すリウマチ因子をもっている人が発病を避けるには、精神状態を良好に保つことこそが肝要」なのである。

このことを実証するために、ソロモンとムースは、血液中に関節リウマチの因子をもっていながら発病していない群と、血液中に因子をもたない無作為に集められた群との比較を行なった。ソロモンによれば、因子をもたない群は、社会生活への適応能力において、うまく適応できる人から適応できない人まで、だいたい釣鐘型に正規分布していた。ところが、慢性関節リウマチ（ＲＡ）の因子をもちながら発病しなかった集団は、感情的にとても安定しており、非常に順応性に富んでいたのであった。この結果から、彼らの優れた適応能力こそが、ＲＡ因子をもちながら関節リウマチにかからなかった原因に違いないということがわかったのである。

不幸な結婚によってひどい仕打ちを受けるといった長く続くストレスは、こころの防衛機構を弱めてしまうのだろうとソロモンは推測している。関節リウマチ患者に多く見られるように自虐的性向をもつ人の場合には、長期間のストレスに、感情（たとえば怒り）をうまく表現できないことが重なりあって、ストレスへの抵抗力が弱められてしまうことになる。こうして、ストレスが蓄積されるにしたがって、からだが病気にかかりやすくなってゆくのである。

もちろん、事態が改善されれば、まったく正反対の結果が生まれる。ソロモンは、ある若い女性患者についてこう述べている。彼女が妊娠に気づいたのは、ちょうど無責任な夫から逃げだそうと決心を固めたときだった。関節リウマチにかかった女性が妊娠するとふつうは症状が軽くなる（免疫システムが変化するためだとする説がある）ものだが、彼女の関節リウマチは妊娠しているあいだにもますますひどくなっていった。ところが、「子どもが生まれると、夫はひじょうに喜び、見ちがえるほどおとなに成長した。その結果、彼女の病気もおさまっていったのである」

ソロモンの理論のなかでいまだ解き明かされていない大きな疑問の一つは、このような性格特性がどのようなしくみで関節リウマチを活性化させていくかという点である。彼の理論の概略は、病気にはまず遺伝的要素が存在し、次にストレスをうまく処理できないことでなんらかの生体反応が生じ、ついには発病に至るというものである。すなわち、ＲＡ因子の保有者がうまく社会に順応できず、ストレスに圧倒されるようになると、その重荷が病気という形で表面化してくるのである。

関節リウマチ患者には脳とからだが交流する機構が存在するということが、彼の仮説の前提となっている。研究者たちのなかには、神経物質というはっきりとした存在を介して、精神神経免疫学的に脳とからだとが結びついていると主張するものもいる。カリフォルニア大学サンフランシスコ医学校とマサチューセッツ総合病院のリウマチ学者たちは、関節リウマチにかかった動物の関節中からサブスタンスＰ（ＳＰ）と呼ばれる生化学物質を抽出することに成功した。サブスタンスＰとは神経を刺激して興奮させる神経伝達物質である。この物質は体内で産生される天然物質で、通常は骨格系よりもむしろ神経系に関連する物質である。ところが、足の具合が悪くなるにしたがって、関節リウマチにかかった動物の関節中にはサブスタンスＰが増加してゆき、さらに注射によって外部からサブスタンスＰを補給してやると、関節リウマチの症状はいっそう悪化した。

関節リウマチでは、脳とからだがどこかで連絡しあっているのだろうか。まだこのことは証明はされていないが、状況証拠としては、たとえばからだの左右どちらかの半身に脳卒中の後遺症をもつ関節リウマチ患者は、その半身にはあまりひどい関節リウマチがないという事実が知られている。これに対する一つの明快な説明は、脳が病気の患部と直接につながっていて、脳に起こること（ストレスに対する心構えや感情的反応）はすべてこの回路に沿って伝達されているというものである。このつながりが、関節リウマチ患者の性格と態度による影響力をからだに中継するのだろう。

この系によって伝達されるものが何であるかという問題についても、まだ結論は出ていない。しかしながら、関節リウマチ患者に特有の性格があるという考え方は、しだいにすたれつつある。ジョージ・ソロモン自身も、関節リウマチ患者に特有の性格がみられるという当初の説を後退させ、最近の研究成果に照らして自分の仮説を修正した。そしていまでは、病気に特有な性格があるという考え方はまちがっていると考えている。「とりあえずはこういう結論に達しています。『自己免疫疾患にかかりやすい』『がんにかかりやすい』『感染症にかかりやすい』などという性格は存在してはいないが、『免疫を抑制しやすい』性格パターンは存在するのではないだろうかと」。ソロモンはその性格の定義を広げ、病気へのからだの抵抗力を左右するような、行動様式や社会とのかかわり方も性格の範疇に含めたのである。そのような気分や心のもちようが、からだのすみずみにまで影響を与えてゆくというのだ。

まず最初にソロモンらが「関節炎性格」という仮説をうち立て、その研究成果があらわれてくるにつれて、この病気のいくつかの特徴が解明されていった。たとえば、男性より女性のほうが関節リウマチにかかりやすいという事実があるが、これは、好むと好まざるとにかかわらず女性が担ってきた従属的な社会的役割をある意味で反映したものである、とソロモンはいう。しかしながら、ハーヴァード大学医学校の神経学者、ノーマン・ゲシュウィンドは、もっと具体的な説明を行なっている。すなわち、自己免疫疾患には女性ホルモンが関与しているというのである。

感情を抑圧しがちな、いわゆる「関節炎性格」を、完全に実証することは不可能である。フィラデルフィアにあるアルバート・アインシュタイン医学センターの三人の研究者たち、フィリップ・スパーゲル、ジョージ・エーリッヒ、ドロシー・グラスらは、関節リウマチ患者と他の慢性病患者の性格について比較研究を行なったが、関節リウマチ患者と他の長期疾患患者とのあいだにはいかなる性格の違いも見いだせなかった。すなわち、関節リウマチ患者を区別するはっきりとした性格特性は一つも存在しなかったのである。ところが、彼らは別の事実を発見した。関節リウマチの患者であれ、関節リウマチ以外の患者であれ、全体としてはすべての患者が多くの共通性をもっていることがわかったのである。関節リウマチ患者も他の病気の患者も、軽い抑うつ状態にあり、「いくぶんヒステリー気味」で、「身体化（心理的葛藤を特定の病気という形で、肉体的に表現する傾向）」しやすい状態にあった。

テキサス大学の心理学者、ジーン・アクターバーグ＝ローリスは、これらの結果を見て、感情を言語化することができない病気である「失感情症」によって、関節リウマチ患者にみられる感情表現の乏しさが説明されるのではないかと述べている。彼女の理論によれば、感情に起伏がないという状態は、なんらかの人格の障害によるものではなくて、脳の左右の半球をつなぐ神経系の連結不良が原因なのである。二つの脳を行き交う感情情報の伝達がよくないことによって、感情をつかさどる右脳は言語をつかさどる左脳を介して表現することができず、その結果、感情を言語的に表現する代わりに、病気を介してそれを身体的に表現するようになるのである。

また、病気が性格特性に先行するのだと考えることもできる。ある研究によれば、関節リウマチと診断された新規の患者とその他の慢性病の患者、さらに長期間慢性関節リウマチを患っている患者の三者を比較した結果、性格の点で似ていたのは、新しく関節リウマチと診断された患者と長い間関節リウマチを患っている患者だった。アクターバーグ＝ローリスはこの結果について次のような意見を述べている。「この結果は以下に述べるどちらかの理由によるものです。つまり、『関節炎性格』というものがあったのか、それとも、この病気特有の手足の不自由さと痛みによる影響が患者たちの行動や態度を生みだしたのか。性格が病気を生みだすのではなく、むしろ病気が特有の性格を生みだすのかもしれないのです。ジョージ・ソロモンの主張する『関節炎性格』とは、たぶん慢性病を抱えて生きてきたことの単なる結果にすぎないのでしょう」

ストレスを関節リウマチの経過と直接結びつけることは、心理的因子をあまりに単純化しすぎることにつながるかもしれない。先に述べたように、ハーヴァード大学医学校の精神科医マルコム・ロジャーズたちはこの問題に取りくみ、化学物質とストレスを組み合わせて、ラットに関節リウマチをおこそうと試みた。さまざまな組み合わせを試してゆくなかで、おもしろいことに正反対の実験結果を得たのである。ある実験では、遺伝的に同種のラットのグループに関節リウマチを誘発させる化学物質を注射したうえで、小さな檻に押しこみ、大きなネコをそのまわりにうろつかせた。

恐怖にさらされたそのグループと、ネコの危険のない別の檻の中で実験期間を過ごしたグループとを比較してみると、ストレスを受けないラットの三分の一以上が関節リウマチをおこしていたのに対して、ストレスを受けたラットのほうはたった一匹だけしか関節リウマチになっていなかったという実験結果を得た。次の実験では、ストレス源を一〇〇デシベルの騒音に切り替えてみた。そうすると、今度はまったく逆の結果が出た。ストレスを受けたラットのほうが、平穏で静かな環境にいたラットたちよりも、関節リウマチにかかる率が高かったのである。ロジャーズはこれらの結果から、関節リウマチはストレスによって影響を受けるが、影響のあらわれ方はさまざまであるということを理解した。つまり、現状でいえるのは、ラットはストレスに左右される可能性があるということだけなのである。騒音などによるストレスは発病を促進する効果があったが、ネコなどのストレスは発病を低下させる結果となった。そのうえ、動物は時間帯によって異なったストレスを受ける——これは免疫システムが日周期性をもっていることからくる重要な事実である。そして、その強さは二四時間周期で変化するのである。

ロジャーズは、この経験によって関節リウマチがストレスによる心理的影響を受けやすいという確信をもった。ところが、奇妙なのは、ネコにおびえたラットと騒音によるストレスを受けたラットとの例が示すように、その影響力はつねに同じ方向に働くものではないということであった。関節リウマチに特有な性格があるという考え方は、このように時とともに色あせていったが、ＰＮＩ研究の歴史のなかでは大きな意義をもっていた。性格特性と関節リウマチとを研究することによって、医学界の関心は純粋に身体的なものから、心理的なものを含むテーマへと移っていったのである。ソロモンやムースなどによる性格因子の初期研究は、疾患における行動医学的因子への関心をより広く、より深いものにしていったのである。

関節リウマチ療法

初期のＰＮＩ研究による成果を利用して、いくつかの関節リウマチのための行動医学的プログラムが生まれてきた。いまでは、関節リウマチの痛みをやわらげるために勧められる療法はほんの少数しか存在しない。その一つは運動療法である。この療法の一番の効能は、炎症をおこしている関節に血液を送りこみ、関節を動きやすくすることである。関節リウマチ患者は、おもに関節を楽に動かせるようにするためのストレッチ運動や筋肉をきたえるための強化運動を行ない、一般的なフィットネス運動やからだを柔軟にするための運動も奨励されている。水泳のような非加重運動や散歩はとくに効果的である。

　最近になって、関節リウマチの研究者たちは、新たな方法を試みはじめた。スタンフォード大学関節リウマチセンターでは、患者のために医師たちがリラクセーション・テープを利用している。その理論はいたって簡単で、心理療法によって気分が発散すれば、関節リウマチの発作による痛みが軽減するというものである。この方法を用いれば、少なくともストレスと不快感とは軽減する。実験者のなかには、「リラクセーション反応」は体内で産生される天然の鎮痛剤であるエンドルフィンの分泌量を増加させる、と考えるものもいる。もしこれが事実とするならば、リラクセーション法には鎮痛効果もあることになる。

　同様の方法を用いて、心理学者のジーン・アクターバーグ＝ローリスは、「疼痛・ストレス・マネージメント・プログラム」を実施した。これは、バイオフィードバック療法を利用して、人々にリラックスの仕方を教えるもので、すばらしい結果をあげている。ある実験療法を試してみたところ、関節リウマチ患者は疼痛を感じることが少なくなり、痛みからくるストレスが減少し、ほとんどの患者が以前よりもよくねむれるようになった。別の実験療法では、関節リウマチ患者のあるグループにバイオフィードバック訓練を受けさせ、別のグループには標準的な身体療法のみを受けさせた。バイオフィードバック法とリラクセーション法を行なったグループは気分がよくなっただけでなく、関節リウマチの活動性の指標となる赤血球沈降速度（ESR）血液テストの結果、免疫系は安定化して、関節リウマチが快方に向かっていることを示していた。

　漸進的リラクセーション法などといった心理療法を用いた同種のプログラムも、同じくすばらしい成果をあげている。これらの療法が効果をあげた理由について、アクターバーグ＝ローリスは推論にすぎないとしながらも次のような説明を試みている。リラクセーション法は主として筋肉の緊張をゆるめ、それによって交感神経系の活動を弱めていく。とくに関節リウマチを患った関節のなかからサブスタンスPが発見されて以来、交感神経系の活動が低下すればするほど、関節リウマチ患者の容態がよくなるといわれている。すなわち、体内の攻撃されている部分に送られる信号が少なくなればなるほど、攻撃されている関節の不快感が少なくなるのだろう。

自己免疫疾患に精神力という強力な因子がひそんでいるとすれば、患者の性格や行動様式がもつ影響力を明らかにすることによって、患者たちが恩恵を受けられるようになるかもしれない。心理療法は、症状の裏に隠された感情を患者自身に気づかせるうえで有効であることが多い。心を落ち着かせる技法——リラクセーション法、マインドフルネス瞑想、バイオフィードバック療法——は、自己免疫疾患を悪化させる行動パターンを矯正する助けとなり、無意識に使っていた心の働きを意識的にコントロールできるようにしてくれるのである。

7章　混乱する免疫系——花粉症からエイズまで

医学界の逸話のなかでもとくにすばらしいものに、一九世紀に米国ボルティモア市の内科医ジョン・ノーランド・マッケンジーが残した「造花のバラを使った、いわゆる『バラ花粉症』の発病」と名づけられた一編がある。これは、恵まれた環境のなかで人生のあらゆる快適さを享受している三二歳の女性患者にまつわるものであった。彼女は「丸々と太って栄養も行きとどいているが、からだの弱い身長一五〇センチの、栗色の髪ととび色の目と白い肌をもつ、神経質な女性」だった。[*文献1]

この女性は一五年間ずっと、五月から九月にかけて、激しいアレルギー性鼻炎によって頻発するくしゃみと鼻汁、そしてとくに夏の終わりごろに起こる深刻な喘息発作とに苦しんでいた。「発作が起こると彼女の体温は三七度~四〇・五度になり」、発作の程度はときどき意識を失うほどに激しいものだった。

刺激と名のつくものは、ほとんどすべてが発作の引き金となった。恐怖や過労、突然の興奮から、〝夜風〟にあたることに至るまで、マッケンジーは一七の項目を並べあげている。中でも干し草やバラの匂いにはとくに敏感なようだった。マッケンジーは次のように記している。「去年の夏、田舎に旅行したときにも、突然に鼻炎が悪化したり、町の大通りで干し草の荷車とすれちがうたびに喘息の発作に襲われたりした。彼女はこの病気から逃れるために、専門医やしろうとたちがすすめるほとんどの療法（いいかげんな多くの特効薬もふくめて）を試みたが、病状にはなんの改善も見られなかった」

名医であるマッケンジーは、数日間この患者を診察し治療した結果、ある計画を思いたった。「この特殊な症例については、花粉が発作の原因であるというのは明らかに疑わしいので、彼女に次のようなトリックを試みた。その結果、私の確信はいっそう深まったのであった。私はまず、この実験のために、本物のバラと寸分たがわない、精密に作られた造花のバラを取り寄せた」と彼は記している。

次の診察のとき、彼女はどれほど症状が軽くなったかをマッケンジーに話しだした。そこで、彼は実験にとりかかった。「私は幕のうしろに隠しておいた造花のバラを取りだし、手にもって彼女の前に腰かけた。一分もたつと、彼女はくしゃみが出そうだといった。ものの五分もたたないうちに、彼女は完全な鼻アレルギー発作を起こしはじめた。それは、まるで本物のバラを目の前にしたときのような発作だった。『じつはこのバラは造花なんです』というと、彼女はひどく驚いて、自分で確かめてみるまでは信じようとしなかった。彼女は激しいくしゃみをもてあましながら私の診療所をあとにしたが、そのとき、ひょっとすると自分の病気は治るかもしれないという希望も抱いたようだった。二、三日して、彼女はふたたび診療所を訪れた。今度は、かぐわしい匂いのする本物の大きなバラの花を彼女の鼻に押しつけ、花粉を思いきり吸いこんでもらった。ところが、くしゃみは一度もでなかったのである」

これは、研究者ならぜひとも探しだしたいと願っているような、純粋な心身症の一例である。今日では、多くの人々が、この女性のバラ花粉症の原因は鼻にではなく、こころにあったのだと指摘することができるだろう。過去一五年から二〇年のあいだに、次のようなテーマについて数多くの研究論文が発表されてきた。

「心因性要素」「精神的要因」「性格相関現象」「心理的要因」「心理的側面」「性格特性」「ライフスタイル因子」「行動生理学的要因」「病気の行動的、社会的要因」。次々と押しよせてくるこれらの研究論文のレベルはまちまちだが、そこでたえず主張されつづけている共通の結論がある。それは、アレルギーから伝染病に至るまでほとんどすべての病気において、「心理状態」が医学的に重要な意味をもつらしいという結論である。

アレルギー疾患——喘息

心理的な力が特定の病気を引きおこすかもしれないという考え方は、長年にわたり数多くの病気にあてはめられてきた。まず最初にこの考えが想定した病気の一つは、喘息であった。ヒポクラテスが喘息患者に与えた注意は、発作をくり返して衰弱しないために、「心して怒らないようにすること」であったという。

簡単にいえば、喘息とは身体がアレルゲンに反応するアレルギー疾患である。つまり、アレルゲンに反応して肺の気管支が収縮し、ぜいぜいと息が切れるといった軽い不快から、気管の完全な閉鎖、窒息や死に至るような症状まで、さまざまな呼吸器障害を引きおこす身体反応である。

喘息の猛烈な発作は、見ているだけでもこわいが、体験するともっとこわい。この発作は、喘息患者がアレルギー物質を吸いこむか、ある種の感情的興奮によって起こる。泣いたり笑ったりすることさえ発作のきっかけになることがあるのだ。発作時には、肺の細気管支（より小さな気管支）のまわりの筋肉が痙攣し、喘息患者は呼吸がしにくくなる。そのため、ほとんどの患者がパニックにおちいり、そのパニックがさらに気管支を収縮させる。この悪循環が発作がやむまではてしなく続くのである。そこで喘息患者に対しては、気管支を拡張させ、窒息を引きおこす粘性の痰を溶かすような薬が用いられる。

免疫系は、喘息の発作に密接に関与している。発作の原因はアレルゲンに対する免疫系の過敏反応にあり、喘息に苦しむ人々は遺伝子中にこうした過敏反応の特性を保持している。ほとんどの場合、感情的興奮は発作の症状をいちだんと悪化させる。また喘息患者は、女児より男児にやや多い傾向にあるが、成人になると発症率は両性ともほぼ等しくなる。

喘息がもつ一つの謎は、症状の程度と頻度に一貫性がないことである。（ある児童は成人する過程で喘息を〝卒業する〟。）この病気の専門家であるオハイオ大学の心理学者トーマス・クリアによると、「同じ強さの発作をもつものは二人としてない」のである。ある患者は呼吸にやや不快感を感じるだけなのに対して、別の患者はいまにも窒息してしまいそうなほど苦しんでいる。また同じ患者でも、発作の頻度は一定ではない。何カ月も平穏に暮らしたあと、突然発作がたてつづけに起こることがある。喘息はとても変化に富んだ病気なのである。

現代心身医学の創始者とされている精神科医フランツ・アレキサンダーの言を借りれば、この多様性の原因は「刺激の累積」にあるようだ。喘息の発作は、アレルギー因子と感情刺激の両方が重なったときに起こる場合が多い。

アレキサンダーは、一貫して精神分析的アプローチのほうを好み、典型的な喘息性格が存在するという考え方はとらなかった。「私たちは、喘息に苦しむ人たちのなかにさまざまな性格タイプを見てきました。攻撃的、野心的、議論好きといったタイプ、あるいは、向こうみず、過度の敏感症、美術愛好家タイプ、等々。こうした性格タイプを一つに限定しても意味がありません。喘息性格というものは存在しないのです」。とはいえアレキサンダーは、喘息患者には心理的要因が関係するにちがいないと考えた。「さまざまなタイプの性格防衛の中心には、母親への依存心の抑圧という共通の特質がみられるのです」と指摘している。

アレキサンダーの描いた喘息患者の性格には、フロイト派精神分析の影響が色濃くあらわれている。母の愛情を奪うものはすべて発作の原因となりうる、と彼は指摘した。子どもならば、母の愛情を奪ってしまうかもしれない弟や妹の誕生のあとに発作が起こる可能性があるし、大人ならば、性的誘惑や結婚（母との関係に対する脅威）に直面したときに発作が起こるかもしれない。どちらの場合にも、喘息発作は母への抑圧された叫びなのである。（文学界におけるもっとも著名な喘息患者はマルセル・プルーストである。彼は母との激しいいさかいのあとでひどい喘息の発作に襲われたとたびたび書き記している。）アレキサンダーは、この病気には心理的な原因がからんでいるので、症状を緩和させるためには精神分析医の助けが有効であると考えた。アレキサンダーの弟子たちのなかには、喘息性格の存在をふたたび仮定するものもあらわれてきた。

「この理論にはきわめて強い影響力があり、長いあいだ支配力をもちつづけた」。この病気を生涯の研究テーマとしているボストン大学の精神分析医ピーター・ナップはこう認めている。「それがあてはまる症例もたしかに存在します。しかしいままでは、喘息研究者のほとんどはこの性格理論でさえ大ざっぱすぎて使いものにならないと考えています」。トーマス・クリアも、この考え方が詳細な分析には耐えられなかったと述べている。喘息の子どもをもつ家族の面接が行なわれ、総合的なテストをくり返し実施し、家庭生活も調査された。しかし、全体として、とくに異常な母子関係は見いだせなかったのである。

実際になんらかの行動パターンはあるのかもしれないが、どの性格が喘息の原因であり、どの性格がこの気まぐれで時として生命の危険をともなう病気の結果なのか、を見きわめることは困難である。研究者たちは喘息患者の性格をさまざまに定義してきた——抑うつ的、敵対的、野心的、反抗的、内向的、知的だが内気、内に秘めた攻撃性、依存的、等々。

トーマス・クリアはいう。その性格はこれほどまちまちなのだから、「喘息患者に特有な性格特性があるという従来の主張を裏づけるデータはまったく存在しない」。だが、ピーター・ナップはその点には同意しながらも、「喘息患者には『依存性』という共通の心理的因子がある」と主張している。ここで、「ニワトリが先か卵が先か」という論争がもち上がることになる。というのは、「もし人が生命にかかわる病気にかかったら、薬物治療に依存したり、それを提供してくれる人間に依存するのは当然であるからだ」

彼はこう続ける。「喘息の何よりの問題点は、それが捕えどころがないという点である。病気の真の原因は必ずしも明らかではなく、しかもまったく異質な病気（成人型喘息と小児喘息）が混在しているのだ。そのうえ、あまり知られていないさまざまなサブタイプがある」

これらの意見は、もちろん心理的因子の存在を完全に否定するものではない。三〇年ほど前に、ある医師が、ハウス・ダストにだけアレルギーをおこす子どものグループを使って一つの優れた実験を行なった。ハウス・ダストの混じった空気を大きく吸いこむようにと指示されると、子どもたちはたちまち喘息の発作をおこした。子どもたちを病院に入院させたあと、実験者は子どもたちの家からもってきたほこりをそれぞれの病室に散布した。ところが、家庭状況や家族環境から離れたせいで、二〇人の子どものうち一九人までがまったくアレルギー反応を示さなかったのである。

「条件付け」は、病気における強力なメカニズムの一つである。しかもその影響力は意外に大きいものだ。その影響力を明らかにするために、マイケル・ラッセルらはＵＣＬＡの脳―行動研究センターにおいて、まずモルモットの足に別の動物の蛋白抗原であるＢＳＡを少量注射し、特定のアレルギー反応が起こるようにした。一カ月後、不快な硫黄臭とアレルゲンとなる動物蛋白抗原の両方を付着させた綿の消毒ガーゼをモルモットの鼻に押しつけ、無理にかがせた。そして、モルモットから採血した結果、その蛋白抗原に反応してアレルギー反応を引きおこすヒスタミンを体内で遊離していたことがわかった。

次にラッセルたちは、同じ硫黄臭を染みこませた「抗原のついていない」ガーゼをモルモットにかがせた。血液検査の結果は、モルモットが抗原にさらされたときと同じく、ふたたび少量のヒスタミンを遊離したことを示していた。「このモルモット・テストは、環境からの刺激といった非生理的要因（この場合は硫黄臭）がアレルギー反応を引きおこす引き金となりうることを示すものです」とラッセルは語る。彼の命名した「連想学習」のプロセスは、多くの動物や人間のアレルギーにおいて、重要ではあるがしばしば見逃されているものである。モルモットの例に見られるように、はっきりとした原因なしにアレルギー反応をおこしている人がかなりいるのである。ラッセルは、「こうした患者たちは、心身症だとか、気のせいだなどと門前払いされがちだが、多くの場合、そこには行動の条件づけというメカニズムが働いている」と述べている。

優れた多くの実験が次々と行なわれ、「行動の条件づけ」が人間にも影響力を及ぼすことが明らかにされてきた。中でもとりわけ優れた実験は、一九五〇年代後半にオランダの内科医グループが行なった実験であった。彼らは、すでにマッケンジー医師が造花を使ってアレルギー反応を誘発させた話や、映画のなかで馬の姿を目にしただけでも発作をおこしてしまうほど重症の馬アレルギーをもつ男についての話も耳にしていた。彼らは、実験を行なうにあたって、何人かの喘息患者たちを説得し、実験室でモルモット役を務めてもらうことにした。

それぞれの患者たちの椅子の前には木箱がおかれていた。箱の上部からは、ガラス製の吸入マスクのついた、つるのようにからみついた数本のゴムチューブが、患者の顔の前まで伸びていた。喘息患者の席からは、そのチューブがどのように接続されているかは見えないようになっていた。患者は、毎日その席に数分間すわり、その吸入マスクから空気を吸いこんだ。幾日かはアレルギー・カクテル（草の花粉かハウス・ダストの混じった酸素）を、その他の日には純粋の食塩水や重曹の蒸気を吸いこむことになっていた。この二つの異なった物質を吸入させる順番をたくみに調整することによって、医師たちは「喘息発作の条件づけ」に成功した。

実験がもっともすばらしい成果をあげたのは、三七歳の未婚女性のケースだった。彼女は、数日おきに約一カ月間、二〇分ずつそのマスクから蒸気を吸いこんだ。実験は、まず無害なただの蒸気を吸い、次にアレルギー溶液を吸うという順序で行なわれた。最初は何もおこらなかった。しかし、花粉の大量に含まれた蒸気を吸いはじめると、当然のことながら、彼女は激しい喘息の発作に襲われた。医師たちは次に、蒸気の順番を変え、花粉入りの蒸気を最初に吸わせるようにした。予想通り、彼女はアレルギーの蒸気を吸ったときにだけ反応をおこした。

実験は、もう一度順序を変更して継続された。蒸気の順番を、最初に食塩水、次にアレルギー物質に戻したのであった。すると、毒性のない蒸気を吸っているというのに、「患者はなんと正真正銘の喘息発作をひきおこし、息を吐くたびにゼイゼイとあえぎはじめたのだ」と彼らはその驚きを報告している。医師たちは、アレルギー物質の一部がゴム管内に残留している可能性を考慮して、新しい吸入マスクと交換してみた。

彼女に五日後に来てもらい、もう一度試してみることにした。彼女がやってくると、医師たちはまずまったく純粋な酸素を吸入させた。ところが、彼女はふたたび喘息発作をひきおこしたのだ。医師たちは、ゴム管にアレルギー反応をおこしたのではないかと考えて、それをプラスチック製のものに替えてみた。だが、患者はまたしても喘息の発作をおこした。ガラス製のマスクを新しくしてみても、結果は同じだった。次に、彼女が吸う酸素のなかに何か別の微細なアレルギー物質が存在しているのかもしれないと考えて、彼女に新しいガラスの吸入マスクをあてて椅子にすわらせ、部屋の空気を吸うようにと指示した。すると、五分もたたないうちにまた喘息が始まった。さらに、彼女を別の部屋に連れてゆき、その吸入マスクで呼吸してみるようにといった。だが、それでも喘息がおこったのである。「しまいにこの患者は、吸入マスクを口にあてるようにといわれただけで、数分以内に喘息発作をひきおこすという状態になってしまったのである」と医者たちは報告している。彼らは、条件づけられた（学習された）反応を徐々に彼女に教えこんだが、それがあまりに深く浸透しすぎたために、アレルギー物質の存在と発作とはまったく関係がなくなってしまったのであった。

「条件付け」が喘息の強力な要因であると同様に、激しい感情的危機も喘息を導く要因の一つになる可能性がある。「先日、ある医師が私のところへやってきて、ひじょうに重い喘息にかかった四〇代の女性患者の話をしていった」と、ボストン大学のナップ医師は述懐する。

「彼女は一カ月ごとに救急病棟への入退院をくり返していました。二年前には息子が自殺し、一年半前には夫を白血病で亡くし、それ以来彼女は重い喘息を患っていたのです。

私は長いあいだ、さまざまな症状をもつ二〇〇人ほどの喘息患者を診察してきましたが、彼女のような境遇はごくありふれたものでした——年をとってから発病し、抑うつ傾向をもち、人生上の大事件が発病のきっかけとなっているのです。患者に会ってみると、その抑うつは影をひそめ、自分の症状の重さについてひとしきり話を聞かされることになるのです」

他の多くの病気と同じように、喘息の場合もその原因は複雑にいり組んでいる。第一に遺伝的要素が大きな影響力をもち、患者の四〇〜七五％は家族歴でも喘息患者が認められる。だが、それ以外の要素も関与している。たとえば、「喘息性格」というものは存在しないが、多くの患者はある種の共通な性格特性をもっている。それは、抑うつ傾向、自己主張のなさ、自尊心の低さ、非社交性などである。

ナップは、家族歴の中に喘息患者を持つ、兄弟（一卵性双生児）の研究を行なった。そのなかでひとりの患者は、軽度のうつ病にかかったあとに、猩紅熱で入院し、一カ月ものあいだ家族から離れてつらい思いを味わった。すると、それから数カ月も経たないうちに、小児喘息の発作が起こりはじめたのであった。一方、彼の兄弟は、のんびり屋で、同じ喘息体質をもってはいたが、ときどき枯草熱の発作をおこしたり「パン屋喘息」の発作（小麦粉工場の小麦粉が刺激となって生じる発作）が一度あった以外は、病気とは無縁だった。ナップによると、ふたりの病歴にこれほど違いがあるのは、片方がちょっとした感情の変化で喘息をおこしやすかったからだという。

このようなアレルギー反応の差異について、ナップは「累積説」を主張している。つまり、心理的因子と生物学的因子の双方が発病に影響力をもち、「両者の総和が、最終的な症状の重さを決定する」というのだ。

喘息の新たな治療法

喘息については、完治するということはないし、当面は単独で推薦できるような治療法もない。ナップ医師によると、以下に述べるようなさまざまな技法がいままで試みられてきた。抗不安剤療法（緊張と不安のせいで喘息患者は過換気になりやすい）、超越瞑想法、バイオフィードバック療法、催眠療法などの行動療法、そしてグループ療法や家族療法、長期精神療法など。

これらの技法を使った結果がどうなったかには興味をそそられるが、結局その成果はまちまちだった。抗不安剤が助けになる患者もいるが、それはごく一部にすぎなかった。また、いくつかの行動療法も有効性が認められているようだ。超越瞑想を三カ月行なった喘息患者は症状が急激に改善し、顔面筋肉の緊張をモニターするバイオフィードバック装置を試した子どもたちも同様の結果を得た。わずかな訓練のあとで、彼らは顔面の筋肉をすみずみまでリラックスさせ、同時に楽に呼吸できる方法も体得したのである。

ナップ医師自身の勧めるアプローチには二つの要素が含まれている。一つは、適切な薬剤を用いた喘息症状の医学的治療。そしてもう一つは、家族療法、集団療法、個人療法のうちの適当なものを用いた「高次（メタ）分析」アプローチである。喘息患者は「こころの障害と、からだの障害」が「複雑にからみあっている」ので、それらの療法を行なうにあたっては、療法士が長期にわたって関わる必要があると、ナップ博士は語っている。

クリアは、心理療法も有益ではあるが、「行動的条件づけ」のほうがもっと効果的だろうと述べている。その理由は、後者は患者を支配する喘息特有の行動様式のいくつかを打ち破るのに役立つからである。彼は、とくに子どもの患者に対して、喘息発作の実態を理解させるというきわめて基本的な技法を創始した。これは、喘息患者の生活をつねに規制する情動的なパニックや不安状態を、喘息患者自らが回避することを意図したものであった。さらにクリアは、いわゆる「発作訓練」という技法――喘息の発作の程度と回復までの入院期間を最低限に抑える方法――を開発した。この単純な技法は、喘息患者が一日の特定の時間を他の患者との会話に費やし、患者という役割から抜けだせるように援助するものである。実際、この技法を実践した患者は、入院回数が半減し、入院期間も大幅に短縮された。「患者が以前ほど薬物を必要としなくなったということが、その改善ぶりをもっとも雄弁に物語っている」とクリアは述べている。

感染症と心理学

感染症についての調査から、心身相関が健康維持のかぎであるということのもっとも衝撃的な証拠が示された。感染病については、単純な因果関係説が広く流布している。つまり、病原菌（原因）がからだ（目標）を攻撃し、病気（結果）を生みだすという説である。ところが、実際の病状はそれほど単純なものではない。

たとえば、無作為に選択した集団をある病原菌にさらしたとしても、だれもがみな病気になるわけではない。これは、どのような理由から説明できるのだろうか。

病気に感染するためには、明らかに感染しやすい状態にいなければならない、しかしながら、感染しやすい状態（感受性）だけによっては、病気になるかどうかの違いは十分に説明しきれないのだ。この具体例を挙げてみよう。ある実験者たちは、身近に存在する一般的な感染菌である連鎖球菌をボランティアたちに感染させようとした。ところが、その連鎖球菌にさらされた人たちのうち、五分の一しか感染しなかったのである。そして、残りの五分の四はなぜか感染を逃れたのであった。

この謎を解明するために行なわれた初期の研究には、結核をはじめとする呼吸器系疾患に関するものがいくつかあった。作家のスーザン・ソンタグが『隠喩としての病い』で述べているように、特殊な心理状態と結核は関連がある。結核は、トーマス・マンの『魔の山』（山中の結核療養所に妻か滞在したことから霊感を得て出来た作品）のなかで快適な闘病生活を送るハンス・カストルプから、『椿姫』の悲劇の女性カメリアに至るまで、その患者がロマンチックな伝説の主人公になるという類まれなる病気の一つである。古典的結核患者は、繊細で、悲嘆と熱情とを交互に味わうような人間である。創造性と繊細さに運命づけられたその気質のせいで、結核にかかりやすいと思われていた人たちが存在したのだ。結核は芸術家のかかる病気だったのである。

ところが、病気の実態は大いに異なっていた。治療法や感染をくい止める方法が発見されていない一九世紀後半や二〇世紀初頭においては、ルネ・デュボスによれば、結核は死亡率の高い「白死病」として知られていたのであった。実際の資料によれば、平均すると一〇〇〇人に一人強が結核にかかっていた計算になる。これは油断のならない病気だった。というのも、症状が時間とともに消長をくり返すからである。発病して一カ月ほど症状が続いたかと思うと、その後何年も潜伏期間があったりする。では、なぜ結核が発病するものとほとんど発病しないものとの差がでるのだろうか。

ニューヨーク市にある州保険局・精神病研究部門の疫学課に所属する二人の研究者ジュディス・ラプキンとエルマー・ストルーニングは、人生上の事件が病気にどのように影響を及ぼしたかという記念碑的な調査を行ない、そのなかで病気と社会・個人生活上の大事件との関連をあつかった七〇をこえる研究の再検討を行なった。そのうちの二つの研究は結核を調査対象とし、新しい家や土地への移転のさいにおこった心理的混乱と結核とを関連づけている。ある研究では、一八〇〇年代の大飢饉のときにニューヨークに移民したアイルランド人は、地元に残った人たちよりも物質的には豊かになったが、結核の死亡率はアイルランドにとどまった貧しい親戚たちよりもずっと高かった（ニューヨークでのアイルランド人の結核死亡率はダブリンの二倍）ことが指摘されている。また別の研究グループは、アメリカのナヴァホ・インディアンが長年住みなれた土地から新しい保留地へ移動させられたさいに、前の土地からほんの数マイルしか離れていないにもかかわらず、結核による死亡が突然〝驚異的に〟上昇したことを明らかにした。

ラプキンとストルーニングは、一九七〇年代半ばの時代背景のなかで社会的条件が病気への感受性にどのような影響を与えたか、についての最終調査のなかでこう書き記している。「たとえば、不安定な浮草生活を送っている人たちは、社会的地位の低い少数民族（地域への新しい移住者）と同じく、統計からみると病気にかかりやすくなっている。アンバランスな地位におかれた個人の発病率も平均を上まわっている。たとえば、現在の自分の仕事以上の能力や資格をもつ人たち（パン屋のトラックを運転する文化人類学博士など）や、逆に、新しい社会的・経済的地位に昇進した人たち（つまりブルーカラー労働者がホワイトカラーのマネージャー職に昇進する場合など）である。そして、先に述べたように、移民たちのカルチャー・ショックのような社会環境における変化も、病気への感受性を増大させる要因の一つのように思われる」と。

これらの結論は、すべて統計（罹病率や人口）を通じて得られたものであって、特定の医学的症例による結論ではない。しかしながら、理論的には、心理的混乱や動揺は、病気への感受性に影響しているようである。感染症とストレスに関するもっとも徹底した最新の研究例としては、「伝染性単核症」というアメリカではごくありふれた感染病に関する、アメリカ陸軍学校の新入生を対象とした実験がある。イェール大学の研究者スタニスラフ・カスルは、四年にわたり、この学校の学生たちが伝染性単核症に感染するパターンを研究してきた。そして、その調査結果から、心理的因子と「病原菌理論」との相互作用を明らかにしたのである。

カスルの研究グループは、まず簡単な血液テストを行ない、全新入生一四〇〇人中四三二人は「この病気への感受性をもつ」、つまり伝染性単核症に対する免疫を持たない学生だということをつきとめた。卒業までの四年間を、四三二人の学生のうち（九七人の退学者を除く）一四一人は一度もこの病気に感染しないまま過ごし、一九四人はこの四年間のどこかで伝染性単核症に感染した。カスルは、この一九四人は他の学生とどこが違っていたのかを明らかにしようと考えたのだった。

研究のいとぐちとして彼は二種類の資料を手にしていた。一つは入学時の血液テストと学校の診療所来院記録簿という医学的資料であり、もう一つは各学生についての種々の心理学的情報（入学手続時に行なわれた心理テストの結果や、四年間の学業成績及び家族情報）であった。

カスルはこれらの情報をすべて吟味し、病気にかかった学生すべてに共通する三要素を発見した。第一に父親が「過剰成功者（教育的・社会的背景以上の成功をおさめた者）」であること、第二に学生自身も軍隊のなかで出世を目ざそうと決意していること、そして第三に学生たちの学業成績が悪かったことであった。さらに、この感染グループのなかでは、学業成績が悪くなるにしたがって、伝染性単核症の症状も重くなるという傾向がみられた。

カスルがこの病気を四年間観察していくなかで、単純感染というはっきりした症例のなかに複雑な要素が含まれていることが明らかになった。学生をこの病気の感染者に仕立てあげてゆくうえで（より厳密にいうならば、病気への感受性を植えつけてゆくうえで）、多くの要素が関わっているように思われたのである。カスルは、学生たちがもつ三つの心理社会的要素に気づいただけでなく、免疫系の防衛力に影響する、この三要素間の相互作用にも注目した。たとえば、学生の成績が悪い場合には、軍隊での出世を熱望するという態度が危険因子となる。士官になりたいという強い要求と芳しくない学業成績というアンバランスさをかかえた学生は、罹病回数がもっとも多くなり、入院期間がもっとも長くなるという傾向があったのだ。逆に、学生の成績が上がるか、軍隊での出世にそれほどこだわらなくなれば、病気にかかりにくく、たとえ発病したとしても短期間で回復するようになった。

呼吸器疾患と心理的影響との関連性はかなりのところまで実証されている。ハーヴァード大学の心理学者デーヴィッド・マクレーランドと彼の元同僚のジョン・ジェモットが行なった、特定の性格が病気への感受性を高めるということについての研究は、すばらしく巧妙なものだった。「ある種の人間は強い出世欲をもっている」とマクレーランドはいう。そして、そのような人間は、マクレーランドの命名する「対人関係への欲求」を逆にわずかしかもたない。つまり、彼らは家族や友人との親密な関係にほとんど興味を示さないのである。さらに、彼らには強力な自制心をもち、極端な場合には敵対心までも抑圧してしまう。実業界では、この種の人間はやり手の経営者か起業家となるだろう。

マクレーランドはこのような人間を選り分ける簡単な面接テストを考案し、長年にわたって、彼らに焦点を当てた研究を行なってきた。彼らがストレスにさらされると、つまり出世欲が満たされないと、体内に高レベルのアドレナリンとノルアドレナリンが大量に分泌される。この二つの化学物質は免疫力の低下と関係があるのではないかと、マクレーランドは推測している。

この仮説を実証するために、マクレーランドとジェモットは歯学部の学生を出世欲によって二つに分類し、一年間追跡調査を行なった。出世欲を抑圧する傾向が強いとされた学生たちは、出世欲があまり抑圧されていないとされた学生たちよりも、その一年間（とくに試験期間中）に風邪をひく回数が多かった。

普通の風邪は病気への感受性を計る優れたリトマス試験紙ではあるが、ほとんどの人が年に一度は風邪をひくという実験上の欠点があった。小児科医のロジャー・マイヤーとロバート・ハガティーは普通の風邪にさえ心理的要素が存在するという考え方に強い興味を抱き、連鎖球菌という子どもの体内によく見られる風邪以上に一般的な細菌を検査することにした。特定の病原性のある連鎖球菌は咽頭痛や中耳炎、猩紅熱などの原因となるが、彼らは病原性のない連鎖球菌をおもに使用した。「この細菌と宿主である人間とは一般的に平和共存関係にあり、病気になることのほうが例外である」とマイヤーとハガティーは述べている。多くの子どもがこの細菌を寄生させているが、それが原因で病気になる子どもはほんのわずかである。マイヤーとハガティーは、その理由をなんとかして探ろうと考えた。

彼らは一年間にわたり、二人以上の子どもをもつ一六家族を観察した。三週間おきに家族の健康状態を調査し、家族全員の咽頭の細菌を採取同定し、その結果を因子リスト（子どもの年、性別、家族の病歴、抗体反応、子どもの扁桃摘出の有無、住居〔部屋数、暖房の種類〕、家族の規模、家庭内の特別なストレス、子どもの治療歴、さらに調査時の天候まで）と照合した。

医師たちはこれらすべての因子を考慮のうえ、どの子どもが病気になったかを記録し、感染率の高さを示す共通因子を探りだした。一つは年齢であった。親からみれば、学童期の子どもたちの感染率が一番高いということは当然だった。なぜなら、この時期の子どもたちはさまざまな連鎖球菌にさらされる機会が多いからである。二つめは、発病者が感染者と同じ部屋で暮らしているということであった。さらに、特定の季節も共通因子の一つだった。発病の多くは三月か四月という早春におこった。それ以外は、ほとんどどの要素もあまり関係がなかった。天候や家族の規模さえも無関係だった。

しかし、この結果に影響を与えたもう一つの要素があった。急性または慢性の「ストレス」が発病に関わりをもっていたのである。発病の四分の一は、なんらかの家庭内の危機のあとにおこっていた。このことは、病気と危機との関係が偶発的なものではないことを示していた。マイアーとハガティーは記録を読みかえし、発病の前後二週間以内におこったすべてのストレスをチェックした。各家庭は特定のストレス事象を日記につけるようにあらかじめ指示されていた。家庭の危機は、祖母の死から家の焼失まで多岐にわたっていた。たとえば、ある一家は、月初めに訪ねてきた伯父が扁桃炎にかかっていたことにより感染の危機にさらされたが、両親と子ども四人の六人家族のなかで月末までに発病したのは一人だけだった。それは長女であり、伯父の訪問した週に、キリスト教の堅信式の問答集を覚えなければならないという大きな心理的ストレスをかかえていたのであった。

彼らの調査によれば、感染前にストレスがあった場合のほうが、感染後にあった場合よりも四倍も多かった。咽頭の細菌培養で連鎖球菌に感染したときに、大きなストレスにさらされた一家はその約半数かなんらかの病気にかかったのに対して、小さなストレスしか受けなかった一家は五分の一程度の発病率にとどまった。ジェモットはこの結果について次のように慎重に述べている。「これらの実験結果によって証明されたのは、ストレスが感染症の原因であるということではありません。ストレスが免疫機能を低下させ、特定の個人をより病気にかかりやすくしたということだけなのです」。これらの研究結果に基づいて、普通の風邪の治療法を推論した人間はまだいないが、これらの研究はストレスと病気との関係について研究者の意識を高めさせ、他の感染症に対しても新たな治療法を検討するきっかけを作ったのである。

ヘルペス

ヘルペスは、近年ひじょうな注目を浴びている病気である。ロバート・エイダーによれば、「ヘルペスは、心理的な因子に影響を強く受けるという点で、とりわけ優れたモデルである」という。ヘルペスには二つのタイプがある。一つは口や顔に口唇ヘルペスや熱性水泡をおこすⅠ型ウイルス、もう一つはセックスを介して感染し、今日猛威をふるっている恐ろしいⅡ型ウイルスである。米国では一年間に約二万五〇〇〇人が、この病気に新たに感染していると推定されている。口唇ヘルペスをおこす刺激の代表的なものとしては、太陽光線、風、月経、発熱、ストレスなどがある。

ヘルペスの特性は、一度ウイルスに感染すると、それを生涯もちつづけるということである。Ⅰ型ウイルスを体内にもつ人の数ははっきりしていないが、膨大な数にのぼるものと考えられている。ヘルペスはどこにでもあるウイルスなので、普遍的ウイルスとされてきた。精神神経免疫学者にとってこのウイルスのやっかいでもあり同時に重要でもある特性は、発病の予測が不可能だという点である。数週間から数カ月、長いものだと数年間も体内神経のなかで休眠状態のまま潜伏したあと、ウイルスが突然眠りからさめ、単純疱疹をおこすのである。このように発病がつねに不規則である理由は依然として謎のままだが、ヘルペスに関する医学的通説によれば、ストレスのあとに発病するといわれている。たとえば、ロバート・エイダーのいうように「ある女性に疱疹があらわれてくるのは、不仲の母親に会いに長距離をドライブしているときに限る」といったぐあいである。

精神状態がこの病気の経過にどのような影響を与えるかを分析した研究は、これまでごくわずかしか行なわれてきていない。しかし、ニューヨークのマウントサイナイ医科大学の精神科医マーヴィン・スタインは、それらの研究によって、抑うつ状態にある患者にヘルペスの疱疹が多く発生することが明らかになった、と述べている。また、ヘルペス・ウイルスをもつ看護学生たちを調査したある研究によると、四六時中「自分は不幸だ」と思っているような学生は、朗らかな同級生よりもヘルペスの発病率が高かった。

ヘルペスの原因を探究することには、おもに二つの価値がある。一つは、ヘルペスはこれほどストレスに敏感な病気なので、そのウイルスはＰＮＩの理論を実証し検討する対象として大きな可能性を秘めていること。そしてもう一つは、ヘルペスⅡ型ウイルスは、女性患者では子宮頸管がん、そしてその子どもたちの先天性欠損と関係しているので、そのつながりを発見することは医学的にみてもひじょうに重要だということである。

いまだ実験段階であるが、ベス・イスラエル病院とハーヴァード大学医学校の心理学者テッド・グロスバートは、ヘルペス患者の治療に「催眠療法」を使う計画を始めている。彼は、皮膚に症状の出る病気が、感情的な動揺をひじょうに強く経験した結果として発病するらしいことに気づいた。からだの最大の器官である皮膚は、内面の葛藤がその広い表面にきわめて正直に映しだされるので、これまでもしばしば「自我の窓」と呼ばれてきた。

感情が皮膚にいかに大きな影響を与えるかについて、グロスバートが好んでする一つの実話を紹介する。それは、ある谷の上を飛ぶといつも決まって額にヘルペスの水疱があらわれるという某パイロットの逸話であった。そのパイロットに催眠療法を施してみると、彼が病気のときに、代わって乗務してくれた友人のパイロットが、その谷に墜落していたという興味深い事実が明らかになったのである。そのパイロットは、友人が自分の身代わりとなって飛んで死んでしまったことに対して、長年罪悪感を抱きつづけていたのだった。この事実が明らかになると、そのパイロットのヘルペスの症状はすぐに消えうせたということだ。

もう少し複雑な症例としては、妻が妊娠しやすい時期になるといつも性器ヘルペスをおこす男性患者のケースがある。長い話しあいの末、グロスバートとその患者は、原因になりそうなさまざまな事柄のなかから、〝父親になることへのわだかまり〟がその原因であることを突きとめた。「罰としてのヘルペス」というのが、彼の人生上のテーマだったのである。彼は若き日の乱れた生活に強い罪悪感を抱き、ヘルペスを自分の背負うべき十字架だと見なしていたのだった。

ここ数年、グロスバートはこの病気の感情的な源を見つけだすことに努力を終始傾けてきた。現在、この分野の研究は、ヘルペスからいぼに至る皮膚疾患のための総合的治療法として、しだいに統一されつつある。この詳細については、9章であらためて取りあげることにする。

エイズ

いつの日かＰＮＩ研究に基づく治療法によって治療できるようになるかもしれない感染症の一つに、エイズ（後天性免疫不全）がある。現在は特効薬がなく治療法もきわめて限られていて、しかもひじょうに死亡率の高い病気であるエイズは、広範に蔓延し、毎週新たな犠牲者（そのほとんどは同性愛者か麻薬乱用者である）を生みだしつづけている。エイズ患者に施せる手だてはほとんどなく、そのため生存の可能性はまことに低いのだ。

カリフォルニアの新進の心理学者ジェフリー・マンデルはＰＮＩの最新の成果に影響を受け、エイズ患者に特異的な態度や行動パターンがあるかどうかをつきとめるために、ロサンジェルス市のエイズ患者の調査を行なった。その結果、彼は次のような患者の共通性を発見した。一般にエイズ患者は、否定的感情をすべて抑圧することによって「社会に過剰適応」し、病気であることを認めず、自分が死の病を患っているという事実を無視しようとしていること。患者の多くが発病前にストレスを感じさせる出来事を経験していること。自分の性的傾向について強い罪悪感をもっていること。さらに、自分の同性愛を世間に公表することについて内的葛藤をもちつづけていること、などであった。

また、マンデルの面接調査から次のような事実も明らかになった。

「他の地区で行なわれたいくつかの研究とも共通する第一印象だが、病気にすすんでたち向かう気概をもつように見える人たちは、現実に自分たちの苦痛を訴えることができたし、診断を受けたあと自分をおさえ受動的になった人たちよりも経過がよいように見えた。

エイズは純粋に免疫系の病気だとされているわけだから、いったいこの疾患において悩みを表現できる能力は〝症状を軽減する要因〟になるのだろうか、という疑問がわきあがってくる。そうすると、エイズは精神神経免疫の考え方を実証するうえで重要な病気かもしれない」

そこで、マンデルはカリフォルニア大学サンフランシスコ医学校（ＵＣＳＦ）の同僚たちとともに、エイズ患者へのよりよい治療法を考察するために奮闘し、同時に社会的サポート、ストレスへの対処法、特定のストレスなどの重要性について、ＰＮＩ研究のどの洞察が有効であるかをつきとめようとしている。「心理的介入がこの病気の進行に対してどれほど影響を与えるのか、あるいは与えないのかについて実証する研究は、いままでほとんどなかった」とマンデルは語る。

ＵＣＳＦのエイズ・プロジェクトはエイズ患者にさまざまな心理テストや面接調査を行ない、患者の性格や経歴、最近おこった生活上の心理的外傷、性習慣、同性愛に対する心理的態度などについてより詳細な情報を得ようとした。これらの資料は、血液に関するさまざまな免疫テストと照合され、とくに免疫担当のヘルパーT細胞とサプレッサーT細胞との比率に及ぼす影響力が注目されている。免疫を抑制するサプレッサーT細胞の比率が高くなればなるほど、病気はますます悪性なものとなってゆくのである。PNI研究の草分けジョージ・ソロモンは、この研究のなかから、エイズに有効な治療法の発見につながるような特定のPNI因子が明らかになることを望んでいる。

この研究がエイズ患者の治療に希望を与えることを、ソロモンは確信しているのだ。一例として彼は、エイズ患者である二人の同性愛者のケースを取りあげている。一人は保守的な教養ある大学教授で、性生活はほぼ一夫一婦主義を貫いていた。しかし、彼は自分が同性愛であることを受けいれることができず、悲しみなどの否定的感情を表にあらわすことができないという問題をかかえていた。

ある折り、彼はソロモンに次のような切々たる話をうち明けた。それは、彼の少年時代の苦い思い出だった。父とその友人たちといっしょに狩りに行きたいと思った彼は、早起きして父を驚かせてやろうと考えた。そしてある朝それを実行に移した。ところが、父親は無慈悲にも彼をおきざりにしてさっさと玄関から出ていったのだった。「その話を聞いたとき、思わず涙がこぼれそうになりました」と、ソロモンは述懐する。「そして、そのときどう感じたかを彼に尋ねました。彼はこう答えました。『たぶん、がっかりしたんじゃないでしょうか』これこそ、がんにかかりやすい人たちに共通するといわれる感情反応なのです」

対照的に、もう一人のエイズ患者は、サディズム、マゾヒズム、あるいは異常な性行為などにのめりこんできたひじょうに淫蕩な男であった。彼は同じ趣味をもつ人々の欲望を満たすためにバーに通い、大酒をのみ、タバコを吸い、人一倍ドラッグを服用していた。ところが「彼は比類なき自己評価をもっていた」とソロモンは記している。「彼は大勢の親しい友人をもち、多くのサドマゾ主義者たちといっしょに同志を支援するグループを組織し、そこで自分たちの問題を毎週話しあっていた。彼は、自分の人生のなかでここ数年が一番プライドを強く感じていた時期であった」。ソロモンが二人のヘルパーT細胞とサプレッサーT細胞の比率を比べてみたところ、まことに興味深いことに二番目の男のほうが良好な状態を示していた。この逸話は、現在進められている心理社会的エイズ研究の重要性を指し示している。

結局、これまで述べてきたすべての研究例が示すように、健康に関するあらゆる局面で、PNI研究の知見は潜在的価値を有する、ということが重要な結論となる。たしかに、手術や抗生物質、ワクチン、レントゲン写真、鎮痛剤などは、病気を克服し、あるいは少なくともおさえこむうえでは、大きな役割を果たしている。だが、それらの効果だけでは十分でないときもあるのだ。「ヒーラー・ウィズイン（内なる治癒者）」を探究することは、万能薬を生みだそうとする試みではない。そうではなく、救済やいたわりの源への手がかりを見いだそうという試みなのである。こころがこれらの病気の経過に対して果たす役割を吟味することこそが、新しい医学体系を生みだす第一歩となるのである。

8章 がん性格の発見

サンフランシスコにあるメラノーマ（悪性黒色腫瘍）専門病院の医師たちは、皮膚がんのなかでもとくに悪性のメラノーマにかかった患者の多くに、ある特異な傾向が見られることに気がついた。彼らには共通の性格傾向が見られたのである。いずれもひどく従順で愛想がよく、極端に受動的な〝模範〟患者だった。医師たちは、このような傾向が単なる偶然の結果ではないと考えるようになった。そこで、カリフォルニア大学サンフランシスコ医学校の新進気鋭の心理学者リディア・テモショックにその検討を依頼したのである。

テモショックは、メラノーマにおかされている一五〇人以上の患者をひとり残らず面接した。やはり、医師たちの直感は正しかった。彼らは、〝人の良すぎる〟がん患者ともいうべき、きわだった性格をもっていたのである。いずれも、怒りや、恐れ、悲しみといった否定的感情をけっして顔にあらわさず、また、がんに直面しても一家の〝かなめ〟として平静さを失うことがなかった。がんを宣告されたときも、こんなふうにいう。「先生、私は大丈夫です。ただ、主人のことが心配なんです。なんでも深刻に受けとめるたちなので……」

このように、がん患者にはきわだった性格傾向が見られた。それは、短気で緊張しやすく精力的で虚血性心疾患（狭心症や心筋梗塞など）になりやすいタイプA性格とは正反対であり、また、よりリラックスして自信満々のタイプB性格とも違っていた。それでテモショックは、この新しい行動パターンをタイプC（Cは「Cancer」つまりがんの頭文字）性格と命名した。タイプC性格の人は、つねに安らぎを求め気持ちをコントロールしたがる傾向があった。テモショックによると、彼らは自分の感情をうまく表現できず、とくに否定的な感情はまったく表に出そうとはしない。「タイプA性格の人々は、威勢がいいばかりではなく、敵対心もあわせもっていることに注意しなければなりません。それと同様に、タイプC性格の人々についても、ただ人が良いというだけではなく、不快な悪感情を外に表わせないということが重要になってくるのです」と彼女は指摘する。

「タイプC性格」理論の重要性は、患者の面接を通じてますます明らかになってきた。テモショックは、自分が患者と面接しているビデオを他の心理学者たちに見せ、それぞれをタイプA、B、C性格に分類してもらった。そして、それらの患者の病状を一年半にわたって追跡したのである。その結果、タイプC性格をもつ人の大部分は、病状が悪化するか死亡するかした、いわゆる〝再発群〟のなかに集中していることが判明した。

テモショックは、このように、人が良く、消極的で、抑圧の強いタイプC性格について研究を行ない、また、少数ではあるが過去三〇年に取りくまれた〝がん親和性格〟に関する同様の報告を分析したうえで、二つの仮説を提示している。一つは、性格や態度が、がんの原因となるという証拠はないが、がん患者がどのように病気に取りくむかが、病気の経過と予後に影響を与えうるということ。もう一つは、もしあるがん患者がタイプC性格をもっているなら、「私の研究結果から判断すると、彼らは医学的に予想されるよりも経過が悪くなる危険性が高いだろう」ということである。

　さまざまな点において、がんは依然として科学的な謎に満ちている。がんは、医師たちが直面するもっとも複雑な悪性疾患であり、単一の疾患ではないのである。一般的に、がんのなかには一〇〇以上の疾患がふくまれている。したがって、がんをある特定の原因で説明することはできないし、一つの治療法だけで治そうとする試みは単なる夢物語にすぎない。

発症要因

　がんの専門医によると、われわれの体内には、将来がんになりうる悪性変化の芽がたえず生まれているという。そのほとんどは、からだに備わっている免疫監視機構によって発見され抹殺されるが、時になんらかの理由から生きのびて成長することがある。

　がんは、異常な体細胞が無制限に自己増殖してしまう疾患である。この増殖過程はまだ十分には解明されていないが、正常な体細胞が、生来の遺伝的な欠陥、あるいはなんらかの外因（発がん物質やウイルス、放射線、さらには宇宙線さえその可能性がある）が引きおこす突然変異のために悪性化するのである。初期の段階では、これらの欠陥をもつ細胞群は成長がおそく免疫系の攻撃にさらされやすいが、この攻撃をうまく逃げきると、この新しいがん細胞は腫瘍へと成長してゆく。すると今度は、免疫系のマクロファージ（大食細胞）が近づいてきてこの敵を丸飲みにしてしまう。これにも生きのびると、腫瘍はさらに大きくなってゆく。

　ところが、特定の化学物質や化学反応が、こうした免疫細胞のはたらきを阻害してしまう場合がある。たとえば、コルチコステロイドはストレスを感じると分泌される生化学物質（ホルモン）だが、免疫機能を抑制してマクロファージの活動性を低下させることが知られている。ストレスの処理能力に関する研究でも、ストレス状況をうまく処理できない人は、ナチュラル・キラー細胞の活動性が低いことが指摘されている。

さらに、ジョーン・ボリセンコは、マウスにストレスを加えると、T細胞で作られる抗がん物質であるインターフェロンの産生量が低下するという実験結果を報告している。この理由はまだ十分に解明されてはいないが、現在、ストレス下で分泌されるアドレナリンとノルアドレナリンという二つの化学物質が原因としてあげられている。これらの物質を動物たちに注射すると、インターフェロンの産生量が低下してしまうのである。

もしも、がんがこうした免疫系との対決に打ちかつと、今度は正常組織とはちがった動きを見せはじめる。つまり、「血管新生」とよばれるプロセスによって、周囲の組織を刺激し、新しい血管群を作りだすのである。この結果、より多くの栄養素が腫瘍に供給され、発育が加速されることになる。このころには、腫瘍は検査で発見しうる大きさに成長し（直径一センチ程度）、約一〇〇億個の細胞群へと増殖する。（成長速度は、急速に成長する肺腫瘍から成長のおそい前立腺の腫瘍までさまざまである。）そして、そのまま発見されないで増殖がつづくと、浸潤と転移という最終段階まで進行する。すなわち、発生部位の周囲組織に広く侵入し、あるいは血流にのって遠隔の組織にまで襲いかかるのである。

科学はいまだ、がんを引きおこす正確なしくみを完全に解き明かしてはいない。しかし、これから述べるように、がんへの感受性（かかりやすさ）に影響するいくつかの因子は知られている。

●遺伝

人々の遺伝子のなかには、あらかじめ特定の病気に対する抵抗力と感受性のリストが組みこまれている。ボストン大学医学校の疫学者でがんの専門医であるバーナード・フォックスは、肺がんになる素因も白血病と同様に遺伝するという確固たる証拠を報告している。また、少なくとも五種類の乳がんと、一四種類の結腸がんが遺伝性であるとも述べている。それより危険度はやや低いが、やっかいなのは皮膚がんである。白人はとくに皮膚がんにかかりやすいが、これも遺伝による副産物の一つである。さらに、どの民族も特定のがんに対する感受性と抵抗力をそなえているらしい。たとえば、中国南東部の人々は上咽頭がんにかかりやすく、また南アフリカの黒人は肝がんになる率が世界一高い。これとは対照的に、日本に住む女性には乳がんが比較的少ないことも知られている。（しかし、在来日本人と他のアメリカ人との乳がんの発生率はあまり変わらないので、アメリカ風の食生活にその原因の一端があるとみる人もいる。また、最近は日本でも乳がんの患者が急増している。）

●ライフスタイル

人々の生活習慣、とくに不健康な習慣は、がんに対する感受性に影響を与える重要な要素である。もっともよく知られている自己破壊的な発がん物質は、たばことアルコールであろう。すべてのがんの約三割が喫煙（すう、かむ、ふかす）に関連している。なかでも紙巻たばこには三〇〇〇以上の化学物質がふくまれ、その多くが発がん物質、もしくはその疑いがもたれているものだ。たとえば、ヒ素、ホルムアルデヒド、塩化ビニール、亜硝酸塩などがふくまれている。これに飲酒が加わると、頭頸部がん（舌がん、喉頭がんなど）のリスクがさらに五％高くなる。また、高脂質で低繊維という現代風の食生活は、子宮がん、卵巣がん、乳がん、結腸がんなどさまざまな部位のがんに関係している。

性的な習慣（またはその欠如）でさえ、がんと関係がある。三五歳をこえてから母親となった女性のほうが、若いうちに出産した女性よりも乳がんの発症率は高い。また、一八世紀初頭から知られていたことだが、修道女などの独身女性は、子供をもつ女性より乳がんの発生率が高い。それとバランスをとるかのように、若いころから性交渉があったり、長いあいだに多数の相手と性体験をもつ女性は、処女よりも子宮頸部がんの発症率が高いことが統計的に判明している。実際、精液のなかから細菌やウイルス、その他のがんの原因となる成分も見つけられている。（一部では、精液がその犯人ではないかと指摘されている。）

最後に、がん組織のなかには、発がん因子の疑いのあるヘルペス・ウイルスⅠとⅡや、そのほかに少なくとも五種類のウイルスが関係しており、このなかにはエイズの原因となるウイルスもふくまれている。

●薬物

かつて流産の予防薬として使用されていたジエチルスチルベストロール（ＤＳＢ）や、皮肉にもがん患者や腎移植患者にも使用されていた免疫抑制剤のような薬物も、がんの原因となりうる。さらに、ジランチン（てんかん患者に一般的に使用される抗痙攣剤）もまたリンパ節のがんに関係があるという。そのほかにも、ＤＥＳやエストロゲンのような特定のホルモン剤からアンフェタミンまで、少なくとも一〇種類以上の薬物が発がん性を指摘されているのである。

●地域と職業

高ヒ素化合物が多量にふくまれる水質の地域に住む人々は、皮膚がんのリスクが平均より高くなる。さらに水に混入した毒性の廃棄物、殺虫剤、除草剤などにふくまれるダイオキシンのような発がん物質も、その地域の発がん率を高める。これは、放射線やアスベストやウラニウム、ニッケル、カドミウムをあつかう職場でも同様である。染色工場の従業員には膀胱がんが多く発生し、アスベストをあつかう労働者には肺がんが多く発生している。

●年齢

年齢もまた、発がん因子の検討を複雑にするものの一つである。発がん率は、六〇代半ばを過ぎると劇的に増加してくる。老化が免疫系を弱めてしまうことが、その原因の一つだ。老化にともない、免疫機能の低下がおこると、発がんにおける心理的因子の役割はそれほど重要ではなくなってくる。実際、人生のさまざまなストレスや心理的外傷の影響は、高齢のがん患者の場合と若いがん患者の場合では異なってくるはずである。年齢に応じて、心理状態もまた変化していく。ドイツの研究者、ハイデルベルク大学心身医学クリニックのH・ベッカー医師は、乳がんの治療をうけた四九人の女性に面接を行なった。というのも、患者の主治医たちがベッカーに、若い患者（四八歳以下）の態度と、高齢の患者の態度には著しい違いがあるようだと指摘したからだ。

ベッカーはこうした指摘に興味をもち、検討をすすめた。若いほうの女性たちは、いちように病気に対して激しい感情反応を示しているばかりか、その人生において悲惨な体験をしてきたものが多いことを発見した。若い女性患者の四分の三が、なんらかの悲劇的な喪失体験をもっていたのだ。親や兄弟姉妹を失ったり、あるいは両親が別居したりしていた（たいていは父親がいない）。彼女たちのもう一つの共通点は、孤独な幼年時代を送っていたことだ。幼い眼にはいつも冷たく無関心な両親が映っていた。そのころから、弟や妹の子守りに追われるといったつらい日々を過ごしていたのである。

若い患者たちはまた、動悸や腹痛といった心身症的訴えも多い。そして、高齢の患者たちとはちがって、自分たちのがんは心理的要因によると確信しているものが驚くほど多かった。この女性たちは、どちらかというと精力的、野心的で、結婚や母性といったことにはあまり関心をもたず、性生活を楽しんでいるのはせいぜい一割ぐらいだった。

一方、高齢で発症した患者たちの人生には、これといった特徴はみられなかった。若いころにもとくにつらい体験や混乱はみられなかった。妻と母親の役割を果たし、性生活も普通だった。

このように、ベッカーの調査した患者が明らかに年齢によって二つのグループに分けられたことは興味深い。つまり高齢の女性たちは、からだが病気に屈服したという純粋に医学的な症例なのに対して、若い女性たちの症例は、感情的な背景が病気に複雑に関与しているように思われたのである。

●心理社会的な要因

現代社会は、科学技術が確立され、そこに絶対の信頼をおく時代といわれる。しかし、がんに対しては、ほとんど迷信的といってよいほどの強い恐怖心を人々は抱きつづけている。だが、こうした恐怖心も、あながち非合理的とはいいきれまい。なぜなら、アメリカにおける全国的な統計をみるだけでも、恐ろしさをかきたてるのには十分だからである。

・アメリカの四分の三の家庭ががんにおかされている。
・現代アメリカの約三〇％（六六〇〇万人）が死ぬまでにがんにかかる。
・三歳から一四歳までの子どもの死因のトップはがんである。
・一九八三年のがん死亡者数は、概算で一日に一二〇五人、一分間にほぼ一人の割合であった。
〔ちなみに、日本における統計では次のようになっている。
・一九八一年から七年連続で、日本人の死因のトップはがんである。これは死因全体の約二七％、約二〇万人にあたる。
・一〇歳から一四歳までの子どもの死因のトップはがんである。
・一九八七年のがん死亡者数は、概算で一日五四七人、二分間にほぼ一人の割合であった。」
がんの本質を解明するために、これまで数多くの試みがなされてきた。しかし、そのほとんどががんの身体的な側面にのみ注目したものだった。心理的な要因が研究者の好奇心を刺激することはあったが、「がんと心理」の直接の関連性は明らかではなかった。精神神経免疫学（ＰＮＩ）の学者たちは、ベッカーの調査した若い乳がん患者たちに関する研究結果によって、こころとがんの関連性について深く考えさせられることになった。はたしてこころががんへの感受性（かかりやすさ）に影響しうるか、という課題があらたに提起されたのである。長年にわたるＰＮＩ研究の末にようやく、心理状態ががんの経過に影響をおよぼしうるという証拠が提示されはじめたのだ。

●がん性格

リディア・テモショックの報告も、がんの心理学と、〝がん親和性格〟に関する一連の研究成果の一つであるが、このような「がんに心理学的な背景がある」という考えは、実は医学が誕生した当初からすでに指摘されていたことであった。心理学者のローレンス・ルシャンは、人生上のなんらかの苦難を経験したすぐあとに、突然がんにみまわれたという報告を、一八世紀の文献のなかに発見している。ルシャンは、その典型的な症例を引用している。「最愛の娘の死にあい、母親はひどく落胆してしまった。やがて乳房が腫脹しはじめ、痛みもあらわれるようになった。たちの悪いがんが、みるみる大きくなってしまったのであった」という。また、紀元二世紀にはガレーノスという医師が、「ゆううつな女性は、楽天的な女性よりも乳がんにかかりやすい」と記している。近年では一八七〇年に、英国の名医であったジェームズ・ページェット卿も、「不安がつのったり、期待を裏切られたり、絶望したりしたすぐあとで、がんが急速に進行する症例がたいへん多い。この事実から判断すると、心理的な抑うつ状態も、がん体質の原因となるさまざまな発がん要因の一つとして見逃すことができない」と指摘している。

一九五〇年代、ユージーン・ブルンベルグがカリフォルニア州ロングビーチにある退役軍人病院のがん患者たちにみられる顕著な性格傾向を指摘したことで、がんの心理学に対する科学的関心が高まった。「ひじょうに興味深いことに、礼儀正しく、ひかえめで、ほとんどけなげなほどに従順な患者たちの病状が、急速に進行する一方、はっきりと意見を述べ、時には医師たちをてこずらせるような患者は治療効果があがって回復したり長生きしたりする」と報告している。

ブルンベルグは、心理テストを用いて、がん患者たちの「不安と抑うつの程度」と「抑圧された感情や緊張を発散する能力」を検査した。その結果をがんの進行度と照らしあわせたところ、そこに興味深い関連性が見いだされた。腫瘍が急速に進行した患者たちは、「生まじめで、協調性がありすぎ、人が良すぎて、心配症でひどく感じやすく、受け身でひかえめな性格」をもつ傾向があり、そもそも病気にかかる以前からこうした性格であったことが判明したのである。

一例として、ブルンベルグは、入院してきてからほんの五カ月で亡くなったホジキン病（リンパ節のがん）患者を紹介している。この患者は「いっそのこと、心臓発作で死んでしまいたいと、発作がおきても発作止めを飲まなかったことが何度かありました」と、医師たちにもらしていた。ブルンベルグはこうした彼の態度について、「彼は、がんをすすんで受けいれる状態にあったのです。死ぬことによって、彼がずっと待ち望んでいたこと――すなわち、人生とその耐えがたい問題やストレスから解放されること――がかなえられることになるからです」と述べている。

一方、がんの進行が遅い患者は、人生のさまざまなストレスをのりきるコツをつかんだ患者たちだといえる。このことが彼らの生存を可能にする秘密の一つであろうと、ブルンベルグは指摘している。乳がんと診断されたある患者は、「わたしを見守ってくださる全能の神の御教えに反するので……」といって、あらゆる通常の医学的な治療を拒んだ。しかし、なんとその診断から一〇年たっても彼女は生存していたのである。

ちょうど、ブルンベルグが研究を行なっていたそのころ、ニューヨークでは心理学者のルシャンも〝がん親和性格〟について調査を行なっていた。彼は二五〇人のがん患者に面接し、その成育歴（どのような人生を歩んできたか）を他の疾患の入院患者たちと比較してみた。この面接結果を分析して、がん患者の人生にはっきりとした共通性を見いだした。すなわち、

◎がん患者たちの記憶には、寂しさと孤独にいろどられた孤独な幼年時代があった。親との関係はぎすぎすしているか険悪なものだった。こうしたなかで、彼らは人に対する基本的な信頼感を失ってしまう。

◎成人して、仕事、生きがい、恋人や子供など情熱をかたむける対象を見いだし、それを人生の中心に据える。

◎ところが、なんらかの理由で、その大切なものが失われる。会社を首になったり、最愛の子供を失ったり、つれあいが死んだりする。そのショックが尾をひき、代りの生きがいを見つけることができず、失意のどん底（抑うつ状態）におちてしまう。そして、七、八カ月がたって、彼らはがんと診断されることになる。

当時、フィラデルフィアのジェファーソン医科大学にいた心理学者クラウス・バーンソンもがん患者の成育歴を調査していて、がん心理学の存在に気づいたひとりだった。それは、自分たちの両親は冷たくよそよそしい人間だったと告白するがん患者の多いことや、彼らが自分の感情を抑圧していることに気づいたから

である。そして、「自らの望みや要求に耳をかたむけず、内心の寂しさをおし隠してつねに楽しそうによそおい、お人好しを演じつづける。こうした感情的なかたくなさは、彼らが受けてきた厳格なしつけにも一因がある」と、バーンソンは指摘している。

彼のほかにも、性格や心のもち方を特定の疾患にむすびつけようと試みた研究者がいた。肺がん患者の心理研究の第一人者、スコットランドのデーヴィッド・キッセンである。彼は生涯かけて、肺がん患者と健康人の性格上の相違を見つけだそうとした科学者であった。キッセンは、数百人の肺がん患者に対して心理面についての詳細な面接調査を行ない、その生き方、考え方、感情にメスを入れた。

子供時代の心理的外傷について尋ねると、やはりがん患者は親、兄弟、姉妹の死といった喪失体験を語りがちであったという。ただし実際には、幼いころに親が死んだという事実さえ思い出すのに苦労する人が多かった。どうしてこうした重要な出来事を覚えていないのか不思議である。わざと避けているのか、あるいは両親に深い愛情を感じていなかったのかはっきりしない。ただ、たしかなのは、がん患者たちはこのように自分の感情を率直に表現できないという事実だった。いかなる感情がわきあがってきても、それをおさえこんでしまうのである。ここで、一つのパターンが浮かびあがってくる。すなわち、わびしく感動のない人生と心のもちようが、なんらかのかたちでがんの発症に関係しているらしいということだ。

どの人ががんにかかるかを心理状態が左右するとすれば、すでにがんにかかっている人の経過に対して、心理状態はどんな影響をもたらすのだろうか。二人の人間が同じ種類のがんにおかされて、同じ治療を受けても、経過が異なるのはなぜだろう。心理的な因子がこの相違の原因なのだろうか。こうした疑問には、ロンドン王立大学病院の精神科医H・スティーヴン・グリアとその同僚ティナ・モリス医師が答えてくれる。一九七〇年代の初期から、グリアらは乳がん患者の経過を観察してきた。

彼らもまた、乳がん患者たちがつねに感情、とくに怒りを抑圧しているらしいことに気づいていた。この患者たちも、テモショックが指摘したように〝模範的な〟患者だったのである。そこでグリアは、「どのような心構えががんの発育を早め、どのような態度ががんの進行を遅らせるか」を明らかにしようと考えた。

彼は、一〇年間にわたり患者たちの経過を観察した結果、興味深い現象を見いだした。再発もなく、もっとも長く生存した患者たちは、はじめてがんの宣告を受けたとき、次のいずれかの反応を示していた。すなわち、重大な異常はまったくないとかたくなに否定するか、なんとしてもがんに打ちかってみせると決意し〝闘争心〟を燃やすかのいずれかの態度である。一方、あっけなく死んでいった女性たちの、がん宣告後の反応は、平然としてなにもなかったかのような態度をとるか、まったく絶望的になるかのいずれかであった。

がん患者の成育歴を研究するさいには、いくつかの避けようのない問題に直面することになる。その一つは、「記憶」の問題である。研究者たちは、患者に人生のさまざまな出来事を質問してゆくなかで、六カ月以上前の出来事に関しては記憶があまり正確でなくなることに気づいた。まったく正常な人間が、たいせつな友人や親戚の死をすっかり忘れてしまうのである。実際のところ、古い出来事が新しい出来事によってつぎつぎとおおい隠されてゆくのは、当然である。しかし、がん患者の場合は、ごく最近の記憶が古い記憶を薄れさせるばかりか、時には完全に消しさってしまうのだ。そのため、がん患者にその発症に先だつ人生上のストレス事象を問いただし、比較検討するのは、たいへんむずかしいこととなる。

第二の問題点は、ほとんどの研究が「すでにがんにかかっている患者」を対象としているという点である。がん患者であるということが、すでに一般人と彼らの立場を大きくへだてている。そのために彼らは、病人という立場から自分の過去を解釈しなおす傾向があるのである。さらに、人生上の出来事ががんの発症に関係していると彼ら自身が考えはじめると、あらゆる事件が新たに大きな意味をもつことになるわけだ。そうでなくても、がんであることとの苦痛と、それにともなうすべてのこと――治療への恐怖、治療内容、化学療法や手術、放射線療法などのつらさ――は、肉体ばかりでなく精神にも大きな負担を課しているのである。

結局、医師が見いだした性格や態度の変化は、がんという疾患それ自体によって引きおこされたものかもしれないのである。今日の腫瘍学者は、抑うつ状態が膵臓がんの初期症状の一つであることを経験的に知っているが、おどろくほど多くの膵臓がん患者たちがなぜこうした症状を呈するかを正確に把握しているものはいない。白血病やリンパ節のがんや肺がんなどが、知らぬまに脳に進展している場合もある。また、ハーヴァード大学の心理学者ジョーン・ボリセンコは、がんが中枢神経系をおかしたり、ホルモンの絶妙な内部バランスを乱すことで、人の感情や性格にまで影響をあたえることがあると指摘している。さらに、腫瘍のなかには、特定のホルモンを分泌するものがあり、その一部は態度や気分を変えてしまうこともあるという。

このような患者の過去をふりかえって調査する「うしろ向き検討」の価値は、一つには次のような重要な疑問を提起したことにある。すなわち、がん患者は、他の患者より感情的に抑圧されているか、孤独な幼年期を過ごしたのか、たいせつな人とのつらい別れが発がんの引き金になったのか、などの問いである。

こうした点を明らかにする最善の方法は、「前向き検討」である。まず、健康人の大きな集団を対象として、その性格的な特徴を調査する。そして、二〇年から三〇年たった時点でだれががんにかかったかを確認し、どのような性格ががんの発病を予告していたかを見つけだすという方法である。当然ながら、病気になる以前から患者たちを観察できることが、この方法の最大の利点である。

この方法によれば、研究者たちは、「がんの結果として特定の性格がつくられたのか。ストレスの原因となるような人生上の出来事が起こったのちにがんが発症したのか」という疑問にもはっきりと答えることができるはずである。

まさに単純明解な方法ではあるが、この方法にも明らかな欠点がある。というのは、このようなプロジェクトには、膨大な資金と多数の被検者が必要となるからだ。限られた調査期間中にがんにかかるのはごく少数である。したがって、母集団はひじょうに大きなものにならざるをえない。ではどのくらい大きなものか。がんの研究者であり行動疫学者（Behavioral epidemiologist）であるバーナード・フォックスが国立がん研究所に勤務していた当時の試算によると、一万人を二〇年以上追跡する必要があるという。ここで、もう一つ問題が生じてくる。一万人の人々を二〇年間も追跡して統計処理するというのは容易な作業ではないということだ。というのも、平均的なアメリカ人は七年ごとに転居するからである。

そこで、実現可能な手段として、すでに行なわれている長期研究の成果を利用する方法がとられる。なかでももっともよく知られている研究は、一九四六年にキャロライン・トーマス博士（現在は名誉教授）の指導のもとにジョンズ・ホプキンズ大学医学校が行なった調査である。そのテーマはきわめて単純なものであった。すなわち、高血圧や血清コレステロール値が高いといった身体的因子が心疾患のリスクを高める指標となるのと同じように、心理的な特徴――性格特性、行動様式、家族関係など――が将来の心疾患の指標になるかというものであった。

そうした目的に沿って、トーマスは一九四八年から六四年までに、ジョンズ・ポプキンズ大学医学校の卒業生、合計一三〇〇人を調査対象として選んだ。まず、身体面と心理面に関しての総合検査を実施し、それぞれから詳細な家族歴も聴取した。そして、卒業後も継続して、その最新の疾病歴を郵送しつづけてもらったのである。

トーマス医師の当初のねらいは冠動脈性心疾患（狭心症、心筋梗塞など）にあったが、途中から、心理的要因に無関係な身体疾患としてがんも比較研究の対照に組みこまれた。そして一九七〇年の半ばから、過去三〇年あまりにわたり集積してきたデータの解析が開始されたのである。

この結果、一九七八年の時点で、卒業生一三〇〇人のうち二〇〇人あまりが重い疾患にかかっていた。すなわち、高血圧、冠動脈性心疾患、そしてがん（四八人のがん患者）である。彼らの学生時代の記録を調査するにつれて、がん患者記録からは、精神病患者や自殺者に似た興味深い傾向が浮かびあがってきた。これらの学生たちは、いずれも家族関係に関する心理検査で著しく低い得点を示していたのだ。なかでもとくに低かったのが、親との親密さの項目だった。

がん患者たちは一般に、自分と親のあいだには感情的なふれあいが乏しく、両親同士も仲が悪かったと記していた。そして、家庭内のいさかいやわだかまりが他の人々よりもきわだっている傾向にあった。

この傾向はその後も続いてゆき、二十代の学生時代かなり殺伐とした家庭生活を送ってきたと回答していた人たちの多くが、四十代、五十代になった時点でがんにかかっているのである。トーマスは、この発見は他の研究者たちが行なった研究結果とも一致していると述べている。たとえば、クラウス・バーンソンはその研究のなかで、がん患者はある種の疎外感を感じており、それは彼らの子供時代に起因しているようだといっている。またルシャンも、がん患者たちは習慣的にその感情、とくに否定的な感情をおさえがちであると指摘している。こうした性格描写は、トーマスが対象とした医学校の卒業生たちの性格と共通している。つまり、人生の早期に確立され、なんらかのかたちで彼らの発がんのリスクを高めることになった性格パターンである。感情面からみると、この特性は「抑うつ状態」と呼ぶことができる。

がんと抑うつ状態

抑うつ状態が、がんの原因となるのだろうか。がんのＰＮＩ（精神神経免疫学）研究に従事している多くの研究者はそのように考えている。この仮説を証明する証拠が、「偽前向き検討（pseudoprospective studies）」からいくつか生まれている。「偽前向き検討」とは、がんを疑うような所見のある人々、たとえば乳房の腫瘤や肺の異常陰影、パパニコロー検査（痰や腟上皮などの細胞をパパニコロー染色する検査）にでた異常などをもつ人々を観察していくものである。

研究者たちは、最終診断が下されてがんの存在が確定する前に、面接を通して彼らの性格と過去の心理的体験についてできるかぎり詳細な情報をあつめ分析し、どの患者ががんになるかをなんとかして予測しようと試みる。この方法は、もし私たちのこころの状態が、からだの感受性に影響を与えるとすれば、心理的な指標をもとにして、がんにかかるリスクの高い人々を予測できるはずだという原理に基づいている。

ロチェスター大学のアーサー・シュメールとハワード・アイカー両医師によって行なわれた研究は、この種の研究のなかでももっとも印象的なものの一つである。彼らは、たとえば配偶者の死のようななんらかのストレス状況を経験し、そのストレスに完全に打ちのめされた後にがんなどの疾患が出現することに気がついた。そこで、パパニコロー検査の結果子宮頸部がんの疑いのある細胞が発見された女性たちの集団を調査対象として選んだ。その女性たちは、病院でさらに精密検査を受けるように指示されていた。研究者たちは、どの女性ががんと判明するかを、心理面の評価を通じて診断の確定前に予想しようとした。シュメールたちは、人生で絶望的な大波乱を体験した女性ががんと診断されるだろうと予測した。

シュメールとアイカーは、合計五一人の女性たちに一連の心理検査を実施し、そのあと一時間ばかり自分自身について語ってもらった。医師たちは、その話のなかから抑うつと絶望を示す言葉を探しだそうとしたのである。シュメールはそのような否定的感情を次のように定義している。「人生において何かをなし遂げることに失敗し、その責任がすべて自分にあると思いこんだ結果生まれてくるような挫折感、絶望感、無力感」

これらの検査と面接をもとに、シュメールとアイカーは、一八人の女性ががんであり、残りの三三人はがんではないと予想した。予想の的中率は驚くほど高かった。すなわち、がん患者と考えられていた一八人のうち一一人が実際にがんであり、がんでないとされた三三人のうち二五人はがんではなかった。こうした結論は、女性たちがのりこえてきたストレスの総量から得られたものではなく、ストレスに直面したときに感じた「絶望感の強さ」を基準にみちびかれたものであった。

がんになったある女性は、不実な夫に対して「子供がいるから」とか「彼には私が必要なの」という理由でがまんしつづけていた。これとは対照的に、がんにならなかった患者のひとりは、恋人とのあいだで同じような状況が起こったが、さっさとその関係を清算してしまった。こうしたことは、いずれも診断に先だつ六カ月間以内にあった出来事であった。

シュメールは、正式な研究が終わった現在でもがん患者についての研究を続けており、彼らに特有の性格特性のいくつかを再確認している。患者たちはいずれも人を喜ばせることを好み、ひどく従順である。そのことは、彼らがなぜ絶望的な状況にとどまることを好む傾向にあるのかを究明する一助になるだろうとシュメールは述べている。さらに、ひじょうに献身的で他人を助けたがる傾向もよく見うけられる。したがって病院ではいつも〝模範的な患者〟となるわけだ。これもがん患者に特有の性格のあらわれだと考えている。「私がハイリスク患者と考える目安は、過度に良心的で献身的な姿勢である。また、がんでない患者たちに比べるとより抑うつ的だという傾向があった」とシュメールは指摘している。

「抑うつ状態」もまた、がんに関する心理的因子の研究においてはたびたび取りあげられてきたものの一つである。一九五七年から五八年にかけて、シカゴウェスタン電気会社で働く二〇〇〇人以上の労働者に一連の心理検査が行なわれ、豊富な検査データが集められた。それから二五年たって、シカゴ大学のライナス・ビーリオースカスとリチャード・シェケールというふたりの研究者がたまたまこのデータを発見した。彼らは、この心理検査の結果を分析し、それぞれの労働者の心理状態と行動様式を検討したのである。

このデータをふまえ、今度は被検者たちの現在の健康状態の調査を開始した。その結果、全労働者のうち六〇人ががんで死亡していることが判明した。そこでふたりは、たとえば喫煙や飲酒といったがん患者に共通する因子を心理面から見いだそうとした。そして、がん患者に見られた顕著な因子は「抑うつ状態」だった。それは入院や治療の対象となるほどではないにしても、平均レベル以上の抑うつ傾向を示していた。統計的にみて、がんで死亡した人は、がん患者以外の人と比較して抑うつ傾向が二倍も高いという結論を得た。こうした抑うつ群にがんの多いことは、彼らの飲酒や喫煙習慣からは説明しきれないものであった。

がん性格の真偽

こうした証拠を前にすると、どうしても「がんになりやすい心理状態」というものを仮定したくなる。いずれのデータからも、がん患者の心理的特徴のいくつかがあらわれているようだ。がん患者に共通するストレスと心理的な傾向は、つぎのようなものである。

・たいせつな人間関係や人、もの、人生における立場や地位などを喪失した体験がある。
・性格は融通がきかず従順で、自分に対しては極端にきびしい。
・両親に対して疎外感や感情的なわだかまりをもっている。
・感情をうまく表現できず、怒りなどの激しい感情をがまんしたり抑圧したりしてしまう傾向がある。
・人生上の転機にうまく対応できず、ストレスに直面すると絶望感や無力感を抱いてしまう。

・医学的治療が必要なほど重症ではないが、心理検査では平均をかなり越えるほどの抑うつ状態にある。

がんに対する心理的な影響についてこうした研究のいくつかは興味深いが、さらに多くの慎重な研究が必要とされる。ボストン大学医学センターの疫学者であり、この分野の専門家でもあるバーナード・フォックス博士は、「研究結果をうのみにするべきではない」と注意を喚起している。国立がん研究所にいた当時、フォックスは心理状態とがんとの関連についてのさまざまな研究の良否、優劣を、科学的な調査の妥当性という面から再評価してみた。

この分野における数十年の研究報告を検討した結果、彼は次のような見解を述べている。「さまざまな研究が行なわれているが、がん患者にもあらゆるタイプの感情がみられるという単純な事実をまず指摘したい。抑うつ状態だけが比較的頻繁にあらわれてくるようではあるが、これとても一般化するには注意が必要である。なぜなら、これらの研究においても、抑うつ傾向ががんの予測につながるとは述べられていないからである。がん患者の場合には、他の心理状態に比較して抑うつがよく見いだされるにすぎないのである」と指摘している。

また、研究報告のなかであげられている証拠のいくつかに対しても彼は疑問を投げかけている。たとえば、キャロライン・トーマスの研究についてこう述べている。「第一に、この調査の目的はもともと心疾患の発症要因の解明であった。がんについてはあとから偶然加えられたにすぎない。第二に、がんの症例数がたったの五〇人ほどでは少なすぎて、きわだった特徴を指摘するには不十分である。最後に、あまりに多くの要素が検討されているので、仮にそれらのあいだに重要な関連を見いだしたとしても、それはまったくの偶然にすぎないかもしれない」と。

フォックスらは、研究上の不備は別にしても、これらの研究はもっと根本的な疑問に答えていないと指摘する。つまり、ストレスや性格ががんの原因になりうるのか。そしてもし、心のもち方や心理状態ががんに影響を与えるとしたら、そこにはどんなしくみが働いているのか、といった疑問である。

理論的には、ストレスが神経内分泌系に変化をもたらし、これが生化学的な反応を起こし正常細胞を悪性細胞に変異させ、その結果がんが生まれる、と考えられる。

あるいはまた、ストレスが免疫系を弱めて腫瘍の形成をくい止められず、抹殺可能なはずの小さながんが大きく急成長するのかもしれない。

第三に、ストレスがすでに体内にあるがんの発育を早めてしまう可能性もある。腫瘍はストレスの直接の影響を受けるばかりでなく、免疫系における抗腫瘍因子の損傷によって急成長をはじめることがあるのである。

バーナード・フォックスは、特定の人生の出来事や一連のつらい出来事が腫瘍の原因になるという説には同意していない。また、人生上のストレスに関する調査のなかには、重要な出来事の調査をするのに半年から一年程度しか過去にさかのぼっていないものさえあると報告している。だれしも、配偶者の死といった人生上の大きなストレスを経験した後にがんにかかったという人を身近に思いあたるかもしれない。しかし、がんはもともと存在していたのかもしれない。事実、一つのがん細胞が増殖し発見可能な腫瘍に成長するまでには、数年という年月を要する。肺がんについていえば、もっとも成長の速いがんで二年、そのほかでは五年の潜伏期間がある。乳がんについては、少なくとも五年、最長で一一年の潜伏期間があるのである。

さらに、がんにともなって起こる気分や態度の変化を説明する別の見解もある。サンフランシスコのウェストコーストがん財団のがんの専門家ダフネ・パナジスは、がん特有の性格特性はがんと同時に生まれた可能性もあるし、がんのほうがこころの変化に影響したという〝逆の因果関係〟を示している可能性もあるという。つまり、なんらかの要素ががんの成長をうながし、その後にがんの性格が出現したのかもしれないというのだ。

家族歴にがんが多い家庭の子どもを考えてみよう。その親の片方が比較的若くしてがんで病死したとする。残された親はつれあいの死を悲しみ、子どもをかえりみないかもしれない。子どもは悲嘆にくれる親にかまわれず、社会に適応できない抑うつ的なおとなになってしまうかもしれない。そして、中年をすぎてこの子ががんにかかった場合、がんの家族歴をもつことは、がんの遺伝的体質をもつことと性格のゆがみを形成することの両方の原因となるわけである。

生存の秘訣

時には、医学的な予想に反して、がんとの厳しい戦いに勝ち残る人がいるのも事実である。彼らが他のがん患者と違うのは、いったいどのような能力や態度だったのであろう。

ピッツバーグ大学の心理学者サンドラ・レビィは、この点を追求してきた。彼女はまず、「模範的ながん患者がかえって生存期間が短い」という医学的通説が真実かどうかを過去数年間にわたり検討した。シュメールやアイカーら専門家たちの指摘のように、模範的で従順な患者たちは闘争的な患者たちよりも経過がよくないというのは、はたして真実なのだろうか。

レビィは国立がん研究所の免疫学者ロナルド・ハーバーマンと乳がんの専門医マーク・リップマンとともに、七五人の乳がん患者たちについて調査を行なった。とくに彼女らの心構えと健康状態に注意しつつ、その進行状態を一年間追跡した。しかも、あえて予後のよくない再発した乳がん患者を選んだ。その結果、一年間で六人の女性が死亡した。

生存したがん患者たちは、経過が安定していたにもかかわらず訴えがもっとも多い患者たちだった。そこでレビィとハーバーマンは、この口数が多く手のかかる患者たちの血液検査を行なった。その結果、抑うつや不安といった心理的な訴えの多い女性たちほど、がんと闘うナチュラル・キラー細胞の活動が活発であることが判明した。また予後も良好で、こうした態度が免疫系のがんと闘う細胞を動員するのに役立つことを示していた。

興味深いことに、ロック博士らによるキラー細胞に関する研究結果では、見かけ上は正反対の結果がでていた。それによると、健康な大学生では、抑うつや不安をもっとも強く訴える人ほど、ナチュラル・キラー細胞の活動性が低かったのである。彼らはレビィ医師の患者たちのように否定的な感情をもっていたにもかかわらず、反対の結果になったのである。

いったい、この二つの結果は矛盾するのだろうか。どちらかの研究が完全にまちがっているのだろうか。そうではない。シカゴの心理学者ライナス・ビーリオースカスは、このような明らかな矛盾の意味を理解しようとして、次のような説明を試みている。「まったく健康な学生が、抑うつや不安を訴えるのは異常なことです。同様に、がん患者が何も訴えないのもこれまた異常なことです。健康な人にとって正常な適応行動は、病気をもった人のそれとはおのずと異なってくるのです。病気にかかった人が、何かと訴えるのは当然のことです。つまり、病人にはたしかにいろいろ訴えるはっきりとした理由があるはずで、訴えのないことこそどこかに無理があると考えられるのです」

幸運なことに、ＰＮＩの知見を治療にいかす綿密に計画された取りくみが、まだ実験的ではあるがすでにもう始まっている。カリフォルニア大学サンフランシスコ校の心理学者リディア・テモショックは、感情表現、とくに「否定的な感情表現を避けるタイプＣ性格のがん患者に関する研究」に、その成果のいくつかを応用している。彼女は、そのアプローチはまだ実験段階で、とりかかったばかりだと強調しているが、すでに有望な結果がではじめている。

　このアプローチは、がん患者の「からだへの気づき」を強めるように計画されている。つまりこれは、患者が病気をしっかり受けとめることで、自らの行動を積極的に変化させられるような試みなのである。とくに忘れられない症例は、ある〝人の良い〟典型的なタイプＣ性格の白血病の男性だった。彼の余命はせいぜいもってあと数カ月と宣言されていた。テモショックは、「私たちは彼に、からだの欲求もふくめて自分がなにを必要としているのか気づかせることに最大の努力を傾けました」と語る。とにかく彼は、休息とか健康といった基本的な欲求さえひたすら無視しつづけた。「彼は自分がどれほど疲れているかなど気にもとめなかった」と、テモショックは一つの例をあげて語りだした。

「ある晩だって、このがん患者さんは夜おそくまで医療費請求書の整理に没頭して、注意されなかったらいつまで続けたことやら。床についたときには疲れきっていたしまつよ」

　彼は、テモショックの治療意欲をかきたてるような、典型的なタイプＣ性格の〝お人好し〟だった。「四六時中、こんなふうにふるまっていたのよ」とテモショックは苦笑しながら当時のことを回想する。

「ある日も、私と病室でたいせつな話をしていたの。そこへひとりの看護婦がスーと入ってきて、『失礼します。いま注射をしてもいいですか』と彼に尋ねたの。彼は『えーと……もちろんいいですよ。お願いします』と答えた。私が当惑して彼を見ると、ようやく気づいて、『そうそう、すみません。いま面接中でした。あとにしてもらえますか』といいなおしたのよ。

　また別の機会に、次に会う約束をしようと『何時に来ましょうか』と尋ねると、『何時がいいですか、先生は』というの。それで私が『だから、あなたの都合のいい時間を聞いているんですよ。じゃあ、午後三時ごろでいいですか』というと､彼は『大丈夫だと思います。なんとかすれば……』と少しためらうの。『じゃあ、その時間はつごうが悪いんですか。どうして答えてくれないの』というと、『じつは……その時間には家内が来る予定なんです』という返事よ。『そうならそうとはっきりいってくれればいいのに。それがあなたのテーマなのよ』といったぐあいよね」

彼にとっては、いままでの人生において行なってきたほとんどのことを、従来とは違ったやり方でやりなおすという、苦しい再学習のプロセスであった。彼は生まれてはじめて自分自身のからだとこころの欲求に耳をかたむけるようになってきたのである。そして、しだいに、自分自身の欲求を通すいいわけとして〝がん〟さえも利用するようになっていった。私が面接に行くと、「先生、今日は、治療のせいでもうくたくたなんです。あす、出なおしてもらえませんか」。まだいくらか遠慮したいい方ではあったが、以前にはけっしてこうはいえなかったのだ。

このような性格や態度のわずかな変化だけでは、この療法が彼の病気の経過にどのくらい大きな影響を与えたかを判断するのはむずかしい。しかし、少なくとも彼のなかに肯定的な変化を生じさせていることだけはたしかだった。重い病気にかかったことで、ようやく長いあいだ疎遠だった息子とも連絡をとる気になったのだ。

この療法が進むにつれて、彼の症状は回復しはじめた。プログラムの開始前には、免疫機能の指標は日に日に低下しており、したがって予後も不良だった。ところが、テモショックの療法を行なうにつれ、白血病の経過は好転してきた。つまり免疫機能は回復しはじめ、ふたたびからだをコントロールできるようになった。彼女は満足げに語る。「彼は、みるみるうちによくなっていきました。血液数値は回復しつづけ、いまではもう退院しています。まだ多少の問題はありますが、全体にうまくいっていますよ」

テモショックは、自分が治したとか、奇跡をおこしたなどといってはいない。ただ、彼の人生に対する取りくみ方を改善しただけだという。

彼女はまたバイオフィードバック装置も利用している。その目的は、患者を訓練して体調を改善するためではない。バイオフィードバックがいかに彼らの感情を正直に表示してくれるかを示すからである。彼女は、ユタ州からきたメラノーマにかかった女性にバイオフィードバックを装着して、最近怒りをおぼえた体験を思い出すようにと指示した。「こうした人にとっては、これは重要な質問なんです」とテモショックは説明する。その女性は冷静な口調である出来事を語り、「でも私はそんなに頭にもこなかったんですが」とつけ加えた。しかし、バイオフィードバックの表示は、その言葉とはまったく裏腹だった。すなわち、彼女の興奮と緊張をはっきりと表示していたのだ。

このように、バイオフィードバックは、患者に対して客観的な学習チャンスを与えてくれる。テモショックは、「これによって彼女は、怒りを表現することの大切さ、つまり、それが自然であると気づいたの。でも、それを理解するためには、目の前にはっきりとわかるように提示されなくてはならなかったわけね」と語る。

「私の研究は、まだ始まったばかりの手探りの段階です」と認めつつ、「とはいっても、がん患者が心理面をはじめとして病気のあらゆる側面に対処できるように私たちが援助してやり、しかもその方法が知性と感性に裏づけられているとするならば、よい結果が得られるのはまちがいないはずです」と述べている。

カナダのオンタリオがん研究所の腫瘍学者アラステア・カニンガム医師は、その著書である『がんの心理学的背景』のなかで、「がんに対する心理的アプローチがその予後に影響を与えるという説には、十分な科学的証拠はいまのところない。しかしながら、これまで得られた証拠からすると、試してみるだけの価値は十分あるだろう」と述べている。

科学がその英知の限りを尽くしても発見できなかったがんの治療法が、すでにわれわれの「こころ」のなかに存在していたのであろうか。人は、がんになる性格や感情反応や気分をかかえているのだろうか。多くの反論にもかかわらず、がんとこころとの関連性を完全に否定することはできなかった。とはいえ、あまり複雑すぎてその関連性を明らかにすることもできていないのである。そうではあっても、それについての概略を述べることには支障がない。

◎ストレスや、感情や性格傾向が、がんの原因となりうるという科学的証拠はない。

◎しかしながら、長いあいだ医学の片すみに追いやられていた、心のもち方や心理状態ががんの経過に影響しうるという考え方は受けいれられつつある。まだ確実とはいえないが、とくに「抑うつ状態」がリスク要因となるらしいということを示す十分な証拠がある。さらにもう少し確実性は落ちるが、家族関係の混乱ががんの感受性に影響をしているようだ。最後に、感情が免疫機能を抑制することで、がんを発病させやすくしているという可能性もあるようだ。

◎だれががんにかかるかを予測することはまだ不可能である。しかも、がん患者の精神を徹底的に調べあげれば、それでがんに打ちかつ方法が見つかるとも思えない。したがって、まず最初に手をつけるべき事柄は、この病気に関するあまりに多くの多様な心理面あるいは行動面の要因を整理することである。

がんのようなきわめて複雑な疾患を前にしては、「がんと心理の関連の謎」に挑戦しようとしても、圧倒されてしまうのも無理からぬことであろう。しかし、今日では、ＰＮＩ研究によってこころとからだの関連について十分な知見が得られはじめている。リディア・テモショックのような試みが正当に評価されるのも、こうした成果をふまえているからである。不幸なことに、精神神経免疫学が医学の本流に入りこむには、一つの落とし穴がある。９章で指摘するように、人々が熱狂のあまりあわてて、ＰＮＩ研究の知見を、ＰＮＩとは無関係でときには危険ですらあるいわゆる「ホリスティック医学」と称する療法に性急に取りいれてしまうならば、それは問題である。

9章 「内なる治癒力」の探究

「あなたは、『スタートレック』をややディズニー風にアレンジしたような新しい世界のなかにいます。まずはハイテク機器のはめこまれた安楽椅子にゆったりと腰かけ、目の前の大きなスクリーンに浮かびあがるコンピューターアニメに目をこらしましょう。白血球があなたのすぐ目のまえまで迫ってきて、免疫系ががんを攻撃するイメージが楽にわいてきます。この部屋の壁は外からの雑音を減らすために、防音材でおおわれています。穏やかな音楽と波の音（騒音を消すためのホワイトノイズ）が特別のヘッドホーンを通してあなたの耳に自然に流れこんできます。ホワイトノイズのどこかには、あなたの「右脳」へ向けた健康になるためのサブリミナルメッセージがしくまれているのです。あなたは二一日間毎日、この部屋でアニメをながめ、音楽に聴きいることになります。のこりの時間は、がんへの恐怖心を克服したり、栄養や運動についての基礎知識を学んだり、その他さまざまな治療セッションに参加して過ごすのです」

希望者にはだれにでも郵送してもらえる色刷りのパンフレットには、こんなふうに記されている。これは、ある「がん健康センター」が行なっている訓練コースの標準的な日課である。がんに侵された人たちは、「がん細胞群を見つけだし、効果的に除去するイメージ」をこころに思い描き、そのことによって免疫機能を回復させることにひたすら専念するのである。ここでは化学療法も放射線療法も、いっさい行なわれていない。患者自身の精神力が、最良の治療薬だとみなされるのだ。癒しの力は、スクリーンに写るアニメの映像に集中するところから湧いてくる。患者は、同時に医師の役も演じることになる。こうして、がん患者たちは、この健康センターでの訓練期間中、文字通り命がけで闘うこととなる。

センターの代表者は、名前は明らかにしないが、ここで使われているテクニックの開発にはノーベル賞受賞者が関与していると述べている。彼は、最近の医学的研究のいくつかを引きあいに出し、確実に治療できるとまではいわないまでも、たくさんの成功例があるかのようにほのめかす(たとえば彼はこんなふうにいう。「同様のテクニックを調べたある研究報告では、結腸がんや肺がんや乳がん患者たちの延命期間は二倍になった」と)。この二一日間の滞在費用はしめて一九〇〇〇ドル。彼は、このような大胆なホリスティック療法を行なう治療施設のチェーン化を計画中だという。

これとは対照的に、一九八〇年代の後半、ワシントン精神医学校において、自らがん闘病者でもあるセラピスト(心理療法家)たちが、がん患者に対して独自のイメージ訓練実験を試みていた。学校長であった故ロバート・クバーン博士の指導のもとで、それぞれが自分の免疫機能に少しでもよい影響を与えるようなイメージ療法の訓練をうけたのである。

クバーンの典型的なイメージ訓練とは、まず下り坂のトンネルや長く曲がりくねった階段を各人にイメージさせ、それをどんどん降りてゆき、自分のための「内なるガイド」を見つけるように指示する。そしてそのガイドに導かれて複雑に入りくんださまざまな部屋を通り抜け、最後に「がんの住む」暗い小さな部屋へたどり着く。この神話的なイメージ訓練のなかで、彼らの武器は、悪霊をいっさい寄せつけないという水晶と、途中で出くわすどんな困難も乗りこえられるように助けてくれる魔法使いである。こころのもっとも深い部屋に入りこみ、がんと正面から向かいあうと、各自が自分にあった戦いの方法を選ぶことができる。

あるがん患者は、そのようにしてこころの奥へともぐりこみ、どんどん小さくなる部屋をつぎつぎに通り抜け、ついに小さな洞穴のような部屋にたどり着いた。水晶の光で探ってみると、そこに一匹の虫が照らしだされた。これこそ彼を苦しめるがんの正体であり、それは神秘的な炎につつまれていた。そして彼はやっとのことでその火を消し止めたのである。クバーンの訓練目的は、ひじょうに単純だった。つまり、それが病気の経過に実際によい効果を及ぼすかどうかを確かめることにあった。プログラムは、正式な実験として行なわれ、患者は皆ボランティアで、料金もいっさい取らなかった。

クバーンは、免疫学の専門家に協力を依頼した。とりわけジョージ・ワシントン大学生化学教室の神経内分泌学者ニコラス・ホールには技術顧問として協力してもらった。ホールは、患者たちのこの小グループに免疫系がどのようにして働くのかという基本を説明した。たった一〇人とはいえ、そのなかには卵巣がん、前立腺がん、肺がんというようにさまざまながん患者がそろっていた（ただし、毎日のイメージ訓練を最後まで続け、そのさいにこころに浮かんだ事柄や感情を日記に記録したのは、たった三人だけだった）。ホールたちは、各患者の血液検査を行ない、がん細胞と戦う攻撃力を示す免疫機能を調べ、それ以外にも免疫系において重要な役割を演じるサイモシンなど他の生化学的な指標も追跡していった。

ところが、実験のなかでいくつかの特異な問題がもちあがってきた。ホールは、自分が純粋に科学的観察者の役を演じることがむずかしいということに気づいたのだった。定期的に血液サンプルが取られて、免疫機能が測定された。六カ月目に、免疫系のイメージ訓練がうまくいったかどうかの結果がはじめて本人に伝えられた。この結果が明らかになると、その後の実験の様子が大きく変化することになった。というのは、

「あまりにも目ざましい結果があらわれたので、時間の無駄だと考えて中断していた人たちがふたたび一生懸命取りくみはじめることになったのです。この時点で、〝観察者〟にとどまるべきわれわれ自身までも研究の一部に組みこまれてしまいました」と、やや興奮ぎみにホールは語る。いまでは、彼はこの方法をただ「興味深い実験だった」とふりかえるだけで、がんの治療効果については口を閉ざしている。

ホールらの取りくみと、先に紹介したがん健康センターは、興味深い対照をなしている。両者とも、ここころを利用し、同じような方法でがんと戦おうとした。それらのテクニックは芝居じみていて、動機さえもいくらか似かよっていた。しかし、治療のチェーン化を目ざした人物は、自然治癒力を体系化し、それをだれにでも利用できるようなものにすることに揺るぎない確信をもっていた。一方、ホールらは、自分たちが潜在的な治癒力の一部をかいま見、そのしくみを検討し理解しようとしたにすぎないとしか述べてはいない。ホールは、いまでもこの研究結果に強い関心を抱きつづけている。だが、特定のイメージがなんらかの生化学的な〝魔法〟を引きおこすという幻想を抱いているわけではない。「病状がいくらかでも改善したとすれば、がん患者が自分の病状をやわらげるために、なんらかのスイッチをいれたということである。ある人にとっては信仰心がそのスイッチの役割を果たしているのだろうし、また、別な人にとっては、バイオフィードバックや運動療法がスイッチになるのかもしれない」とホールは慎重に述べている。

この二つのグループは今日の医学の両極端をあらわしている。しかし、ますます多くの医師や患者たちが、従来の医療にとどまらず代替療法に注目しはじめており、しばしばよい成果も上げているようだ。精神神経免疫学（ＰＮＩ）においても、正統的な治療法や医学体系をこえた研究が重要視されている。こうしたなかで、「癒しのわざ」や科学的治療法はより精妙さを増し、かつ魅力的で効果的な可能性に富むものとなってきている。ただし、現在いくらかの混乱が生じていることは否定できない。

ある時期には、科学的な医学体系のみが癒しのわざと科学的治療法をとりしきっていたのは事実だ。オハイオ大学の歴史学教授ジョン・バーンハムは、そのエッセイ『アメリカ医学の黄金時代、そこになにが起こったか』のなかで、医学の地位について次のように述べている。従来、医師は、司祭のような役を演じ、人々も他の専門職に望む以上に多くを期待していた。医師が「聖職者のように医学的なセレモニーをものものしくとり行ない、賢明で信頼できる人物としてふるまう」ことでその威信は保たれていた。このような神秘的な医師のイメージは、マーカス・ウェルビー（人気TV番組の米国版「赤ひげ」）のようなポップカルチャーの偶像によって生きながらえていたのだ。彼は、賢く父性的な医師であり、やさしく耳を傾けて癒してくれるヒーラー（治療家）でもあった。しかし、マーカス・ウェルビーが茶の間に向けて放映されていたとき、すでに医学は天からの失墜を経験しはじめていたのだ。市民が医師によせる絶対の信頼も、一九五〇年代の後半から一九六〇年代初めにかけてゆらぎはじめていた。この時期には、それまで崇拝されていた多くの象徴が批判の矢おもてに立たされた。すなわち、都市、大家族、自動車、そしてありとあらゆる伝統的な風俗習慣が集中砲火を浴びるようになったのである。

医学への批判のいくつかは、医学的技術の有効性への疑問から生まれてきた。それにともない、医学と医師が全能であるという威信は崩れていった。医学という〝魔法の弾丸〟は、結核やポリオといった疾患はほぼ根絶させたが、もっとも一般的な死因である心疾患やがんといった慢性の死病をくい止めるにはなすすべがないように思われた。強力な抗生物質に抵抗する新種の耐性菌も次々に出現してきた。こうしたことに加えて、戦後の心身医学のうねりのなかで、精神が疾患に重要な影響力をもつことが明らかにされた。従来の医学の治療法のみでは手に負えない病気、いわゆる「心身症」の存在が明らかになったのである。

さらには、治療や薬の処方が、つねによい効果を生むものではないことが広く知られるようになった。つまり、医師も時には過ちをおかすということが明らかになったのだ。米国と英国では、無害と思われていた精神安定剤を妊婦が服用したところ、重度の奇形児が生まれてしまった。また、幼小児の一連の突然死の原因が、クロラムフェニコールというごく一般的な抗生物質であることが判明した。一九六〇年代に入ると、さらに悪いニュースが続いた。抗がん剤ＤＥＳの発がん性、扁桃摘出手術と帝王切開のやりすぎが指摘された。こうしたなかで、メディケア（米国の老人医療保険制度。米国は日本のように国民皆保険ではない。現在でも国民は民間の保険に加入している。一九六五年ごろ、老人については強制加入のメディケア、低所得層については医療扶助としてメディケイドが制定された。これは、初めての医療費の公費負担制度であり、診療費が制限された最初でもあった）からのきびしい締めつけに対して、アメリカ医師会（ＡＭＡ）より異議申し立てがなされた。道徳的にも社会的にもすぐれているという医師たちのイメージは、Ｍ・Ｄ（医師）たちのもみ消し工作（医療ミスにおけるような）や富や物欲主義などによってくもらされてしまった。シャーマンやヒーラー（治療家）としての医師のイメージは、〇〇病院株式会社重役といった医療企業家としてのイメージにとって代わられたのだ。

この背景には経済的な要因もあった。アメリカ市民は、あまりに高くつく医療費の支払いシステムにがまんしきれなくなっていた。一九五〇年から一九六〇年までのあいだに、アメリカの医療費は一〇〇億ドルから四〇〇億ドルへと一気に四倍にもはね上がり、国民総生産（ＧＮＰ）に占める割合も四％から六％へと上昇した。さらに、一九七〇年には七〇〇億ドルのレベルに達してＧＮＰの七％を占め、一九八三年にはＧＮＰの一〇・五％を医療費に支払うようになった。（日本では、国民の医療費総額が約一八兆円で、これはＧＮＰの五・一％にあたる。）

医療費の払い戻し制度もまた、非人間性をおしすすめることに一役買う結果となった。健康保険制度では、同様の処置を行なった場合、一般に開業医よりも病院に対して多く支払われたのである。利益率が高い治療法があれば、そちらのほうが好まれるのは当然である。「白内障手術のような特定の治療が、結果として経済的なメリットに結びつくわけです。なぜなら、その治療が経費以上の収益を生むからです。逆に、患者との対話のようなサービスは、デメリットとなります。出費以上にもうけが少ないからです」とハーヴァード大学の社会学者ポール・スターは述べている。

医師は全能のヒーラーであるといった神話をくずすうえで大きな要因となりながら見落とされがちなものに、「情報通の」患者たちの台頭があげられる。患者は医療の消費者として行動しはじめるようになった。以前はまれであったが、医療過誤裁判もどんどん一般化してきた。同時に、一人の主治医への忠誠心も薄れてきた。その結果、患者は医師たちのあいだをわたり歩くようになってきた。「この状況は、皮肉にも、概して患者への接し方のよろしくない技術中心の専門医にもっとも有利に働き、家庭医にはもっとも不利益を与えるものだった」とバーンハムは語る。

医療の質やあり方にかんして患者たちがより率直にものをいうようになった背景には、一九六〇年代の女性解放運動があった。男性の医師たちからしばしば横柄な態度であつかわれたことに怒りをおぼえ、女性たちの多くが医療知識に詳しい患者となっていった。彼女たちは、産婦人科的な自己検査をはじめ、仲間と協力して内輪の妊娠中絶仲介サービスを組織したり、薬に頼らないラマーズ法や、医師の監督下や時にはしろうとの産婆のもとでの家庭出産を奨励するといった運動に取りくむようになった。

産婦人科的な自己検査や、在宅出産や中絶は政治的問題にまで発展した。ボストンにある女性健康協会の出版した『The New Our Bodies, Ourselves』（邦題『からだ・私たち自身』松香堂刊）というセルフヘルプのテキストは、この運動の宣言書となった。こうした社会的政治的な力の高まりによって、自分自身の病気や健康に対してより積極的な役割を演じようとする傾向が女性たちのあいだに強まったのだった。

六〇年代の文化的遺産のひとつには、「スーパーヘルス」と呼ばれる積極的な生き方への関心もあった。ただなんとなく体調がいいという以上に、人々はもっと洗練された生き方や暮らし方を求めはじめたのである。すなわち、特別な食養生や運動から、固有の心身鍛錬法をもつ東洋の宗教や儀式にいたるまでのさまざまなセラピーが実践され、ただ病気にかかっていないということ以上に、積極的に健康について考えていこうという姿勢を広く普及させていった。たしかに、こうしたレベルの高い健康状態を達成することは可能ではあったが、その過程では「癒し」に対する〝折衷的なアプローチ〟が必要とされたのである。このようにして、西洋医学という〝魔法の弾丸〟の栄光は過去のものとなっていった。健康をとり戻し、その状態を保つためには、思いきって伝統的な西洋医学の枠をこえなければならないというむずかしい課題がたちはだかったのである。

ポール・スターが名づけたこの「一方的な治療への反発精神」は、左右いり乱れた奇妙な医学的な対抗文化（カウンターカルチャー）を誕生させることとなった。「患者自らが治療を選択する権利」を求める自由主義的なフェミニストや消費者運動があるかと思えば、他方には議論をまきおこしたレートリル（アンズや桃の実の核から得る制がん剤）を使用できる法的な自由を求めることに躍起となる保守的な団体までが、その中に含まれていた。

スターは、次のように指摘する。「従来の医学に対して反抗的態度を表明することは何も目新しいことではない。ただ前世紀の風潮に戻っただけだ。十九世紀の批評家たちが『だれもが自分の主治医である』という主張を掲げて医学知識の民主化を求めたように、現在『健康と医療の新しい関係』を提唱しているものたちもまったく同様のことを唱えているのだ」と。

バーンハムは、このような態度を「夢想主義的な個人主義の復活」とはっきり定義づけた。さらに、一九六〇年代には標準的な医療技術の枠をこえて、伝統的な東洋医学が再発見されることになった。『ニューヨーク・タイムズ』のジェームズ・レストン記者が自分の鍼（はり）体験について記事を書いたあと、中国古来の鍼治療が米国に紹介された。同様にして、インドから輸入された超越瞑想（ＴＭ）という自己修練法の効果も注目されはじめた。

少数の勇敢な研究者たちが、従来の西洋的な科学技術を用いて東洋的治療法に類似した現象を研究した。その結果それらの正当性が認識されるようになったのである。まず、ニューヨークにあるロックフェラー大学の心理学者ニール・ミラーは、バイオフィードバックを動物に教えこむことに成功した。また、カンサス州トペカのメニンガークリニックで行なわれた研究によって、科学的裏づけをもったバイオフィードバック療法の第一歩がしるされた。さらに、ハーヴァード大学医学校の心臓学者ハーバート・ベンソンは、ＴＭに似た訓練法を開発し、いわゆる「リラクセーション反応」を誘発することに成功した。

結局、一九七〇年代後半から一九八〇年代の前半までに、医師はその威信の多くを失うことになった。このような変化をあらわすものとして、ハリス世論調査の結果があげられる。一九六六年には回答者のうちの七三％が医師をひじょうに信頼していると答えた。ところが、一九八二年には信頼していると答えた人の割合が三二％にまで激減してしまったのである。つまり、西洋医学のみが癒しのわざを独占することはもはやできなくなったのだ。この結果として、患者と臨床医は双方とも、代替療法をより多く受けいれるようになっていった。再評価と異議申し立てのなかから、新しい医の哲学が姿をあらわしはじめた。これは、デカルトの心身二元論に対するアンチテーゼであった。どの患者もからだとこころと魂をもった唯一無二の個人であり、診断と治療にあたっては、これらのそれぞれの要素と患者の環境をふくめた相互関係を十分考慮すべきであるという考えに基づいていた。

こうした考え方は、すでに医療現場のすみずみにまで影響をおよぼしはじめている。すなわち、医師に対しては、患者を単なる「医学的症例」としてではなく、「生身の人間」として診察するように求め、患者と接する態度が患者の健康にまで大きな影響を与えていることに気づかせた。また、医師は患者にただ受動的に治療を受けさせるだけではなく、患者自らも健康維持にすすんで努力するように教え、双方が協力しあうことの必要性を患者に説くべきだとした。

こうした新しい気づきは、医学教育の場にも反映しつつある。ブラウン大学に新しく作られたコースでは、医学生が患者との対話と交流の仕方を身につけられるようにしくまれている。たとえば、学生たちが患者役の相手に話しかけるところを録画し、あとでビデオを見てうまく対話できたかを復習しなおすといったぐあいである。

また、マウントサイナイ医科大学の教員リチャード・ゴーリンとハワード・ザッカー医師は、一九七九年から人間性医学についての科目を教えている。このコースでは、患者に対して自らどのような感情をもっているかを医学生とインターンに気づかせ、その感情が患者のケアにどのように影響するかを学びとらせようとしている。実際、医師は、自分の患者が末期であるか、あるいは慢性で治癒の見込みのない場合には、無力感や挫折感におそわれることがある。この結果、医師は患者と病気について語りあうことを避けたり、患者に会うこと自体を避けるようになってしまうこともある。ゴーリンとザッカーは『ニューイングランド・ジャーナル・オブ・メディスン』誌のなかで次のように述べている。「もはや治療法がないと思ったときでさえ、患者とその家族が試練に耐えられるような建設的な援助はできるし、またそれが必要でもある。このことをけっして忘れてはならない」と。そして、「この新しいプログラムが始まってから、マウントサイナイ医学センターの雰囲気はおどろくほどよくなった。それは何よりも、若い医師たちが自分自身の人間らしさに自信をもち、それをうまく役立てる能力を身につけたからであった」と記している。

　こうした新しい気づきが広がったことには、ホリスティック医学のかかげた理想が一役買っているのも事実であろう。すなわち、どの患者も心身と魂の唯一無二の統一体であり、この二つの要素はともに育み大切にされる必要があるというものである。もともと、ホーリズム（全体論）の概念は、南アフリカの哲学者であるジャン・スマッツの『ホーリズムと進化』という一九二六年の著書にさかのぼるといわれている。彼はこの本のなかで、正統的な科学と医学が複雑なシステムや器官をあまりに単純化しすぎるという「還元主義的な傾向」をもつことに対して批判を行ない、ホリスティックムーブメントの先鞭をつけたのである。

　ホリスティックな理想が医の哲学をいくらか改善するのに役立ったとしても、まだ科学としての医学に対しては、まともな貢献はしていない。「この点が問題だ」と、ロチェスター大学のロバート・エイダー博士は指摘する。「ホリスティック医学の概念は道理にかなったものであるが、その運動は私の見るところ、反知性的、反科学的なしろものである」

　科学的に見ると、ホリスティックヘルス運動は、治癒に対して曖昧で焦点の定まらないアプローチを行なっている。代替医学の観察者であり、実践者でもあるハーヴァード大学出身のアンドルー・ワイル博士は、次のように述べている。「ホリスティックヘルス運動にはさまざまな矛盾が内在している。そこには、十分な根拠があると思える観念や理想もあるが、正統医学に含まれていないというだけの理由で科学的な検証もせずに受けいれられてしまった考え方も存在しているのである」

　医師たちがこの運動の考え方を利用しようとすると、問題が生じてくる。ホロス（全体）を治療するということのために、ホリスティックの実践家たちの多くは、正統的な医学と同様の過ちをおかしてしまうのだ。ホリスティック運動が問題なのは、何よりも科学的な医学の領域に対して独断的な態度をもち、批判精神のない、反知性的、反医学的、反科学的な姿勢をとることにある。

その信奉者たちは、正統医学とは相いれない観念を熱烈に支持する。たとえば、カリフォルニア大学医学センターのフェイス・フィッツジェラルド医師は、『ニューイングランド・ジャーナル・オブ・メディスン』誌にホリスティック運動の伝道者たちとそのさまざまな療法について、彼女自身の見解を述べている。彼女が会ったほとんどの人は〝おめでたい人たち〟であり、誠実で、人が良く、自分たちは〝最終回答〟を手にしていると確信し、正統医学からの転向を熱っぽく語るような人々であった。しかし不幸なことに、その回答はひとりひとり違っていて一貫性がなかった。

フィッツジェラルドはさらにこう付け加えている。「こうした信奉者たちにとっては、疾患は象徴的な意味をもっています。人々が病気になるのは正しい食事をとらなかったり、運動不足だったり、否定的な考えをもっていたりしたからなのです。信奉者にとって〝不自然な〟行動は罪悪であり、病気は神の怒りに触れた罰なのです」。結局、フィッツジェラルドは自分の経験から、ホリスティック医学とは「ひとつの宗教であり、科学とは違った思想に基づいているものです。つまり、ホリスティック医学の実践は、科学的な信念ではなくて信仰の問題となるのです」と結論を下した。

フィッツジェラルドは、ひとつの例を引用している。ビタミン療法の支持者が彼女に異議を唱えてこういったという。「あなたがた医者は、『これが効くという証拠はひとつもない』というだけでは満足しないのね。だったら、これが効かないってことを科学的に証明したらいいでしょう」と。こうした態度によって、ホリスティックヘルス運動とホリスティックな観念との間にズレが生じてくるのだ。彼らは、科学的な証明というものをまったく受けいれようとはしない。多くの信奉者たちは、科学的な方法を疑い深く敵意にみちた医師たちの単なる批判の道具としかみなさず、自分たちの領域をなんとしてでも守ろうとするのだ。

ホリスティックヘルスの実践者たちに、「なぜ治療を実践する前にほんの限られた検査しかしないのか」と尋ねると、彼らはいつもきまって「この療法が効く理由を研究するのは自分たちの役目ではないからだ」と答える。したがって、一部の治療家たちは、非正統的であるばかりか、証明もされていない治療法を実践することになる。

また、いったい彼らがそうした裏づけのない治療法を行なうことによって報酬をもらう権利があるのか、という疑問も浮かんでくる。たとえその治療が無害だとしても、倫理的には疑問がのこる。正統的な医師の診察を受ける場合には、いったん診断がおりさえすれば、この治療が他の治療法よりも過去において高い成功率をおさめてきたという実績があるので、成功を確信することができる。実際、患者が大学病院で実験的な治療法を受けるときには、その効果が証明されていないのでふつうは料金をとられることはない。問題は人の生命と健康にかかわることだけに、ある治療法がなんとなく「効きそうだ」だけではすまされないのだ。

もうひとつの危険性は、ホーリズムが無害だということを、なんの根拠もなく受けいれることである。どのような治療法にも効果と副作用とがある。この点について、西洋医学をさすアロパシー医学（サミュエル・クリスチャン・ハーネマンの造語。「現代医学」を指し、「その病気とは別のもの」を意味するギリシア語から名づけられた。これに対し、ホメオパシーは「その病気に似たもの」を用いる療法である）は、できるかぎり副作用の危険性を少なくするために努力してきた。アロパシー医学が生まれたときの基本信条は、「まず第一に、患者に害を与えないこと」だったという。残念なことに、いわゆるホーリストたちはしばしば、自分たちの治療法が危険をはらんでいることに対して目を向けまいとしている。おそらくこの治療法の欠陥を説明するには、がんに対するホリスティックな治療法を観察してみるのが一番だろう。

ホリスティック療法

今日では、数十種類ものさまざまながんの代替療法が実践されている。そうしたさまざまな治療法とそれを求める人々についてくわしく調査することは有意義だろう。ペンシルヴェニア大学の心理学者バリー・カシリスは、三〇〇人以上のがん患者たちから話を聞き、彼らががんの代替療法センターを選んだ理由を詳細に調査した。どのセンターもがんを治すと公言していないのに、訪れる人の多くは治癒あるいは寛解を期待している。こうした代替療法を頼ってくるのは、化学療法や放射線療法や手術療法に比べれば無害であると感じられるからだ。

この調査を通して、興味深い二つの側面が浮かびあがってきた。一つは、こうした治療の実践者には山師的な医者はほとんどおらず、たいてい誠実な人々であるということ。もう一つは、こうした治療法に頼る人々は無知で、絶望的で、だまされやすいがん患者ではないかと思われがちだが、実際にはまったく正反対であるということだ。ほとんどの人たちは十分な教育を受けており、近代的な治療法と並行してこうした非正統的な代替療法も受けているのである。

臨床心理学者マイケル・ラーナーは、治療法自体をよりくわしく調べるため、世界中にある三〇以上のいわゆる「がんの代替療法センター」を三年がかりで調査した。こうした治療法には、特別な薬草やマクロビオティック（桜沢如一が欧米に普及させた、伝統的な日本食を中心とした食養生）を使用するものや、先にふれたようながんと闘う心理的なイメージを用いるものまでさまざまなものがあった。患者たちの一〇％についてはこうした治療法の効果が認められなかったが、四〇％はクォリティ・オブ・ライフ（ＱＯＬ）、すなわち〝生活の質〟の一時的な向上を体験していることをラーナーは発見した。そして、また同じく四〇％の人々が、持続的な恩恵に預かったように感じていた。たとえば、数週間、数カ月、時には数年間にわたって病気と縁が切れるといったぐあいであった。そして、なんと残りの一〇%の人たちは、部分的な治癒や完全な治癒を経験していた。

この三年間にわたる科学的な実地調査を終えて、ラーナーは次のような結論を述べている。「こうした治療法は、患者たちを身体的に、または心理的に、あるいはその両方から援助しているようです。とはいっても、がんを本格的に治療するアプローチといえるものはどこにもありませんでした。実際、こうした治療家たちがしばしば吹聴するような、治癒に結びつくという科学的な証拠は何もみつからなかったのです」

よく知られているホリスティックセンターのひとつに、放射線治療専門医カール・サイモントンの「サイモントンがんセンター」がある。あえてここを取りあげるのは、運営がしっかりしており、評判もよいからである。彼自身は正式の医学博士号をもち、一定期間、西洋医学的な放射線治療でがんを治療した経験のある、れっきとした放射線治療専門医である。サイモントンのプログラムは、ホリスティックな視点をもつ人々から広く賞賛されている。

カリフォルニアのパシフィック・パリセーズにあるこのセンターは、「がんの感情的な側面の研究と治療のセンター」を標榜している。がん患者はこの治療を受けるために、カリフォルニアまで介護者に付き添われて旅し、二七〇〇ドル(ほとんどが心理療法費として保険の対象となる)を支払って、正統的、非正統的な治療を組み合わせた五日間の集団プログラムを消化するのである。このプログラム全体が、病気の経過、がん患者の生活の質、そして最終的には患者の〝死への旅路〟にまでよい影響を与えるようにしくまれているという。

人々は五日間にわたってメディテーション(瞑想)や特殊なイメージ療法といった、病気とうまくつきあうためのテクニックを学ぶ。これは、サイモントンと彼の前妻ステファニー・マシューズ=サイモントンが創設者となって始めたものである。患者たちは、さまざまなテーマ（ストレス、栄養、希望、絶望、がんの再発への対処法、死の可能性を直視すること、など）ごとの講義を受ける。サイモントンの目標は、患者のその後二年間の生活の質を高めるための態度と技術を身につけさせることにある。さらに人間の内面に秘められた能力を患者たちに実証するために、サイモントンとそのスタッフは真っ赤に燃えた石炭の上を歩く〝火渡りの行〟もやってのける。興味を示す患者たちは、いっしょにやるようにと勧められる。

このサイモントンの治療法は、その特異なイメージ訓練ゆえに長年批判されつづけてきた。患者たちが肯定的なイメージをもつことで免疫系を活性化できるということを前提にした治療法である、という理由からだ。このテクニックはカール・サイモントンとステファニー・マシューズ＝サイモントン、そしてテキサス大学健康科学センターのジーン・アクターバーグ＝ローリスによって開発された。患者たちは、まずリラックスし、ついで免疫系ががん細胞を攻撃している様子を特定のシンボルを使ってイメージ化するように指示される。

イメージを描くにあたっては、次の四点が強調される。すなわち、がん細胞は弱く混乱しているように描くこと、治療は強力な効果を発揮するように描くこと、白血球の数は膨大に、しかも積極的に攻撃をしかけているように描くこと、がん細胞が体内から排泄される様子もはっきりとイメージすること、である。

イメージの内容は患者自身の自由な創意に任されている。患者たちは、がん細胞を〝おびえた小魚〟、白血球を〝貪欲なサメ〟として描いたり、あるいは小さくてのろまな生きものがリンパ球の白馬の騎士たちに踏みつぶされるといったぐあいに、思い思いに描くことができる。

この療法の支持者たちによれば、その利点は、無害であること、患者が一方的に治療を受けるだけという従来の治療とは異なり、患者自身が直接に病気に取りくめること、のふたつであるという。そして、少なくとも生活の質を高めるためには役立っているという。

ただし、サイモントン療法にはいくつかの欠点と問題点がある。もっとも根本的な問題点は、彼らの態度がPNI学者のそれとは異なることだ。PNI自身もたしかに「癒し」のイメージに大きな関心を抱いてはいるが、現在のところ純粋に〝実験的〟な手法としてそれを探究しているにすぎない。

ロバート・エイダーは、この問題について次のように総括している。「まず第一に、イメージが効果をもつかということが議論されなくてはなりません。第二に、イメージが実際に免疫機能を変化させるということの証明が必要です。そして第三に、たとえそこに特別な免疫機能の変化が実際に生じたとしても、それがイメージ療法が施された患者のその後の病状と関係があるのかどうかが議論されなくてはならないのです。誤解しないでほしいのですが、この療法が完全に筋の通った仮説であることは私も認めています。しかし、なにぶん証明するにはデータが不足しすぎているのです」

サイモントンは「重いがんに冒されている自分の患者は、このプログラムに参加していない同じ病期の患者より生存期間が長い」と主張し、自分の治療法の正統性を説いている。さらに、サイモントンとマシューズ＝サイモントンは、「自分たちのがん患者は、がんの文献上の典型的な症例と比べて二倍長生きしている」と公言している。

自分の治療した乳がん患者は平均三八・五カ月生存しているが、一般の乳がん患者の平均余命はふつう二九カ月であるというパイロットスタディー（実験的研究）を彼らはもちだすが、ふつう、こうした検討には、薬物や治療を受けていない対象群すなわちコントロール群との比較が必要である。このコントロール群は、治療を受けた群と年齢や性が同じようになるように設定される。さらに研究者は、可能なかぎり余分な因子をとり除くために、その他の条件も一致するように努力しなくてはならない。彼は、自分の特異な患者たちを一般的な統計数値と比較したために、そのパイロットスタディーは興味はそそられるが科学的には弱点をもつものとなった。実際の患者を統計的な平均値（病歴からのサンプルなのでしばしばうしろ向きコントロール群と呼ばれる）と比較しても、コントロール実験としてはもっともランクの低い、説得力を欠くものとなってしまう。したがって、有効な実験を行なうための鍵は「適切なコントロール群をおく」ことにある。コントロール群が適格であることは、研究者に課せられた責務なのである。

この研究のもうひとつの弱点は、サイモントンのプログラムを求めて集まってきた、がん患者たちのタイプにある。彼らは典型的ながん患者とはいえないのだ。心理学者バリー・カシリスは、彼らは自発的に寄りあつまった同質の集団になりやすいという。すなわち、教育レベルが高く、知的であり、平均的ながん患者だとはまったく認められない人たちだというのである。また、マイケル・ラーナーも、こうした代替療法を捜し求める人々の多くがとても積極的で、順応性が高いという点では「健康人」であり、したがってもともとがんを生きのびる可能性が高かったのだということを指摘している。

つまり、サイモントンの患者たちが長く生存するのは、彼らがもともと身体的にも経済的にも恵まれていたからかもしれないのである。多くは白人の中流階級（平均収入は三万二〇〇〇ドル）で、少なくともこうした治療の費用のいくぶんかを負担してくれる民間の健康保険に加入している人々である。また、重いがんにおかされているといいながら、カリフォルニアまで旅行してくることのできる人々は比較的元気な患者であるといえるだろう。長旅をしたうえに、五日間も医師や治療から遠ざかっていても平気なのだから、そうにちがいあるまい。

そして、このようにサイモントンの治療にお金と時間をかけるということは、彼らがもともと回復への強い動機づけをもっていたということを示している。したがって、おそらくセンターを訪れる患者で自分の病状を悲観しているものは少ないだろう。この点はひじょうに重要である。というのは、「抑うつ状態は、病気の進行のリスク・ファクターかもしれない」という指摘があるからだ。

自分が病気の発症に責任を負っているという考え、逆にいえば自分が病気の治癒になんらかの影響を及ぼせるかもしれないという考え方は、一部のがん患者には希望の光をもたらすかもしれない。がんのような恐ろしい病気に直面しても、この考え方さえもっていれば、人生を前向きに生きられることは可能なのだ。しかし、明るい面ばかりではなく、そのなかにはもうひとつの暗い面も隠れているのである。

それはPNI学者が「両刃の剣」と呼ぶ、板ばさみ状態である。各人に治す力を与えるということは、同時に失敗する可能性も与えることとなる。この考え方はだれにでもよい効果があるわけではないのである。病気の発症も治癒も〝正しい態度〟をとるかとらないかにかかっているとなると、かえって罪悪感を強めてしまう患者がいるにちがいない。また、ホリスティックの実践家たちは、ひとりひとりの患者にがんと闘う役割を押しつけることで、患者を治療する側の責任を逃れてしまう。治療が失敗したとしても、患者はそれを医学つまり治療技術の失敗だとは思わずに、自分自身の精神力が不足していたせいだと見なすことになる。自身も睾丸のがんの克服者であるライターのジョン・ターマンは、がん患者の視点からこの感情について次のように分析している。

患者が自分の病気をうち負かすのに責任をもち、〝意思と鍛錬を通じて病気を克服することができる〟と確信することは、たしかに見あげたこころがけである。そして、そのような意気ごみで病気の流れが変わる症例もあるかもしれない。しかし、そうした確信は一種の罪悪感につながりかねない。自分自身が病気を引きおこしたという、病気に対する別の責任を感じてしまう患者たちがそれである。彼自身も一度はそれに惑わされたことを認めている。しかし、結局それをはねかえして、「感情的な苦痛や生活の乱れといった自分の弱さが病気になったと思いこむことは、ある人たちが貧しいのは彼らがバカで怠惰だからだといっているのと同じだ」と悟ったのである。最後に彼は、その状況を、現実の非情さという面から考えなおしてみた。「時には、まったく人間の手の及ばない力によってうち負かされ、周囲の状況に翻弄されて、それに耐えることだけしか残された道はないということだってあるのだ」と。

ホリスティックヘルスの信奉者が患者を励まし、このように責任を患者自身にとらせようとすることは、現代の道徳主義となってしまう。彼らにとってもっとも大きな罪は、人生が自分でコントロールできないと感じることであり、そのため、無力感におちいるよりは自責の念に駆られるほうがましだという考えにとらわれてしまうのである。

たしかに、人々がホリスティックなアプローチに惹かれるのは、ある面で、それが化学療法や放射線療法や手術療法のもつ恐ろしいイメージに代わる、害のない何かを提供してくれるからである。スローン・ケタリング記念がんセンター精神科医長のジミー・ホランド医師が指摘しているように、がんは医学的にさまざまな方法を駆使しなくてはコントロールできないので、患者のなかには無力感や絶望感にとらわれ極度の抑うつ状態になるものがでてくる。そこで、こうした人々は、もう一度自らコントロールすることのできるなんらかの方法を切望することになる。ホランドは、サイモントン療法などの精神生物学的アプローチがそのような方法のひとつだとみている。

彼女自身も、こうした代替療法を試みて失敗した被害者たちを何人も見てきている。初めはだれもが気分がよくなったと感じるようだ。ホランドは、「患者が、自然で無害だと宣伝されている治療法を受け、いくらか効果もあり、一時的に体調がよくなったと感じたとしても当然です」という。彼女はまた、がんが再発して進展したために、そうした回復感が消えうせ、かえってひどく落ちこんでしまった人も数多く見てきている。さらに、その治療法は「自然」であるかもしれないが、「無害」であるとはいえないと指摘する。「治療を受けるのが遅れたことですでに罪悪感を抱いていたり、疑心暗鬼や抑うつ状態におちいりやすい患者は、その状態がさらに悪化するでしょう。その結果、彼らをどんどん追いつめてしまうことになりかねないのです」とホランドは警告する。「料金が高いのに、経過観察は不十分です。こうした治療法はふつう考えられている以上に心理的に大きな危険性もはらんでいるのです」

もちろん、サイモントンやほかにこの方法を試みている人々も、この罪悪感の強化説についてはたびたび耳にしている。それに対して彼らは、自分たちの目ざすゴールはけっして患者に過度の重荷と罪悪感を負わせることではないと主張する。またサイモントンのテクニックを使っている「がん援助教育センター」のメンバーのひとりは、異議を唱えて次のように述べている。「そのようなことは行なっていません。私たちは患者に対して、病気に少しでも関連のありそうな人生上の出来事や事件があったら話してほしいと尋ねているだけなのです。なにも病気になったのは患者自身のせいだといっているわけではありません。私たちは、患者の直面する多くのストレスこそが病気の原因であると考え、そのように治療を進めているのです」

心理学者ジーン・アクターバーグ＝ローリスはこうした罪悪感が生じることを認めたうえで、責任を自分がとろうとしたなら、必ず罪悪感が生まれてくるものだと考えている。彼女は「心理学を専門とするものは、なんらかの罪悪感に目を向けざるをえません。がん以外の場合でも、人が自分の行動の責任をとろうとするとき、一度は自分を責める時期をのりこえなくてはならないのです。有能な治療家はこれをうまく処理できますが、へたな治療家はそうではないのです」という。

サイモントン自身も、療法から罪悪感を取り除くため、それにいくらかの修正を施している。現在、彼の治療の中心になっているものは、心構えを変化させることと食事療法アドバイスとを組み合わせた二年間の健康回復プランである。ここでは、がん患者が容易に達成できる無理のない目標を設定し、希望をもたせるといったような、罪悪感を弱めるための指導法がくふうされている。たとえば、毎日かかさずメディテーションをしようと意気込んでいる患者には、挫折感を味わわせないように週二回から始めてみるように指導するといったぐあいである。同様の考えに基づいて、火渡りのデモンストレーション（約五メートルの燃える石炭の上を素足で歩くという荒行）をサイモントン自身が試みて、だれでもがすばらしい可能性をもつということを証明してみせる。デモンストレーションのたびに、少なくとも一人か二人のがん患者がいっしょにそれを試みている。これも、自信と希望を強める方法として準備され、このような前向きの姿勢が患者の病状や生活の質によい影響を与えると考えてのことである。

サイモントンのこの修正されたプログラムのもうひとつの特徴は、患者が死の恐怖にたち向かうことができるように援助することにある。この目標を設ける理由は、がん患者の多くが二年もたたないうちに死んでしまうという実態があるからだ。サイモントンとスタッフは、がんの再発ばかりではなく、こうした死の恐怖を研究するために毎日時間を割いている。「恐怖を無視するのではなく、直視するように指導しました。その結果、イメージ療法だけで病気と闘かっていたときよりも、患者の罪悪感が少なくてすむようになったのです」とサイモントンは語っている。

以上のような修正を加えても、サイモントン療法にはまだいくつかの欠点が残っている。一九八五年バリー・カシリスらを中心とした研究グループが明らかにしたように、この療法のもとになった理論はまだ証明されていないのである。彼らは、他の研究者たちががん患者の生存期間を予測するのに役立つであろうと考えた「心構えや行動様式のリスト」を集めた。次に、進行したがん患者三五九人に対して、無力感や絶望感、仕事への満足度、生きがいの大きさ、家族や知人からのサポートなどについて調査した。

三年半後、三五九人のうち二〇四人は、さらにがんが進行していた。研究者チームは、その進行度を医学的に分析し、患者たちのこころのもち方と生存率または再発率とのあいだに関連があるかどうかを検討した。その結果、彼らは二つの結論に達した。第一に、このような心理社会的因子によってだれがより長く生きるかを予測することはできなかったということ。第二に、がんの再発についてもこれらの因子からは予測不可能であったということである。カシリスは、他の多くの研究者たちと同様に、こうした理論はまだ証明されておらず、有効な医学的治療法であると断定するまでは至っていないという事実を、多くの人に知ってもらいたいと望んでいる。

あるインタビューに答えて、カシリスは次のように説明している。

「最新の医学をもってしても治療の困難な、進行した悪性疾患のようなものに対してまで『人のこころが影響を与える』というまだ証明されていない理論には危険がつきまとうのです。その危険とは、患者が自分の行ないを正しくしさえすればがんは治ると思いこみ、その結果治らなかった場合には、逆に罪悪感や自責の念を背負いこんでしまうという点です。不幸にも、私はこうした例を数多く見てきました。とくに、自分の病気を治す責任は自分だけにあると思いこんでいるような人々が、そのような感情をもちやすいのです」

病気を管理する責任を患者にゆだねすぎることから生まれるもうひとつのより微妙な問題点は、そのことによって医師の責任が免除されてしまうということである。医科大学ではあまり意識されない点であるが、医師は科学的な役割と同時にひじょうに象徴的な役割も果たしている。治療が失敗した場合、医師は患者の非難を理解し、それに耐えなければならない。ところが逆に医師たちは患者を責めて、「あの患者は化学療法にもちこたえられなかった」といいがちである。患者には、だれかに責任をとってもらいたいと願うときや、治療家が失敗をおかしたと思いたいときがあるのだ。こうしたとき、医師は患者側のやり場のない怒りを受けとめてやらねばならない。多くの末期がん患者たちの治療にあたってきたある医師は、「医師にこそ責任があるのです。患者が死んでいくのはわれわれの失敗なんですから」と述べている。

がんの再発にみまわれた患者が、しばしば再発の専門医を見限って他の医師に相談するということは、腫瘍学者たちにはよく知られた現象である。たとえ、新しい医師が実際には同じ治療法しか用いないにしても、患者はだれかを責めずにはいられないのだ。このことを十分理解している医師は、患者が無意味に医師を替えることを未然に防ぐだけでなく、患者が自分の感情をうまく制御できるように援助することができる。

ホリスティックの世界では、治療家に敗者の役はまわってこないし、彼らが失敗をおこす危険性もない。ここでは患者が治療者となるので、自己治療の失敗は患者自身の努力不足のせいにされることが常となる。結局、ホーリズムが科学的な医学の一員として受けいれられない理由のひとつは、その救いようのない欠点、すなわち自分たちの治療法のみが唯一正しい医学であるというかたくなな姿勢にあるのだ。

ホーリズムの精神をうけ継ぎながらも、より科学的で有効なものに、「行動医学」という新しい概念がある。これは、PNI研究を臨床的に応用したもので、近代医学史上、第三の革命とでもいえるようなものである。第一の革命は、一八四六年に手術室にエーテル麻酔がもちこまれたさいに生まれた外科手術革命である。医師は、麻酔のおかげで、以前は手の施しようのなかった疾患でも、患者の体内に入りこんで、治療することができるようになった。一九四一年にはペニシリンが導入され、第二の革命、すなわち化学療法革命がおこった。これこそ、感染症に対する最終兵器と思われた秘薬であった。しかし、しばらくすると、こうした薬物に魔法のような働きは期待できないことがわかってきた。そして一九六〇年代になって、新たな変革、つまり行動医学という第三の革命の時がきたのだ。

伝統的な心身医学は、あまりに精神分析的な手法にかたよりすぎていたため、その目的を果たせなかった。

精神分析的な手法のみでは、「聖なる七疾患」といわれる代表的な心身症の治療に対しては限界があることが判明したのだ。また、従来は心身症ではないと思われていた他のさまざまな疾患に心理的要因があることが解明されるにつれて、「心身症」と「心身症でない疾患」の区別がはっきりしなくなってきた。

こうした健康観（ウェルネス）の新しい息吹は、行動医学のなかに統合され、一九七七年にイェール大学で行なわれた会議で正式に新しい分野として認められることになった。そこでは、心理学者や精神科医のみならず、あらゆる分野の専門家が参加して、人々が自らの健康維持にもっと積極的に関与できるという観念を、現代の医療の現場である臨床医学に取りいれるにはどうすべきかが話し合われた。

この会議を通じて、治癒に関しての新しいモデルが生みだされた。行動医学の専門家である心理学者、コネティカット大学のオーヴィッド・ポメローは、行動療法として欠くことのできない四つの条件を提唱している。①健康と密接に関係する行動様式（たとえば喘息発作にまつわるもろもろの環境要因）や、生理学的な反応（たとえば糖尿病における血糖値の変動など）の改善をめざすこと。②医療と保健にかかわる人に病人へのケアの仕方を改善させ、仕事の進め方を変えさせること（患者に注意を向けることの大切さや、患者にやさしく触れること、患者の話をよく聞いてあげることなどを教えこむ）。③患者に与えた指示がうまく守られるようにすること。④リスタ・ファクターとなる行動や習慣（喫煙のような）にまで介入して変えさせること。

この行動医学という新しい分野は、さまざま領域にわたる学際的分野であり、その中心では、健康を維持し病気を予防するうえでのひとりひとりの積極的な役割が強調されている。この医学は、癒しの真の力が、医師のみではなく患者自身のなかに備わっているという前提に基づいている。しかし、重要な点は、患者自身が治療に参加するといっても、患者だけが治癒の全責任を背負うのではなく、またある治療法だけが健康への唯一の方法であるとも考えてはいないことだ。

行動医学は、ある特定の治癒システムに基づいたものではない。むしろ、二〇世紀の医学を統合するような、示唆に富み、折衷的な姿勢をもった新しい観念なのである。行動医学の実験的で柔軟なアプローチにより、ＰＮＩ研究者たちはさまざまな分野の専門家のもつ技術や治療法を用いるようになった。すなわち、臨床心理学者、疫学者、実験心理学者、医療人類学者、生理学者、精神科医、社会学者たちの技術を利用しはじめたのである。（ＰＮＩには、行動と免疫の相互作用も含まれているので、時に行動免疫学とよばれることもある。）

こうしたあらゆる分野の専門家たちの努力の結果は、一つの療法ではなく、さまざまな療法の集合体となった。どの療法も、彼らの基礎研究と臨床から得られた知識や洞察を応用したもので、いずれも独自な治療上の価値をもっている。その一部はホリスティックの実践家たちが使う治療法と変わらないようにみえるかもしれないが、その利用法が異なるのである。ＰＮＩ研究者たちには、こうした治療法のどれか一つだけがＰＮＩ研究の〝真の回答〟であり、最終的な処方箋であると主張するものはいない。今日までの研究が明らかにしたことがあるとすれば、それは「単純な解決策など存在しない」ということである。

つまり、どの治療法も、ＰＮＩの研究や発見から得られる複雑で大きな治療プログラムの一部にすぎないのである。薬理学においてだれにでも効く万能薬がないように、ＰＮＩのどの治療法も普遍的に効果があるというわけではない。これから呈示するＰＮＩの処方箋は、最良のものというわけではないが、特定の症状や病状の治療においてはよい結果をおさめ、将来性も十分ある治療法なのである。

さまざまなリラクセーション法

どの行動療法的治療にも必ず、ストレスのもたらす害をやわらげるためのなんらかのリラックス訓練が組みこまれている。それはこころのもやもやを発散させ、短時間とはいえ、訓練によって気分を爽快にしてくれる。さらに、こころとからだの相関についての研究によれば、リラックスすると、ストレスの免疫抑制的な影響がいくらか緩和されるらしいことがわかっている。

いまのところ、どのリラックス訓練法がもっとも優れているかは実証されていない。それらの方法のなかには、人が十分なリラックス状態に達したことを生物医学的な装置や音声信号を使って知らせるバイオフィードバックのような訓練法や、あるいは一日のうちほんの数分間だけ、あまり強い意思がなくてもできる訓練などがある。

●漸進的リラクセーション法（漸進的弛緩法）

漸進的リラクセーション法は、わかりやすい身体リラックス法としてよく知られている方法だ。一九三〇年代にシカゴ大学のエドマンド・ジェイコブソンが開発した療法なので、ジェイコブソン法とも呼ばれている。これは睡眠研究所で不眠症患者のリラクセーションを助けたり、行動医学の治療として、心疾患者によく見られるいわゆるタイプA性格を改善するためや、その他さまざまなストレス管理法のなかで使われている。

まず、静かな場所に腰をかける。右のこぶし、左のこぶしから始め、しだいに身体の特定の筋肉群を緊張させ、次に弛緩させる。つづいて、以下の順で緊張と弛緩をくり返していく。両前腕から上腕、前額、両目、鼻、両頬と口、首、胸、背中、腹部、大腿、ふくらはぎ、足首というふうに。それぞれの筋肉群をゆっくり一〇秒間ぐらい緊張させる。ポイントは、筋肉がゆるむのに意識を集中し、そこに広がるリラックスの感覚を実感することにある。

この方法は覚えやすく、どこででもでき、特別な装置も必要としない。この方法はからだ自身の持つ感覚を使ってリラックスを誘導するので、反応がすぐにはっきりした形であらわれる。

●自律訓練法

自律訓練法は、今世紀の初めにドイツの心理療法家であるヨハネス・シュルツによって開発された「受動的集中」のリラクセーション法である。これは、一種の自己催眠で、実践者はそのなかで、六段階からなるそれぞれの訓練に応じて一定の言葉をこころのなかでくり返すことになる。その言葉は異なった身体感覚に関連している。実践者は「受動的集中」によって、言葉の暗示をくり返した後に起こるからだの変化を感じとる。自分で変化をおこそうとしなくても、からだが自然に反応してくれる。標準訓練では、特定の効果を得られるような特別の文句が暗示に使われている。

第一段階は、「右手が（とても）重たい」から始めて、手足の各部へと唱えながらくり返す。第二段階は、「右手が（とても）温かい」から同様に進める。第三段階は、心臓の鼓動に気持ちを集中して、「心臓がゆったりと規則正しくうっている」と唱える。第四段階は、呼吸に注意を向けて、「らくに呼吸している」。最終段階では、「額が涼しい」と唱える。

漸進的リラクセーション法と同様に、自律訓練法も心身にやすらぎと平穏を与えてくれる。これはとても効果的な方法であるが、欠点もある。というのは、指導者によって異なるが、十分な効果を得るまでの訓練に四カ月から一〇カ月が必要となるからである。

●バイオフィードバック療法

他の方法と同様の効果があるが、より複雑に応用されている療法としてバイオフィードバックがある。この方法においては電子的な装置を使う。つまり、頭皮や指先などにつけられたセンサーによって、からだの微細な変化を察知する装置である。この機械は、リラックスと緊張の程度に応じて、ある種の信号（音や光）を発する。脳波のひとつであるアルファ波の増減や、皮膚の電気伝導度であるＧＳＲ（Galvanic skin response）などから、からだの緊張や弛緩の状態を自分で読みとることができるのだ。

バイオフィードバックでは、こうした電子的な信号の助けを借りて、だれもが十分なリラックス状態を得られるようになる。かつてはヨーガ行者にしかできないとされていたこと――心拍をゆっくりさせ、血行をよくすること――も、この装置から信号を受けとってからだの活動をながめることで、だれにでもできるようになるのだ。この方法が他の方法より優れている点は、視覚や聴覚を通して患者自身が心身の相関をはっきりと確認できることにある。

また、時には自覚していなかったような心身の不調を見つけだすこともある。この方法は、さまざまな疾患の治療に応用されており、サンフランシスコのバイオフィードバック研究者のジョージ・フラー＝フォン・ボゼー医師は、ひどい喘息発作をくり返していた五歳の少女が、バイオフィードバックによって症状を改善させた例を紹介している。

その少女は、自分の皮膚温度を測るバイオフィードバック装置で遊ぶことに熱中するようになり、一五分もたたないうちに、手の温度を自由に上げたり下げたりできるようになった。また、このコツを呼吸にも応用することができた。自分の胸を風船だとイメージして、これを十分にふくらませ、次に中の空気をゆっくりと吐きだすといったぐあいだ。バイオフィードバック訓練を始めるまえには、毎月一週間ほどはきまって集中治療病棟に入院していたのだが、訓練によってこの喘息発作から解放されたのだった。その後は現在まで、二年間にわたってひどい発作は起きていないという。

●リラクセーション反応（弛緩反応）

これは、リラックス訓練のなかでももっとも身につけやすく、実践しやすい単純な技法のひとつで、ハーヴァード医学校の心臓学者ハーバート・ベンソン博士が考案したいわゆる「リラクセーション反応」を引きおこす方法である。彼は一九六〇年代後半、サルを使って「動物の行動と血圧との関連性」について研究していた。当時、超越瞑想（TM）の実践者たちは薬を使わなくても自分の血圧を自由に下げることができると彼にいったことがあったが、「いくらなんでも瞑想にまで研究テーマを広げることはないだろう」とベンソンは考えた。が、数年後に彼はこの言葉をとり消すことになる。

TMを支持する人たちの勢いはふえつづけ、ついにベンソンもその考えを変えることになった。そのきっかけは、カリフォルニア大学生理学部の博士過程に在学中の若きキース・ウォレスが『サイエンス』誌に投稿した「超越瞑想の生理学的効果」という論文だった。[*文献1] 自らも熟達した瞑想者であるウォレスはその体験を活かして、科学者として瞑想中のからだの生理的変化を測定したのである。その結果、血圧は低下し、酸素消費量は減少し、バイオフィードバックによって記録されるリラックス時のアルファ波状態と同様な脳波パターンがあらわれたのだ。

ウォレスがハーヴァード大学医学校のソーンダイク研究所に移ってベンソンと共同研究をするようになってから、禅やヨーガの実践者たちについてもほとんどの同様な効果が確認された。漸進的リラクセーション法や自律訓練法についても同じ結果があらわれた。また、ベンソンは、敬虔な信者、とりわけ神秘家が祈ったり瞑想しているときにも同様な心身の安静状態になっていることを確認した。

さらに、こうした方法には次のような四つの共通した特徴があることを見いだした。

①静かな環境で行なわれる。（たとえば、涼しく薄暗い部屋や、寺院や教会や礼拝堂など）

②意識を集中する対象がある。（オームというよく知られたマントラや単調な音に意識を集中させる）
③らくな姿勢で行なう。
④受動的な態度をとり、特定の考えや思いにとらわれることなく浮かぶにまかせる（これがもっとも重要である）。うまくいっているかどうかもあまり気にしない。こうした訓練の結果、こころとからだの安静状態、つまりベンソンが「リラクセーション反応」と名づけた状態が生まれてくる。

ベンソンは、リラクセーション反応が、神経系が免疫系に働きかけるのに重要な役目をもつ視床下部を介して機能することを、理論的に説明した。その理論は、スイスのノーベル賞受賞者ワルター・ヘス博士のネコの脳に関する研究に基づいている。ヘスがネコの視床下部のある部位に弱い電気刺激を加えたところ、食事指向性（エサをさがす行動）を示した。これは、ネコ科におけるリラクセーション反応であり、そのネコはおとなしくなり、人がTMやリラクセーション反応を行なったときと同じように血圧が低下し、筋肉が弛緩した。

こうした知見をもとに、リラクセーション反応訓練（通称「リラックス反応」）がまとめられ、医学界に紹介されて以来、行動医学の有力な治療法となるに至っている。ベンソンが行動医学部門の責任者となっているボストンのベス・イスラエル病院では、このリラクセーション反応を二つのプログラムに応用している。一つは高血圧の患者のためのプログラム、もう一つは片頭痛から糖尿病に至るまでのさまざまな病気にかかった、心身療法グループ（6章147ページ参照）のためのプログラムである。

ベンソンはかつて疑似科学と中傷をうけたこともあったが、今日では名実ともに行動医学のパイオニアとして認められている。その訓練法は一〇年間の実験をへて、もっとも有効なリラックス訓練のひとつに数えられるようになった。なぜなら、複雑な技法や信念も必要がなく、単純で覚えやすいからである。この訓練をはじめて実践に移したときには、リラックス訓練をまったく経験したことのないボストン市民を招いて、ただ一枚の手引き書を手渡しただけであった。しかし、数分のうちに彼らは、深いリラックスの証拠である酸素消費量の低下を示しはじめていたのである。

リラクセーション反応についての研究によって、こころがからだに対して生理学的な影響を与えることの科学的な証拠が提示された。そのため、自分の健康は自分でコントロールできるという考えを多くの人が受け入れるようになっていった。

運動

規則的な運動の習慣は、心地よさをもたらしてくれたり心疾患の予防に役立ったりするが、それ以外にも潜在的な効果があるということについては今日でもあまり知られていない。適度の運動習慣が健康に特別な効果があることは、だれもが知っているとおりである。心臓血管系の疾患を予防するとか、老化を遅らせるとか、カロリーの消費による体重のコントロールといった効果をもつ。しかし、そのほかにも微妙な効果のあることがここ数年間に証明されつつある。このため、運動は行動医学の重要な要素となってきた。

その理由は、運動が精神面にもよい効果があるからである。毎週の定期的な運動は、精神状態にもいくらか影響する。そのひとつは緊張の軽減である。スポーツ医学の専門家ハーバート・デヴリースは短時間の（五分から三〇分の）軽い運動でも筋肉の緊張が低下することを発見した。また、ジョギングやサイクリングや、最高心拍数の三〇％から六〇％で歩くだけでも、軽い不安軽減作用や抗抑うつ作用がある。

とくに後者の発見は、ＰＮＩの研究者たちにとってはとても重要な意味があった。というのも、抑うつ状態は免疫機能の低下と深く結びついているからだ。それゆえに、運動には抗抑うつ作用があるばかりではなく、もしＰＮＩ研究の証拠が正しいとすれば、免疫機能を高める作用もあることになり、とくに抑うつ状態におちいりやすい人にとっては一種の保険になってくれるかもしれない。

また、運動が体内の特定の生化学物質の産生を促進するという証拠もある。とりわけ有名なものに、天然のモルヒネ様物質であるエンドルフィンがある。ニューメキシコ大学のスポーツ医学の専門家オットー・アッペンツェラー医師によると、こうした体内の化学物質がランナーズハイ（あるいはスイマーズハイ、サイクリスツハイなど）を生みだし、運動が抗抑うつ作用をもつ原因となっているらしいという。一度分泌されたこうしたモルヒネ物質は、運動の終了後も体内にしばらくとどまっている。たとえば、約四三キロのきつい山岳マラソンを終えたばかりの男性たちの血液検査の結果では、レースの二時間後になってもまだ体内に高レベルのエンドルフィンが検出されている。

運動にはそれ以外にも、免疫系の細菌を攻撃する能力を強化する効果もある。激しい運動の最中や運動後には、運動をする人のからだは軽く発熱する。そして、運動が激しいほど体温の上昇率は高く、ときには平熱より三度も上昇することがある。八分間で一気に約一六〇〇メートル走れば体温が三度は上昇するが、野球のようにそう激しくないスポーツではほんの少しの上昇にとどまる。この現象は、急性期免疫反応と呼ばれる、細菌に対する生体反応に似ている。生理学者は、この体温上昇が細菌やウイルスの増殖を遅らせることになると考えている。

生理学者たちは以前からこの現象を知っていたが、その理由は説明はできなかった。しかし、ミシガン大学の生理学者ジョゼフ・キャノンは、温度上昇の原因のひとつは、免疫系の細胞であるマクロファージ（大食細胞）によって作られる「内因性発熱物質」、別名インターロイキン１の働きによるのではないかと推測した。この物質は血流を介して脳の体温調節中枢に到達し、体温上昇の命令を出すと考えたのだ。Ｔ細胞や

Ｂ細胞は高い体温のもとではいくぶん成長が早くなる。また、インターロイキン１は筋肉の蛋白質を分解して、免疫系が感染と闘うための原料となる物質を提供する。発熱時にしばしば痛みを感じるのはそのせいである。つまり、キャノンと共同研究者マシュー・クルーガーは、これと同じ内因性発熱物質が運動時にも分泌されるのではないかと考えたのである。

彼らはこの仮説を確かめるために、被検者たちから二種類の血液を採取した。一つはエクササイクル（室内運動用の固定自転車）をこぐ直前のもの、もう一つはそれをこぎはじめて一時間後のものである。それぞれの血液サンプルがラットに注射された。運動前の血液サンプルではとくになんの反応もおこさなかったが、運動後のものでは発熱し、白血球が増加し、血液中の亜鉛分と鉄分が低下するという典型的な急性期免疫反応を示した。キャノンは、まだ証明されてはいないとしながらも、これは人類が運動のためではなく危険から逃れるために走っていた、先史時代からもちつづけてきた「原始的な防御機構」ではないかと考えている。おそらく人類の祖先は、危険によって大けがをする前にあらかじめ発熱機構のスイッチを入れることができたのであろう。

フランツ・メスメルの復活

精神神経免疫学（ＰＮＩ）の治療法のすべてが、まったく新しいものというわけでない。中には数百年も前から存在していたのに、忘れさられていた治療法も含まれているのだ。マーク・トウェインが「あまねく至上の観念も理想も、遠い過去へと消えさってしまった」と述べた、その深い英知が、現代においてますます注目されるようになってきている。今日、「催眠」と呼ばれるこの古くからあった治療技法は人々の新たな関心を呼びおこしているが、それを再発見した人物は一八世紀のウィーンの医師フランツ・メスメルであった。メスメルも一七七四年までは、ごくありふれた上流階級の医師としてのんびりと過ごしていた。グリュックやハイドンやモーツァルトといった当時の偉大なクラシック音楽家たちと親しかったという以外には、これといって注目をひく人物ではなかった。

ところが、一七七四年の七月二八日に「磁気治療」という新療法をある患者に試したことによってメスメルの人生は一変してしまった。標準的な治療法では改善しないある女性患者に対して、「磁気治療」と呼ばれていた治療を試みることにしたのである。特製の三つの磁石を、彼女の胃とそれぞれの足に一つずつ置いた。するとその女性は、からだのなかを何かが流れているのをはっきりと感じると訴えた。そして、ものの数時間もたつと症状が劇的に改善したのだった。メスメルは、磁石によって、自ら「動物磁気」と名づけた生体内流動が強められたのだという理論を立てた。その劇的なまでの回復に意を強くして、あらゆる病気を治す〝万能薬〟を手に入れたと考えたのである。

それ以降、彼はこの目ざましい威力の可能性を夢中になって確かめはじめた。そのうち、「磁気化」された水、つまり鉄粉を大量に入れた水槽以外はなんの薬も使わなくなってしまった。やがて、癒しの真の力は磁石にあるのではなくて、彼自身のなかにあると信じるようになった。そして、磁石もなにも投げ捨ててカリスマとなり、その癒しの力で患者たちを治療したという。それはまさに人格そのもので人々を治しているかのようであった。患者の目を見つめて、からだの異常な部位に手をかざすだけで、目ざましい治療効果をみせたのだった。

以来、数年間にわたってメスメルの名は人々の話題となった。パリには何人かの有力な弟子もでき、とくにド・ラファイエット侯爵と王宮侍医のふたりはぬきんでていた。しかし、その磁気の発見から九年たった一七八五年ごろには、当時の医学界は彼に脅威を感じはじめ、しだいにメスメルとその不思議な力も信用されなくなっていった。そしてついには逮捕され、ニセ医者として裁判を受け、人知れず余生を過ごしたという。

メスメリズムの運動は、その後も生きつづけ、フランスやドイツ、さらにイギリスでも広く知られるようになった。とりわけ、イギリス人医師ジェームズ・ブレイドは、光るものを見つめさせることで患者を治療し、その正当化に一役買った。ブレイドは、メスメリストのいう動物磁気の効果という説明を拒否し、これを改めてギリシア語で眠りを意味する「hypnosis（催眠）」と命名した。しかし、一時的には科学的な評価を受けたものの、そののちメスメリズムは一種の新興宗教のようになり、この「催眠術」はマジックショーの出し物と同様のものと見なされるようになってしまった。

その後、一九世紀になってフランス人神経学者ジャン＝マルタン・シャルコーによってこの技法はふたたび関心を呼びおこし、その研究はかのジクムント・フロイトを刺激した。フロイトは心理療法への取りくみの初期に、無意識を探究する手段として催眠療法を利用した。彼はしだいに他の方法に目を向けるようになったが、催眠は医療というよりは心理療法と同一視されるようになっていった。それにつれて、催眠の医学的な可能性は顧みられなくなってしまったのである。

今日では、現代科学版メスメリズムが病院や診療所の診察室にまで普及している。熟達した催眠療法家たちは長年にわたって、催眠トランス状態を駆使して片頭痛や喘息や循環障害などの治療に程度の差こそあれ成功してきている。さらに、からだのより複雑なしくみに対してまでコントロール可能であると主張する人々もいる。

こうした催眠療法の可能性についてもっとも衝撃的な科学的証拠を提示してくれたのは、「実際の火傷と想像上の火傷」についての専門家たちによる研究だった。マサチューセッツ州フラミンガムのカッシング病院の催眠療法専門家シオドア・X・バーバーは、催眠暗示によって火傷特有の感覚を引きおこせるばかりでなく、実際に火傷の跡さえもつくれると報告している。看護婦のグループに催眠をかけてから、「あなたの手に煮えたぎった油がとび散った」と暗示をかけた。すると、ある看護婦は数年前に火傷をした場所に皮膚の炎症を生じたのだった。また、他の催眠療法家は、催眠状態の婦人の皮膚に冷たい銅貨をのせた。彼が、「これは、火に焼かれた銅貨だ」と暗示すると、彼女はその熱さに悲鳴をあげたのだった。なんと数時間後には、その皮膚にはまさにコインと同じ大きさの水疱があらわれたという。

ＰＮＩ学者たちは、免疫系の反応を引きおこすようにみえる催眠実験にとくに興味を抱いている。中でもとりわけ好奇心をそそるのは、ありきたりのイボ（尋常性疣贅）についてのものだ。作家でもある医師ルイス・トーマスは、「イボは催眠暗示によって皮膚からそぎ落とすことができる」と指摘する。

イボの形成とその完治は、さまざまな理由から長年にわたりＰＮＩ学者たちをとりこにしてきた。イボの原因がほかならぬウイルスであることはよく知られている。この病原微生物が作りだすイボは免疫系と戦うことになるが、免疫系がこの小ぜりあいに勝つときもあるし、イボのしつこさを見せつけられて負けるときもある。しかしながら、なぜイボが突然なくなってしまうのか、その理由はいまだにはっきりしていない。ときには、どんな治療よりも〝思いこみ〟のほうが威力を発揮することもある。信念によってイボを治すという民間療法は、医学療法に劣らず長い歴史をもっている。マーク・トウェインは、これについて『トム・ソーヤー』のなかで次のようにふれている。これはハックルベリー・フィンがトムに治療法を伝授している場面である。

いいかい、たったひとりで、森の奥深く入っていくんだ。そこで勇気の水が涌く切り株をみつけるのさ。夜がふけたらその切り株にもたれて手をそのなかへ押しこみ、こんな呪文を唱えるんだ。

大麦の粒、大麦の粒、インディアンが食べる

勇気の水、勇気の水、イボを食べろ

また、ハックルベリー・フィンの、豆を使った治療法のなかには次のように記されていた。

豆を二つに割り、イボも裂いて出血させること。次に豆の片方を血にひたし、これを月夜の晩の真夜中に四つ辻に穴を掘って埋めるんだ。残りの片方は燃やすこと。すると、血をつけた豆のほうは、もう片方を求めてすごい力でぐいぐいと引きよせはじめるんだ。そのとき豆についた血もイボを引きよせて、イボはポトリと落ちてくってわけさ。

シオドア・X・バーバーは、「医師も科学の世界のなかで、これとよく似た方法を多少洗練されたやり方ではあるが行なってきたのだ」と指摘する。一九二〇年代、チューリッヒのブルーノ・ブロッホ医師は世界的に有名なイボ治療の専門家だった。その成功の秘訣は、独自の〝イボ治療マシーン〟にあった。この装置は大きな音をたて、きらきらと光を点滅させており、ブロッホはそこから放射されるレーザー光線が目ざわりなイボを撃退してくれるのだと患者に説明していた。実際に数多くの患者たちが治ったということだった。ブロッホ医師の治療マシーンは、ハックルベリー・フィンの「豆」と同じ癒しの力を発揮したわけである。というのも、ほんとうはそれはまったく役立たずの電気装置で、モーターがなかでガンガンとがなりたてているだけだったからだ。ともかく、ブロッホ医師の小道具への人々の盲信のなかに、真の医学に至る鍵がひ

そんでいた。同様の結果を得ようとして、催眠療法を使った数多くの実験がイボや他の疾患に対して長年にわたって試みられてきた。臨床心理学者テッド・グロスバートも、経験豊富な催眠療法家のひとりである。彼は、心理療法や催眠や自己催眠やイメージ療法などを組み合わせて、治りにくく醜い皮膚疾患をもつ患者たちに応用してきた。

皮膚はからだのなかでもっとも面積が広い器官なので、とくに心理的な要因のかかわる病気に冒されやすい。グロスバートの仮説によると、感情の乱れは皮膚疾患の悪化にさまざまに影響するということだ。

彼は、「皮膚疾患の悪化の原因となる一般的な苦悩は、怒りと愛情の欠如のふたつです」という。怒りに満ちた人の顔は真っ赤に紅潮し、愛にもえる人も相手を惹きつけ愛を求めようと頬を赤らめる。「満たされるはずのない同情や哀れみを求めていたり、さまざまな理由からそれを見つけることができなかったり、すなおに求められなかったりすると、われわれの皮膚が代わりに愛情をさがしもとめたり、怒りのはけ口としての役割を演じたりすることになるわけです」。彼は、こうした隠れた感情のわだかまりを外に表現させ、それをうまく処理できるように患者を援助することによって、皮膚病としてあらわれた、いわば〝こころのなかにある爆弾〟の信管をはずそうと取りくんでいるのだ。ニキビ、じんましん、イボ、陰部ヘルペスなどの治療に過去数年間たずさわってきたグロスバートは、催眠療法とリラックス療法を組み合わせ、患者の意識を病気から遠ざけ、またイメージ療法によってからだの生理的状態を変化させ、症状の裏にある心理的な意味を理解させようと試みている。

グロスバートがこうした原則を適用するさいには、患者に応じてさまざまなくふうをこらす。まず彼は、どのような感覚やイメージをもつと患者の皮膚が心地よく感じるかを発見することから始める。そして、患者がそうした理想的な状態を心理的に再現できるように援助する。たとえば、足にひどい発疹がある患者には「山の清流の凍るように冷たい流れに足首までつかりながら、せせらぎのなかを散策する」というイメージを描かせる。あるいは、「海岸のやけつくような日差しのもとでの甲羅干し」のイメージ。あるいは、「パチパチと音をたてて燃えさかる暖炉のまえに足を投げだし、足が暖かくなっている」イメージといったぐあいに。ある患者はそれだけで、なんと足の指の温度を五度も上げることができたという。

グロスバートの目標は、患者が自分の感情に対する感受性をたかめて、こころの奥にひそんだ過去の出来事を気づかせるようにすることにある。グロスバートは、「あなた自身の皮膚に耳をかたむけなさい」という。それができると、次のステップは、こうした皮膚疾患が患者にいったい何を訴えているかを気づかせて、「身も心もいれ替えて」コントロールをとり戻させることだ。そして、怒りや満たされない愛をとり除き、それらのエネルギーを自己破壊的な方向からより建設的な方向へと転換させてやるのである。

二〇代後半の大工の患者がいた。その手にはたくさんのイボができていた。「とにかくぞっとするようなイボで、ちょうど写真でみたライ病患者の手みたいだった」とグロスバートは語る。まず催眠療法を試みたところ、痛みはいくらかやわらいだが、イボがなくなるほどの効果はなかった。そこで少し作戦を変え、イメージ療法として手をおおっているイボの層をとりのぞく〝特装部隊〟をイメージさせた。そして、この想像上の部隊に大声で作戦を指揮したのだった。こうした治療の最中、この患者の口からある重要な情報がもらされた。すなわち、そのイメージ上の隊員のひとりが、「イボとりの任務がすべて完了したら、今度こそ君の真の問題である女性に対する羞恥心にたち向かわなくてはならない」と指摘したのだった。

これを耳にしたグロスバートは、その隊員たちと取引をした。何よりもまずイボを除去することが第一だから、それを先にするようにと部隊に指示をだした。それがすんでから、彼とその大工は「女性に対する羞恥心」の問題を話し合った。彼は、「ほんの三週間ぐらいのうちに、あのたくさんのイボが信じられないほどきれいに消えてしまったんです」と感慨深げに回想する。

もし、催眠がイボのように比較的穏やかな疾患にそれほどの効果を発揮するのなら、もっと重い疾患についてはどうだろう。ある専門家によると、催眠療法は重傷の火傷患者の治療に大きな可能性を秘めているということだ。たとえば、ルイジアナのある工場労働者が悪夢のような工場災害にあって（溶解したアルミニウムのプールのなかにすべって足を踏みいれてしまった）、ただちに地元の病院に運びこまれた。火傷を負ってからの最初の四八時間はとくに重要である。なぜなら、その間に火傷の被害者はショック症状をおこし、免疫機能が落ちこんで感染症を併発する危険があるからだ。

その男性が入院したとき、治療にあたったチュレーン大学の外科および精神科教授ダブニー・エドウィン医師は、彼に催眠療法を施した。エドウィン医師は、重傷の火傷患者に対して催眠療法を試みる数少ない医師のひとりであった。まず患者を催眠状態に導くと、「焼けただれた足がしだいに冷たく心地よくなってくる」という暗示をかけた。結局この患者は、後遺症の残りそうな重度の火傷にあいながらも、なんの感染症も合併症もなく、ケロイドさえ残さず治癒して主治医をびっくりさせたのだった。

エドウィンは、「火傷を負ってから数時間以内に催眠にかけると、回復の早さとその完全さに顕著な効果が得られます」と語る。彼が火傷患者に最初に試みるのは、催眠下で「火傷を負った部位が冷たくなる」という暗示を与える方法だ。その効果は、患者を気持ちよくさせるといった程度のものではない。この方法を使うと、障害と感染が最小限におさえられ、通常なら皮膚移植が必要なほどの火傷でもその必要なしに治癒した患者が大勢いた。

カリフォルニア州バークレーのアルタ・ベイツ病院火傷センター部長、ジェロルド・カプラン医師もまた催眠療法を使っている。カプランは、からだの両側に火傷を負った患者たちに頼んで、片方の体温を他方より高くするという訓練を試みてもらった。すると、患者たちはその体温を摂氏四度以上も上げることができ、そうでない側よりも治りがずっと速かったという。

こうした治癒力がどこからきているのかはまだ明らかではないが、マサチューセッツ総合病院の精神科医オーウェン・サーマンは、催眠に関する研究中にひとつのヒントにぶつかった。それは、ボストンの警官で、足底疣贅（ゆうぜい）（足の裏にできるイボ）がひどく痛み歩くこともできなかった患者で、とてもうまくいった忘れられない症例だった。その警官がはじめてサーマンの診療をうけたときには、その障害のために仕事もできず障害者手当の支給を受けていた。

標準的な治療では、大して効果は上がらなかった。そこで、催眠療法を用いて「イボがしぼんでいく」という暗示を与えたところ、やっと効果がみられたのだった。

サーマンは、このセッションの最中に男性の体内で何が起こっているかに深い関心をもち、この警官に頼んで、深部の三次元エックス線ＣＴ（ＰＥＴＴ）で催眠状態に入っているときにその脳をモニターさせてもらった。その断層像では、脳の前頭葉が顕著な活動性を示していた。そこで、サーマンはその部位から免疫系に対してなんらかの指令が出されているのではないかと推定した。彼は、「たった一例なのでなんともいえませんが」と慎重に前おきしたうえで、「イボの治癒の鍵は前頭葉のどこかに隠されているのではないでしょうか」と期待をこめて語っている。

人の前頭葉には、痛みを抑えたり、基礎的な身体反応を変化させる働きもあるようだ。こうした現象の好例として、自己啓発のための〝火渡り〟の流行があげられる。たった数時間程度の講義だけで、とくに神秘家でもない普通の人々が、二、三メートルから長ければ十メートルをこえる約六五〇度に灼熱した石炭の上を歩いてみせるのだ。この主催者たちは、自己啓発への熱意と火の上を歩いたという体験とがあいまって、心身の深淵からの変容がおきるのだとさかんに力説している。火や苦痛への恐怖心をのりこえて、燃えさかる石炭の上を歩く勇気を得ることによって、どのような目標にも果敢にいどむ自信がつくのだという。熱い石炭の上をたった六メートル歩くことで内的な変容が引きおこされる、という考えには疑問がのこる。しかし、数千人もの人々が火渡りを実際に行なったという事実は否定できない。そのほとんどは痛みも感じず、水ぶくれもできなかったのだ。

懐疑的な人たちは、いろいろな説明を試みている。たとえば「ライデン・フロスト効果」と呼ばれる物理学上の現象で説明しているものもいる。それは、ちょうどロウソクの炎をつまんで消す前にあらかじめ唾液で指を湿らせるのと同じように、薄い湿潤層が皮膚を水蒸気で炎から守るという説明である。火渡りの訓練でも、汗や皮膚についた水の層がそのような保護層（参加者たちは火渡りの前に湿った草の上を歩く）の役を果たすのかもしれない。

ＵＣＬＡの物理学者バーナード・ライキンは別の説明を提示している。火のなかの石炭は、灼熱してはいるが密ではなく、したがって熱伝導率は低い。だから、熱い石炭に足を踏みいれても、大量の熱が伝わって火傷になる前に、足が移動してしまうというのだ。

代替医療の専門家アンドルー・ワイル博士は、火渡りの内的な体験を探るために火渡りを観察し、さらに自身でも数回ためしてみて、何度か水疱までつくったという。彼は、ライデン・フロスト効果だけでは、その現象のすべては説明しきれないと指摘する。たとえば、彼に限らず他の研究者たちも、人々は石炭の上を歩きながら火渡りマントラ（「Cool Moss＝冷たい苔」という言葉がよく使われる）を口ずさみ、一種の催眠トランス状態に没入しているようだと述べている。

ワイルは、「わたしは、人間の心理状態こそがもっとも重要な要素にちがいないと確信しています。灼熱の石炭が熱さも感じさせず炎症もおこさないというその体験は、機械論的な説明だけでは語りつくせないでしょう。私の直感では、神経系が通常とは少し異なったかたちで機能しているのだと思います。それは、究極のリラックス状態と、すべてを託しきった状態になんらかの関連がありそうです」という。ワイルはそれにつけくわえて、「私がうまくやり遂げた火渡り（一二メートル以上の灼熱の石炭の上を渡った）体験では、一種の変性意識状態（非日常的な意識のことで、瞑想時や心身統一時のいわゆるトランス状態よりも広い意味で使用される）に入ったように感じたし、その心理状態が自分を火の猛威から守ってくれたのかもしれない」と述べている。

免疫系への挑戦

研究者たちが催眠を通してなし遂げてきたおどろくべき成果を並べあげたとしても、その効果がどれほど深いものかを実感できないのは当然である。ペンシルヴェニア州立大学の心理学者で催眠療法家のハワード・ホールは、催眠の細胞レベルへの影響を研究してきた。彼は、「催眠療法でいったい何が可能なのかに興味があるのです。たとえばさまざまな体内の生化学物質を変化させたり、免疫機能を変化させることができるのかどうか、といったテーマに対してです」と語る。

ハワードは、がんとの戦いに免疫細胞を動員するというカール・サイモントンが行なった「イメージ療法」の取りくみに触発されて、イメージ療法を使ってある実験を行なおうと決意した。まず、健康な二二歳から八五歳までの二〇人を催眠にかけた。（彼は、わざと広い年齢層を設定した。というのは、一般的に免疫機能は、高齢になるほど弱まり、がん細胞も当然多くなるといわれているからだ。）そのグループに自己催眠法を教え、そのなかで、それぞれの白血球群が「獰猛な飢えたサメの群れ」となって、体内をうろついている病原細胞群をのこらず攻撃するというイメージを与えた。それと同時に、セッションの開始前と一時間後に採血を行なった。家に帰ったあとも、自宅で自己催眠を続けるように指示された。そして二週間後、ホールの研究所に戻ったこのグループは三回目の血液検査を受けた。

採血の結果、一部の人々の免疫反応が顕著に活性化していた。五〇歳以下の比較的若い人々と、催眠にひじょうに感受性が高かった人々の免疫反応がとくに強かったのだ。ホールはこうした結果について、断定することはせず、催眠のもつ免疫活性化能力の一部をかいま見たにすぎないと注意深く語っている。そして、今回の結果だけでは満足せず、さらにこの課題の研究を続けていくことにした。ホールは、肯定的な精神力がよい影響をもつということをまのあたりにして、このように催眠とイメージ療法を組み合わせることによって心理面から治癒力を高めることも可能かもしれないと指摘している。

こころの目

催眠は、意識を集中させるひとつの方法である。そして、こころに映像を描くことで特定の効果を得ようとする「心理的イメージ療法」は、さまざまな議論を呼んでいるが、しかしまた興味もそそられる方法だ。実際、こころに鮮明な映像を思い浮かべるだけで、多くの人々が身体的な効果を引きおこすことができる。そこには、なんらかの特異なプロセスが関与しているのだろうか。その効果はいったいどれほど大きなものなのか。人の健康をある方向に導くことができるほどに強い影響力をもつものなのか、などといった疑問がつぎつぎとわいてくる。

ほとんどの催眠療法の専門家たちは、心理的イメージ療法を催眠療法のなかの「自己催眠」の一種と考えている。実際、催眠療法と比較しても、そう神秘的で謎めいているというわけでもない。不思議な音楽をかけたりもするが、イメージ療法はフランツ・メスメルの現代版のひとつにすぎない。しかしカール・サイモントン医師のような人々は、この方法は明らかに新しい治療法だと確信している。しかし、ＰＮＩの専門家たちは、こうした治療法の効能により慎重な態度を取りつつ、この領域を研究と洞察の宝庫であると考えているのだ。

イメージ療法はいくつかのレベルに働きかけるが、イメージが自律神経系のような不随意の生体機能にも影響しうることを疑う人は、ぜひ次に示すイメージ訓練を試みてほしい。（だれかにこのセッションを読んでもらうといっそう効果があがる。もしそれが無理なら、自分でテープに録音して再生する方法をとるとよいだろう。いずれの場合でも、読み手は各センテンスごとに三秒か四秒の間をおくようにする。）

始めるにあたっては、静かな部屋のなかでゆったりと腰かけられる場所を探し、落ち着いてからだをリラックスする。では、耳を傾けて、はっきりとイメージを浮かべてみよう。

〔イメージ訓練〕

いま、あなたは、台所にいます。

見なれた台所には、使いなれた流しと、ガスコンロ、それに冷蔵庫が並んでいます。

冷蔵庫のドアを開けてみましょう。ポッと小さなランプがつきました。冷気がかすかに吹きつけてきます。

中を見まわして、レモンの入っているところを捜しましょう。たしか引き出しの中でしたね。

レモンを手に取ってみます。手のひらにヒンヤリとした感触が走ります。冷蔵庫のドアを閉めましょう。

レモンをしっかりと手にとって、その重さを実感してみましょう。

ちょっとだけ強く握りしめてみます。その弾力をもった固さが感じられます。

その表面を見つめてみましょう。そこには、ちいさなツブツブがたくさんあります。その両端は、ツンとがっていますね。

レモンをおいて、お気に入りのよく切れるナイフを取りだして、両端から真っ二つに切ってみましょう。

その片方を取りあげて、みずみずしい切り口をながめてみます。小さなレモンの袋が見えますね。よく見ると、レモンの汁の小さな粒ができはじめています。

ほんの少し絞ってみると、レモンのしずくが集まって一面に吹きだしました。

さあ口をつけて、すっぱいレモンジュースを味わってみましょう。あーすっぱい！

＊エリック・ペパー博士のご厚意により引用

たくさんの唾液がでましたか。一般的にはどんな集団でも約半分の人が、こうしたイメージ療法に反応を示します。

長年にわたって、あらゆる分野の研究者たちがイメージ療法の効果を、唾液腺の機能を亢進させるといった単純なことから、もっと複雑なものにまで応用してきた。とりわけ、健康に対するイメージ療法の科学的応用という分野は、まだ歴史こそ浅いが、多くの医師たちがその可能性に注目している。ジョージ・ワシントン大学生化学教室の神経内分泌学者ニコラス・ホールもそのひとりである。ワシントン精神医学校で、がん患者に対するイメージ療法の研究に参加したときに経験した特異な症例について、彼は次のように述懐している。「それは、六〇代半ばの引退した学校長のケースでした。彼には、実験の一環として、毎日、イメージ療法の感想を日記に丹念に記録してもらいました。彼はその実験に大いに乗り気になり、研究のための採血に影響しないようにと化学療法を何回か延期したほどだったんです」

ホールの役目のひとつは、その男性の血液中のサイモシンというホルモン値を追跡することだった。ホールの説明によると、サイモシンは免疫反応を強めるのにひじょうに重要だということだった。したがって、その濃度は、人の免疫機能を測る指標となったのである。そして、それが、日記に記された気分や態度と対照された。

イメージ療法がうまくできたと感じた日には、サイモシンの値が高かった。逆に、イメージ療法がうまくできなかったと日記に書いてあった日には、サイモシン値は低かった。ところが、なんと研究の最中に、彼の奥さんが突然亡くなってしまったのである。その日の日記には、もう実験にはまったく興味がなくなってしまった、と記されていた。またその日の採血の結果は、サイモシンの顕著な低下を示していた。彼はイメージ訓練を中断したまま、二カ月後には亡くなってしまった。ホールはいう。「がんとの闘病生活に、妻を失った挫折感が加わり、彼はもう耐えることができなくなった。生きる希望をまったく失ってしまったんです」

ホールのような実験例は、疑問を解くどころか、また新たな疑問をふやすことになった。いったい、イメージ療法がほんとうに彼を生かしつづけていたのか。それが、彼の健康状態になんらかの影響を与えていたのか。治癒につながるような効果的なイメージと、効果のない、危険ですらあるイメージが存在すると主張する人々がいるが、ほんとうにそうなのだろうか。ホリスティックな癒し支持者たちの確信にもかかわらず、「はっきりしたことは何もわかっていない」というのがこれらの疑問への答えである。これまでの証拠からいえることは、イメージ訓練にはなんらかの効果はあるようだが、特定のイメージにとくに効果があるわけではなさそうである。絶対的に健康なイメージというものはなさそうだ。イメージが健康的な効果をもつかどうかは、回復への希望をもつときと同じように、そのイメージを使う人がどのくらい幸福で安心した気分を実感できるかによるのだ。そのことが、健康に対する影響を左右する。ニセの（演技上の）感情でさえ生理的な変化を引きおこすのだから、実際の感情なら内部環境にいまだに知られていない微妙な変化をもたらすにちがいない。こうした変化は、免疫系においても、神経化学的に、あるいは神経生理学的に微妙な変化を及ぼすことになるだろう。しかし、視覚的なイメージが直接免疫機能を働かせ、それが脳において「脳細胞化学情報」に翻訳されるといいきってしまうのは、まだあまりに性急にすぎる。なぜなら、そうした態度は、人体の複雑さと病気の実体を十分考慮していないからだ。

これまで述べてきたようにバイオフィードバック、リラクセーション反応、催眠療法、運動やイメージ療法といったさまざまな方法にも、潜在的な効用と限界があることがわかった。同様に、病院や診療所の従来の医療や治療に、代替療法の健康法も加えることで治療効果があがるかもしれないという〝慎重な楽観主義〟を是認する科学的な証拠もあらわれはじめている。

人々はいつの時代でも、こころがからだに影響を及ぼすと考えてきた。近い将来、そうした考え方の正しさが確かめられ、実証されるかもしれない。とはいえPNI学者たちは、あらゆる病気を癒す〝万能薬〟が手に入れられるとは考えていない。従来のどのような治療法も、ひじょうに錯綜した不完全な医科学の可能性の一端にすぎないのである。ホリスティックの信奉者たちの多くは、その点を見すごしている。我々は、もっと総合的で技術偏重でない医療を必要としているとはいえ、広く蔓延している万能薬への信念に、医学という領域をゆずりわたすようなことがあってはならない。なぜなら、人間というシステムは、ひとつの万能薬で解決できるほど、単純で粗雑にできてはいないからである。

10章　ニューメディスンと「希望の生物学」

数年前、当時マサチューセッツ総合病院にいた精神科医のジョエル・ディムズデールが、ナチ強制収容所の生存者たちに面接してその実態を調べたことがある。彼らが生きのびた要因は何か、それを知るのが調査の目的だった。

ディムズデールは面接の結果を分析して、生存のための戦略をいくつか引きだした。それは、かつて味わったすばらしい体験をくり返し思い出すこと、たとえばユダヤ教の祝日を守るなどして自分らしさを主張することで環境を支配しようとすること、特定の目的のために生き残ると決意すること、何ごとにも無感覚になる「心理的移転」の状態を利用すること、生への原始的な意志をもつこと、仲間との協力関係をもつこと、子どもっぽい行動をして衛兵や他の収容者の同情を買うなど、意表をつく戦略に出ること、完全に受け身になって、ナチの仕打ちさえも受容してしまうことなど、いろいろであった。

しかし、彼が面接した生存者全員の証言にもっとも頻繁に出てくる、ひとつの態度があった。彼らに生きる力を与えた最大のもの、それは〝理屈ぬきの、ひたむきな希望〟であった。ある人は、自分の目標を設定することで生きのびた。ある人は、家族に再会するのだという思いだけで生きぬいたという。また、いつもよりほんの少し量が多かった食事や春の日ざしの暖かさなど、収容所のなかでのちょっとした喜びに意識を集中していたという人もいた。

精神神経免疫学（ＰＮＩ）がめざすもののなかには、そのような希望を呼びおこす方法を探究するという仕事もある。人間の精神にひそむ治癒力を正しく評価し、精神と身体とをつなぐ神経やホルモンの結びつきをより深く理解することによって、「希望の生物学」を確立することも、その探究の一部である。そうした探究によって、今世紀末から二一世紀にかけての医術と医学は大きく変わっていくことになるだろう。

ＰＮＩは、高度な医療機器や合成薬剤とともに、人間の態度や感情という天然の薬理学にも依存しながら発展していくだろう。医学の未来は、やっとその姿をあらわそうとしはじめたばかりなのだ。研究者たちはいま、少しずつではあるが、かつては科学的研究の対象外にあると考えられていた「こころ」という無限の資源を活用するために、分析し、定量化し、そこから学びつつあるのだ。かつて測定不能だった多くの現象が測定できる技術が開発されたからである。

希望

では、希望はどうか。希望は測定できるのか。必要に応じて希望を喚起するようなことができるだろうか。希望は科学のはかりや物さしで測れるだろうか。カリフォルニア大学のルイス・ゴッツチョーク博士は「言語行動の内容分析」という検査によって希望が測定できると信じている。博士の研究グループは、がん患者に五分間、それまでの人生でもっとも関心があったこと、またはドラマティックだったことを話してもらうという検査を行なっている。患者の話を録音し、原稿におこして、それを熟練した査定者に査定させるのだ。

査定者は原稿をチェックしてキーとなる語句にしるしをつけ、それに数量を割りふり、特定の感情の水準または強度を評価する。たとえば「不安」の場合は、熟練した査定者が評価した強度にしたがって六つのサブタイプに分類される。査定者は一〇〇語ごとに、感情の大きさを測定する数式によって、ある数字を引きだす。その数字が被験者のかかえている心理的問題の相対的な得点をあらわすのである。

ベテランの査定者なら、五分間しゃべったことの内容を分析するだけで、「生化学の技師が定められた手順でさまざまな化学分析を行なうのと同じように」被験者の口述が査定できるという。キーワードを細かく調べることによって、不安や憎悪などの強さを数値で評価できるのである。ゴッツチョーク博士によれば、そうした情緒的なモノローグを解読する方法を訓練した人ならだれでも、不安・憎悪（自己および外界に向けられた憎悪）・野心・知的欠陥といった精神状態の客観的な得点が得られるというのである。

博士はこの検査の一部として、不安や絶望のレベルを測定するのと同じ方法で、希望を測定する尺度も使用していた。その方法を使ってシンシナティ総合病院に入院して放射線療法を受けていた二七人のがん患者に面接し、「希望」の得点が高い患者が生存率も高いことを発見していたのだ。

その結果から当然引きだされる疑問は、そこで使われた尺度が人の希望指数を高めるために使えるかどうかということである。アーカンサス大学教授の精神科医フレッド・ヘンカーは、心臓手術および腎臓移植が予定されている患者の希望を強化するためのプログラムを研究している。彼の方法は、患者に正しい情報を与え、人間的な交流を深めて、自信と希望を鼓舞するというものである。

外科医とスタッフは術前に患者および家族と一堂に会して、これから行なわれる手術の手順を説明するが、そのとき正確な情報を与えることにおとらず大切なのは、集まった全員が互いに人間的なふれあいをするということである。術後も、外科医とスタッフは患者をできるかぎり励ましつづける。その激励の目標は、患者に、病気になった個人としてではなく、回復しつつある個人としての自覚をうながすところにある。「説明会に集まった人たちの希望が患者に伝わり、患者自身の希望を増大させて、手術に耐える力を与えるのです」とヘンカー博士はいう。

ノーステキサス州立大学の心理学者バーバラ・ピーヴィーは、希望の感情に絶大な免疫効果があることを証明するためにバイオフィードバック・セッションを主催している。そのセッションで手の温度を自分の意志で上げる方法を身につけた参加者は、当然のことながら、心理テストでも以前よりストレスを感じなくなったことが判明したが、同時に、バイオフィードバックを使ったあとでは、血液検査においても免疫細胞である食細胞（白血球・リンパ球など）が増大することが判明したのである。

オハイオ州立大学では、ジャニス・キーコルト＝グレイザーが、老人病の患者に漸進的リラクセーション法（からだの各部分を徐々にゆるめながら全身をリラックスさせる方法）などの標準的なリラクセーション法を教えることで、同じように免疫力が増大することを証明している。リラクセーション訓練を行なった結果、患者の血液に活性化したナチュラル・キラー細胞が増大するなどの生化学的な変化が見られたのである。

思索と実験を重ねながら自己治癒の鍵となるものを追い求めているハーヴァード大学の心理学者デーヴィッド・マクレーランドはこういっている。「それはどうやら、かなり実存的、あるいは宗教的なものだということがわかってきました。一種の個我意識が解放された状態と、自己を超えた何ものか、もしくは自己よりも大きな何ものかを信じている心境とが、結びついているような状態ですね」

神学的に見ても医学的に見ても、ＰＮＩという薬理現象に関するかぎり、信仰は希望にとって頼りがいのある友である。在来の医学でさえ、科学的な変則例として信仰の力をしぶしぶながら認めている。ラテン語で「私は喜ばせる」という意味の「プラシーボ」がそれである。プラシーボとは医学的に不活性な物質または医療処置で、固有の治療効果はないとされているにもかかわらず効果を発揮するもののことである。プラシーボには、色つきの砂糖錠剤、見せかけの手術、生理的食塩水の注射など、さまざまな形態がある。すべて治療効果はないはずのものばかりだが、がんから喘息、イボの治療にまで使われて一定の効果をあげている。プラシーボ効果は、長いあいだ医学上の厄介ものであった。製薬会社はその製品が有効であることを証明するために、定期的に最新の製品とプラシーボとの対照試験を行なっている。もちろん、そのさいのプラシーボは、外見上、本物の薬剤と同一の錠剤もしくは液剤である。ところが研究者たちは、往々にしてプラシーボ効果の発現に邪魔され、最新の薬剤、最新の手術法や治療法が必ずしもすぐれているわけではないことを、不承不承知らされるのだ。

プラシーボ研究の専門家であるカリフォルニア州カイザー病院のデーヴィッド・ソーベル博士は、プラシーボの力の遍在性を強調するために、医学には昔から気まぐれがつきものであったという事実を指摘している。ワニの糞、ブタの歯、ロバのひづめ、カエルの精液、宦官の脂肪、乾燥したマムシの肉、苦しんで死んだ人の腐乱死体の頭蓋骨にはえる苔といった、古来使われてきたあやしげなクスリが、現代のＦＤＡ（食品医薬品局）公認の売薬同様に一定の効果を示してきたのである。

現代においても、ある種の治療手段に対する迷信、あるいは期待は広く存在している。ソーベル博士によれば、一般に注射のほうが錠剤よりも強力だと信じられているにもかかわらず、錠剤の人気がもっとも高い（ある調査では、平均的アメリカ人は生涯に七万六〇〇〇錠を消費している）。そして、その錠剤の効果の一部は外観、とくにサイズと色に由来している。錠剤の色とデザインにかんする調査をしたある研究によれば、まず、サイズのいかんにかかわらず、粒の錠剤よりもカプセルのほうが強力だと考えられていることがわかった。色については、黄色またはオレンジ色のカプセルは興奮か鎮静といった気分を左右する効果があると考えられ、ラベンダー色の錠剤には幻覚剤を思わせる効果がある。グレーや暗赤色も鎮静剤としての効果があり、白はアスピリンのイメージがあるからか鎮痛剤を連想させ、黒い錠剤も幻覚剤を思わせるという。

プラシーボが効く理由とされているものの一部には、薬剤の形状や色に無関係な部分もある。それはソーベル博士も指摘しているように、たいがいの病気はほうっておいても勝手に治ってしまうからである。マーク・トウェインの至言「神が癒し、医師が請求書を送る」というあれである。

プラシーボが効く理由の第二は、医師側と患者側双方の、その治療法に対する信念によって変わるのである。ソーベルはよく、一九世紀のフランス人医師がいったこんな言葉を引用する。「新しいクスリを使って、そのクスリの力が落ちないうちに、できるだけ多くの患者に治療を施したまえ」。医師もまた人の子であり、新しい薬剤や治療法には熱心になるが、古くなったら期待感も薄くなるものなのだ。

信念は強力なクスリである。ハーヴァード大学医学校のハーバート・ベンソン博士と、同大学ソーンダイク研究所のデーヴィッド・P・マッカリー・ジュニア博士は、狭心症の痛みに対するさまざまな治療法の比較検査を行なった。その結果、異常に高い比率（一〇人中約八人）で、特定の医師の治療を受けた患者の胸痛が治っていることがわかった。ベンソンとマッカリーは、このひじょうに治癒率の高い医師のグループを「確信派」と名づけた。彼らは患者に治療法をよく説明する。当然のことながら、自己の治療法の効果を確信し、その信念がなんらかの方法で患者にも伝わっている。治癒の結果も、単に気分がよくなったという程度のものでなく、明らかに測定できるほどの改善が見られたケースばかりである。確信派の医師についた患者は、つらい運動療法にも耐えることができ、ニトログリセリンの摂取量も少なく、心電図の結果も良好だったのだ。あるケースでは、後になってその療法が無効であることが判明した方法を使った患者ですら、症状の改善が見られたのである。

患者の信念をさらに強化させるものが、診察室の奥の私室で特別に診察を受ける、病院という神殿に身をまかせるといった〝儀式〟である。治療家たちは幾世紀も前からそのことを心得ていた。ベンソンは、プラシーボの力の多くが患者への思いやりに由来するものだとさえいっている。名医には必ずどこかシャーマンのようなところがあり、人々に希望と肯定的な考え方を抱かせる才能があるものなのだ。

ワシントン市の開業医モーガン・マーティン博士は、『アメリカ医師会報』に興味深い論文を寄せている。それはラッセルという先住アメリカ人（インディアン）の治療家との対話から得た、治療儀式に関するもので、そのなかにラッセルが「治療家と患者が世界観や疾病観に関する信念を分かちあう」ことを強調しているくだりがある。すなわち、治療家は病気そのものよりも、その病気に対する患者の家族や友人の反応に注意を配りながら治療儀式をとり行ない、他の人々――患者の家族・友人や治療家の助手たち――を儀式に参加させて、頃あいを見はからったのちに実際の治療行為をはじめるというのだ。

ラッセルによれば、もっとも重要なのは治療家側の信念だという。しかし一方で治療家（呪術師）は、助手を通じて患者にこうもいわせる。「あなたはあの呪術師を信じなきゃならん」。それでも患者が呪術師を信じていない場合には白人の医者のところへ行かせる、とラッセルはいうのである。

一時は西洋医学から完全に無視されていた伝統的な治療法も、今日ではかなり見なおされるようになった。国立精神衛生研究所（ＮＩＭＨ）ではかなり以前からそのことに気づいていて、ナヴァホ族の呪術師が弟子たちにダンスや祈禱など一連の治療儀式の伝統的なやり方を教えているニューメキシコ州で調査を行なってきた。

調査はＮＩＭＨの「少数民族精神衛生プログラム」による資金援助で、部族の人たちにナヴァホ式の治療法を習得してもらうところから始まり、実際に部族の医療的・社会的なニーズに応えられるほどになった。先住アメリカ人はいまでも先祖伝来の治療儀式に敬意は払っているものの、呪術師としての伝統を継承する人は必ずしも多くない。なり手がいないのである。ナヴァホの儀式は極端にこみいっている。長い祈りの言葉を暗記しなければならない。何カ月、何年もの修行を必要とする儀式もある。そこで、NIMHの援助によって四〇人が治療儀式の訓練をすることになった。ナヴァホ式の治療法がたしかに部族の人には効果があることを認めたNIMHは、自分たちがいつのまにか奇妙な立場に立たされていることに気づいた。科学研究という理由によって、異文化の文化遺産を保存することになったからである。（しかも、呪術師のほうが西洋医より治療の成果があがることはしばしばあった。）そのプログラムは現在、たとえば太平洋岸の北西部など別の州でつづけられ、より効果的な治療法を求めて、シャーマンの世界と西洋医学の世界の最良の部分を統合させるべく共同研究が行なわれている。

治療家の信念の力がもつ不思議な効果の好例として、ソーベルは喘息患者をもつある医師を紹介している。ちょうど患者が気管をつまらせ、呼吸が困難になりはじめたとき、その医師は強力な新薬ができたことを知り、早速見本をもってこさせた。薬が届くと、すぐに患者に与えた。効果は劇的だった。数分で呼吸が楽になり、その効果も長く持続した。

あまりの卓効を不審に思った医師はある実験を思いたち、同じ患者がふたたび呼吸困難になったときに不活性のプラシーボを与えてみた。患者はあまり効かないと不満げだった。呼吸不全が見られた。やはり先に与えた新薬は強力なのだと、その医師は確信した。ところが、しばらくたって先の「新薬」もプラシーボであったことがわかった。製薬会社の手違いだったのだ。明らかに、患者を助けたのは「医師自身の信念」だったのである。

ほとんどすべての治療法には信念が要求される。ジョンズ・ホプキンズ大学の名誉教授で精神科医のジェローム・フランク博士は、『説得と治癒』という魅力的な本で別の事例を紹介している。寝たきりの重病を患った三人の女性患者にかんするドイツ人医師の実験で、一人は全身に転移した子宮がんの患者、もう一人はひどい膀胱炎と慢性膀胱結石の患者、そして三人目は膵炎の開腹手術の術後が悪化した患者である。三人目の女性は手術から七カ月もたつのにやせる一方で、実験のときには骨と皮ばかりになっていた。

現在の医学でできるすべての手を尽くしたので、その医師は信仰治療を試みることにきめた。まず最初は、遠隔治療ができるという地元の心霊治療家にたのんで、一二回にわたって三人の患者に別々にヒーリング・パワーを送ってもらった。何も変化はなかった。

つぎに患者たちに、その治療家のこと——その驚くべき能力、成功例、治療効果など——を告げ、特定の日にパワーを送ることも教えた。しかし、治療家はその日、実際には何もしなかった。

その日は何ごともなく過ぎたが、やがて膵臓手術で衰弱していた患者が回復しはじめ、体重が大幅にふえた。膀胱結石の患者も症状がきれいに消え、完全に回復して退院した。それから数年間は膀胱の異常を訴えることもなかった。がん患者の病状は進行し末期の段階に入っていたが、さんざん苦しんでいた痛みがなくなってきた。異常にふくらんでいた腹部は腹水が消えて正常になった。体力が戻り、退院する気力が出てきた。自宅に帰り、人生の最後の三カ月をほとんど苦しみなしに過ごすことができた。

信念が三人の女性の体力を回復させた。一人は完全に元気になった。見ることも感じることもできない「パワー」を信じるこころが、劇的な変化をおこさせた。だが、医学もしくは疑似医学の体裁をととのえたものに対する信念のみが、こうした奇跡をおこせると考えるのは早計だ。

フランクは、いわゆる奇跡的治癒といわれる、信念の力のもうひとつの働きも紹介している。ピレネー山脈のフランス側にある聖地ルルドを訪れる巡礼たちに起こる劇的な病気快癒の実例である。伝説によれば、一八五八年に、フランス人の農家の娘ベルナデット・スビルーがそこで聖母マリアに遭遇したために聖地になったのだが、その当時に発見された洞窟のなかの泉が奇跡的治癒をおこすと信じられている。毎年およそ三〇〇万人が訪れ、そのうちの五〇万人は病人で、寺院で祈り、泉の冷たい水を浴びたり、飲んだりして病気の治癒を祈願する。カトリック教会は厳密に調査して、一八五八年以来六〇人余りがそこで奇跡的治癒の恩恵を受けたと認めている。

遠路の巡礼、儀式への参加、寺院での祈りなど、そこでおこることのすべてが、フランクのいう「非医学的治癒」を成立させる過程の一部を演じているのである。彼の指摘によれば、ルルドの奇跡的治癒は聖母マリア出現当時の初期に集中し、その後はあまりおこっていないが、それは偶然というよりも治癒における儀式性の重要さをあらわしているということである。

プラシーボの専門家デーヴィッド・ソーベルは、年来、医師が罪悪感なしにプラシーボ薬の治療的効果を積極的に活用するように提唱してきた。医療の現場でプラシーボを処方することへの批判のひとつは、医師が患者に砂糖錠を与えながらあたかも薬理効果があるかのようにあざむくということにあった。それに対してソーベルは代案として、処方されたものがプラシーボなのか本物の薬なのかが医師にも患者にもわからないようにする、二重盲検法を使うように提案している。もうひとつのやり方は、プラシーボを処方するときに医師が患者に「これは化学的には不活性だが、催眠やバイオフィードバックやリラクセーション法が効くのと同じように症状の軽減に役立つ」と正直にいうことである。そのような予備知識を与えておいてから、プラシーボ（錠剤、液体、身体運動など、いずれの形態であれ）を処方すればよいのだ。ソーベルの確信は次のとおりである。すなわちプラシーボに効果があり、プラシーボ反応を惹起することは倫理的になんら問題はなく、最終的には「プラシーボとはわれわれ人間の中に一定の自己調整機能、つまり自己治癒機能が備わっていること、適切な状況的・環境的契機によってその機能が働きだすことをあらわしているにすぎない」のだ。

プラシーボ反応はリラクセーション反応を引きおこすことによっても誘導される。長年にわたって多くの患者にリラクセーション法の指導を行なってきたハーバート・ベンソン博士は、プラシーボ反応とはリラクセーション反応のことであると確信している。博士は最近では、人によってはリラクセーション反応を誘導するキーワードに宗教用語さえ用いるようにすすめている。その方が効果がある人にはそれでよいというわけだ。

触手法

近い将来、医学の主流にさまざまな異色の療法が入ってくることになるだろう。長いあいだその出番を待っていた療法の一つが触手法、すなわち手かざし療法である。触手法のパイオニアは、ニューヨーク大学看護学教授で、『触手法』の著者でもあるドロレス・クリーガーだ。心霊治療師オスカー・エステバニーの施術を観察したクリーガーは、患者のからだに手をかざして苦痛を緩和する方法はだれもが学びうる技術の一種であると考えるようになった。そして一九七〇年代の半ばから、何千人もの人に触手法を教えてきた。その結果、今日では五〇をこえる大学で、看護学のカリキュラムの一つとして触手法を教えるようになっている。

触手法のやり方は、いわば単純なものだ。治療家はまず、精神統一をする。緊張をゆるめて変性意識状態（9章262ページ参照）に入り、自分の手にエネルギーを集中させて、治癒する力が出やすいようにする。つぎに、治療する相手のからだのうえにそっと手をかざす。一〇センチから一五センチ離して手をかざし、相手のからだから発しているエネルギーを感じるように、少し動かしてみる。

　クリーガーは一〇年以上もこの方法を使ってきて、少なくとも相手にリラクセーション反応をおこさせる効果があることは確かで、そのほかにも発熱、炎症、筋肉系疾患、心身症などに著効があるといっている。

　医学界からは依然として奇異な目で見られているものの、触手法の研究には最近になって基金の援助が出るようになった。一九八五年に、触手法の研究をしている南カリフォルニア大学のジャネット・クイン博士に対して、州の基金がおりたのである。同博士が行なった実験のひとつは、ニューヨーク市立病院の心臓疾患の患者を二グループに分け、やはり二グループに分かれた触手療法家が手をかざすというものであった。片方の治療家グループは手をかざす格好はするが、精神統一をせずに一〇〇から一までを逆に数えるだけで、別のグループの治療家は精神統一をして、実際に手かざしの治療を行なう。その治療風景はビデオテープに収められたが、どちらのグループが本物で、どちらが演技かは、外見からはだれも判断できなかった。

　しかし、患者には判断がついた。「効果あり」の患者グループは心臓疾患特有の不安感が著しく減少したが、見せかけの治療を行なった患者には変化がなかったのだ。そのグループの治療家も「手からある種のエネルギーが出て、あなたのからだに浸透する」と説明したのだが、患者側はなんの反応も見せなかった。したがって、それは患者側におけるプラシーボ効果以上のものであると信じる人たちもいる。クリーガーをはじめとする触手法療法家たちはもちろんそう信じ、クイン博士の実験を大いに評価している。不可思議な反応の存在を裏づける有力な方法が見つかったからである。

変性意識状態

ここ数年、意識と無意識のあいだをさまよう患者に対して、ある治療的な方向づけをしようとする実験を行なう医師や心理学者がふえている。全身麻酔をかけられて手術を受けている患者のなかには、手術室の会話が聞こえているものがいて、医師がそうした患者の意識状態を治療に活用できることがわかってきたのである。サンフランシスコの医師デーヴィッド・チーク博士は、一九六〇年代から、麻酔をかけられた患者が手術室の会話を聞いているということばかりか、そのとき聞いた会話の内容が手術の結果に影響すると主張してきた、この道の先駆者である。自説を信じてくれない同僚の医師たちに対して、チークは冗談まじりに「手術室の入口には『気をつけよう。患者は話を聞いている』という標語を掲げるべきだ」といっていたものだ。

チーク博士の説は長いあいだ、せいぜい「善意の変わり者の意見」程度にしかあつかわれなかった。しかし、カナダの心理学者ケネス・バワーズは、催眠に関する著作のなかで、形成外科手術の途中で患者の口腔に腫瘍を発見した外科医の話を紹介している。その外科医は「なんたるこった。こいつは膿疱どころか、がんかもしれんぞ」とつぶやいてしまったのだ。その女性患者の術後はよくなかった。ぼーっとして気がふさぎ、わけもなく涙を流していた。あまりに状態が悪いので、ついにその患者を催眠にかけて何に悩んでいるのかを調べることにした。催眠に入ってしばらくすると、彼女はいきなり「なんてことなの。先生はがんだといってるわ！」。口をすべらせた外科医の疑いが誤りだったとわかって、彼女はすっかり元気になった。

医学の世界では民間伝承ともいえるこの事実を、実験で裏づけた研究者もいる。カリファルニア大学デーヴィス校の心理学者ヘンリー・ベネットもそのひとりで、彼はその現象についての体系的な研究をつづけてきた。彼が行なった実験には、手術中の患者にテープで「手術が終わったら耳たぶを引っぱる」ことを暗示するようなメッセージを聞かせるというものがある。被験者の一一人は全員、暗示を受けたことは覚えていなかったが、そのうちの九人が術後の面接のときに耳たぶに手をふれた。

このように患者の一部には手術中の音を聞いているものがいて、聞いた内容が術後の回復に影響すると、ベネットは確信している。骨移植の手術中、外科医のひとりがうっかり「これはひどい移植になるな」とつぶやいた。術後、その患者は手術について何か否定的な言葉を聞いたような気がして悩んでいた（たまたまその手術は失敗に終わったのだが、つぶやいた外科医の判断が正しかったのか、彼の言葉に対する患者の反応のせいだったのかはわからない）。少なくとも手術室という劇場に出演するものは節度を保つ訓練をすべきだ、というのがベネットの主張である。

ベネットは手術を受ける患者の血液検査によっても、そのメカニズムが裏づけられるのではないかと、次のようにいっている。

「手術中の患者の記憶の程度とストレス・ホルモン――アドレナリン、ノルアドレナリン、バゾプレッシン――のレベルの相関関係を計測する。われわれは関係があるのではないかと推測している。麻酔を受けているときは通常、強いストレス的な状況にあり、大量のストレス・ホルモンを放出している。そして、それらのホルモンが手術中の記憶に関係しているのではないかという証拠があるのだ」

ベネットはさらに、手術前の患者への暗示効果をも観察している。手術の前日に患者に一連の暗示を与えるのである。たとえば、開腹手術を受ける予定の女性患者に「出血が少ない」という暗示を与えた。すると、その患者は麻酔からさめても筋肉に緊張がなく、術後の痛みも最小限にとどまったということだ。彼が暗示を与えた患者の何人かはたしかに出血が少ない、と担当の外科医も証言している。ベネットはこの方法について「患者に参加意識をもたせ、術前から術後までの一貫性を与えるので、やる気が出てくるんです」といっている。

催眠中の被験者は免疫細胞に変化が起こっていると発表して話題になったペンシルヴェニア州立大学の催眠療法家ハワード・ホールは、催眠による実験をさらに展開しようと計画している。近い将来、がん患者に催眠を応用して免疫系の賦活（ふかつ）をはかろうとしているという。「病気をシステムのアンバランス——免疫系の場合でいえば、活動が低すぎるか高すぎる状態——だと考えれば、問題はこういうことになる。心理面からの調節ができるのではないか。『スローダウン』とか『スピードアップ』とか、特定の暗示が与えられるのではないか」というわけだ。

ホールの催眠実験はわれわれを医学の原点につれ戻してくれる。「近代医学が生まれるずっと以前からあった『癒しの心理学』によって、人類は生きのびてきたんですよ。だが、わたしたちは手抜きをするようになってしまった。現代のテクノロジーはあまりにも誘惑的で、すべてを薬剤にやらせようという気にさせられてしまう。しかし、薬剤がつねに期待に応えてくれるとはかぎりません」

催眠は数多くある選択肢のひとつでしかない。精神神経免疫学のパイオニアであるロバート・エイダーは、自分がネズミに対して行なってきたことが、人間にも応用される日がくると予言している。特定の暗示を利用して免疫系の条件づけを行なうという方法である。エイダーはこういう。「薬を投与するときは、だれでもある種の条件づけを行なっているわけですね。条件づけというプロセスが存在する以上、それを無視する手はないじゃないですか」

化学療法を受けている患者の一部には、誤った条件づけによる悪影響が出ている。そして、がん患者に化学療法を施している腫瘍医や看護婦の多くは、そのことに気がついている。強力な抗がん剤の副作用に激しい悪心・嘔吐があることはよく知られているが、抗がん剤を用いている患者にはＡＮＶ（予期悪心嘔吐）と呼ばれる条件反射に悩まされている人が少なくない。がん病棟で働いているある看護婦は、「病院の建物を見ただけで悪心をおぼえる人や、極端な場合は、車を運転して病院のある町に入ったとたんにむかついてくる人がいる」と証言している。静脈注射をするために皮膚を消毒するアルコールのにおいが引き金になる人もいる。治療にかかわるものならなんでも引き金になりうるのだ。スーパーマーケットで買物をしていた腫瘍医が、商品棚の角を曲がったところで自分の患者に出くわした。患者が示した最初の反応は盛大に吐いたことだった。

いずれにせよ人間には条件づけのプロセスが働いているのだから、医師はそれをうまく活用すべきだとエイダーは主張する。たとえば近い将来、化学療法を受けるがん患者を対象に、抗がん剤の投与量を徐々に減らして、その代りにキャンディーミントのような無害なものの服用を少しずつふやしていくような、条件づけプログラムを実施することになるだろう。もしエイダーの仮説が正しいとしたら、その患者のからだはだんだんミントの香りと抗がん剤の作用を関連づけていくようになり、最終的には抗がん剤を大幅に減らすことができるようになる。そのようにして、医師はごく少量の薬剤の使用で従来と同じ結果を得ることができるようになるかもしれない。

コンピューターの活用

精神神経免疫学（PNI）が医学にもたらす視野は非常に広大なので、患者に関する情報収集の作業が重要なものになってくる。良心的な医師は標準的な病歴のほかに、現在の心理状態や気分、最近起こった人生上の危機、精神的な強さ、主要なパーソナリティーなど、患者の「心履歴」ともいうべきものを必要とするようになるのである。

その場合、膨大なデータを論理的に処理するために、コンピューターによる情報管理がどうしても欠かせない。精神神経免疫学には従来の心理学者やセラピストが必要とした情報よりも多くの情報の統合がともなうとはいえ、コンピューターで処理できないほど複雑なものではない。デスクトップ・コンピューターで患者の精神神経免疫学的な情報を引きだすプログラムは簡単につくることができる。そこで引きだしたデータと「ＰＮＩデータベース」の情報とを比較すれば、患者の現在の状態が健康におよぼす影響を知ることができる。ごく近い将来には、実際の症例集のデータベースができ、それを活用して予後の判定もできるようになるだろう。そのプログラムには、家族の病歴、個人の病歴、遺伝的な情報、そして心理的な情報などが詳細にわたって入っている。それらの情報を統合して患者の健康状態を知り、精神神経免疫学的に見た不健康な要素の指摘を行なう。最終的な判断と予後の決定は血も涙もある人間が行なうのだが、医師がその判断を行なうために、コンピューターによる細かい情報が役立つというわけなのだ。

コンピューターによる診断そのものはすでに行なわれている。ピッツバーグ大学では大型コンピューターを利用した専門家向けのシステム「カデューシアス」（ヘルメスの杖、医学の象徴とされている）を開発して、六〇〇種類以上の病気の診断に役立てている。パソコンを活用しているある医師は、それよりも小規模な専門家向けのさまざまな診断システムを利用することもできる。（そのうち「パフ」と呼ばれる診断システムは肺疾患の専門医が患者管理のために開発したもので、医師が入力した患者データにもとづいて診断できるようになっている。）

また、そろそろ声による診断を利用してもいい時期だと思われる。コンピューターに接続したマイクに向かって患者が五分間しゃべり、医師がそのデータを「スピーチ分析プログラム」にかけると、その患者が経験している情動的ストレスのタイプと程度を示す結果がプリントアウトされるという装置が、いずれ開発されるだろう。コンピューターを利用すれば、ストレスの生理学的影響など、行動医学が対象とするさまざまな要素の相乗作用が分析でき、多様な要素をつき合わせることによって、その患者に特有な危険因子を知ることができる。（食生活、パーソナリティー、遺伝、喫煙習慣などの）特定因子の組み合わせを考慮すれば、がんにかかる危険性を予測し、予防にも役立つ。どのタイプのがんにかかりやすいかを予測し、危険因子を減らすための方法も提示できる。

「抑うつ」は病気に対する感受性を左右する大きな心理的要素であり、簡単な抑うつ予防検査がコンピューターによって可能になる。国立科学アカデミーの医学研究所も、病気へのストレスの影響を研究した報告書のなかで「抑うつ状態というあつかいにくく複雑な要因を分析する一助として、新しいテクノロジーを利用すべきである」といっている。

同報告書は、遺伝情報の収集整理にも力を入れるべきだと説いている。というのも、ストレス反応の主な生化学的構造は、つまるところ遺伝子による支配に帰するものであり、ストレスに対する人々の反応には遺伝的な相違があるからである。何人かの研究者はすでにマウスおよびラットの実験でホルモンの生成、体内の別の部位への伝達、各臓器の反応などをコントロールする遺伝子を特定しているが、そういう事実を見ても、遺伝情報の収集整理が重要であることがわかる。マウスで実験をつづけている研究者たちはいま、ストレスに対する遺伝的な反応様式のチャートづくりとともに、人間の遺伝子マップをつくろうとしている。

国立科学アカデミー医学研究所のストレス委員会によれば、ストレスにおける遺伝的因子はこれまでほとんど無視されてきた。したがって、当人の育ち、人生経験、自己評価の感情、適応性といった心理的因子が遺伝的な違いにどう作用しているか、パーソナリティーや行動が遺伝子に影響しているかどうかなどは知られていない。それらの要素間の相互作用に関する理解が深まれば、医師は一連の生化学的マーカー（特徴を示すしるし）のリストを使って、患者が将来ストレスにさらされたときにおこりうる危険の種類を特定することができるようになる、と同委員会はいっている。

ナチュラル・ドラッグ

薬物はもちろん、からだのなかに入る一切のものが免疫系の機能になんらかの影響をおよぼす可能性がある以上、われわれが摂取した物質の隠れた影響についての関心が高まっているのは当然のことである。脳の生化学的作用、および免疫系そのものに対する栄養素の影響について心配している研究者も少なくない。二〇年にわたってその分野の研究をつづけてきたマサチューセッツ工科大学のリチャード・ワートマンは、脳神経系の働きに影響を与える栄養素の分離作業を始めている。ノルアドレナレンの原材料となるアミノ酸のチロシンが脳にとって重要な栄養素であるという知見も、彼の発見のひとつである。チロシンは高タンパク食品に多く含まれているが、高タンパク食品に関しては、ハーヴァード大学医学校の精神科医アラン・ゲレンバーグも穏やかな抗うつ作用があるといっている。

まだ歴史が浅く、定説が確立しにくい分野である神経生理学においても、モントリオールにある臨床医学研究所のデーヴィッド・ホロビンが、免疫系の機能を円滑に働かせるためには「プロスタグランジンE1」というホルモン様物質がひじょうに重要であると主張している。オックスフォード大学出身の科学者であるホロビンはまた、食事療法によって免疫系の調節、とくにがんを抑えるT細胞の調節ができることも強調している。

プロスタグランジンE1は、T細胞が成熟する場所である胸腺に大量に貯蔵されていることが知られている。T細胞が欠如してB細胞が異常に活発なマウスをつくると、その個体はいずれ自己免疫疾患であるエリテマトーデス（SLE＝全身性紅斑性狼瘡）にかかったマウスと同じような死に方をする。ところがホロビンは、そのマウスにプロスタグランジンE_1を与えるとＴ細胞が正常値に戻り、Ｂ細胞の活動も正常化して長生きするということを発見したのである。

ホロビンによると、プロスタグランジンE_1の主要な原材料は植物油に多く含まれる必須脂肪酸である。しかし、人体がその原材料を活用するためには、亜鉛、ビタミンB_6、ビタミンＣといった他の栄養素が適切に補給されなければならない。ホロビンはいま、それらの栄養素を毎日大量に補給する方法について悩んでいる。現在のところ彼の計算では、人体が必要とするのはビタミンB_6が二〇から二五ミリグラム、亜鉛が五から一五ミリグラム、ビタミンＣが二五〇から五〇〇ミリグラム、それに植物油のプリムラオイル少々ということだ。プリムラオイルはプロスタグランジンE_1に変わりやすい必須脂肪酸がとくに豊富な油である。いずれにせよ、彼は自信をもってこういっている。「食事に注意すれば、免疫機能が低下している慢性関節リウマチ、その他さまざまな自己免疫疾患、多発性硬化症、がんなど、多くの病気にかかっている人のＴリンパ球機能を活性化することができます」

その理由はまだ明らかにされていないが、一日にコップ二、三杯のミルクといった簡単な食品でも、大腸がんにかかる危険性を減らすことに役立つ。疫学者のリチャード・シェケールは一九〇〇以上の人の健康状態を一一年間にわたってモニターし、その人たちの食生活を観察している。その調査によると、大腸がんにかかった人は食生活のアンバランス、あるいは日当たりの悪い環境にいるという理由で、ビタミンＤの摂取が少ないということがわかった。ビタミン不足の人に一日コップ二、三杯のミルク（低脂肪、ビタミンＤ強化ミルク）を飲むことを勧める医師は多い。

免疫系の微妙なメカニズムがわかってきたため、その知識に基づいて免疫力を強化するような方向で自然のメカニズムを利用しようとする研究者も出てきた。たとえば、白血球には脳内モルヒネ様物質であるエンケファリンの受容体があり、その相互作用によって両者とも活性化されるという発見に基づき、オーラル・ロバーツ大学の薬学教授ニコラス・プロトニコフは、生体に備わった抗がん作用を強化するために直接エンケファリンを注射するという手法を考案した。

プロトニコフはまず、白血病にかからせたマウスにエンケファリンを注射する実験をした。マウスを、注射したA群としなかったB群の二つのグループに分けた。その結果、B群のマウスは二週間で死んだが、A群のマウスは四週間生存した。彼はまた、ホジキン病を発病しているがん患者の血液を採取し、その血液標本にエンケファリンをまぜるという、別の実験も行なった。その結果、標本中の白血球がもつ免疫能が有意に上昇したということだ。

一連の実験結果に自信を得たプロトニコフは、がん患者に直接エンケファリンを注射するという、つぎのステップにとりかかった。一九八三年の秋、食品医薬品局から、がん患者に脳内モルヒネ様物質を使用してもよいという、はじめての認可がおりた。実際の目標は、エンケファリンの注入でがん患者の免疫系におけるがん抑制能力が高まるかどうかを知ることにあった。明らかな結果はまだ出ていないが、慢性的なストレス状態によって、がん患者のからだがエンケファリン産生能力を失っていると、プロトニコフは考えているのである。この実験は「エンケファリン補充療法」と呼ばれ、人間の患者に応用しはじめた一九八三年当時では、がん治療法としては、この方法はまだ高くつきすぎる。合成エンケファリンを使用している。がん治療法としては、この方法はまだ高くつきすぎる。合成エンケファリンが一グラム一〇〇〇ドルもしたからである。しかし、その後はやや廉価になり、いまでは五分の一の値段にさがった。プロトニコフはさらに廉価になることを期待している。

“マザー・テレサ効果”

もし本書でこれまでに述べてきた健康と治癒に関する諸研究の結果が正しいとすれば、癒しにかかわる諸施設、とくにわが米国の病院は大きく変わる必要がある。すでにコロラド州では病院がより病院らしくなるようなノウハウを教えるコンサルタント会社が誕生しているが、こうした専門家から「患者中心の医療」を学んででも変わらなければならないところまで来ているのである。その会社は病院のスタッフを対象として、人間関係、コミュニケーション論から「気くばり訓練」までを含むセミナーを行なっている。その結果、ある病院では廊下にカーペットが敷かれ、ボランティアの制服のドアマンが患者を迎え、ベッドのマットレスやリネン類が新しくなり、入院患者用の食事にはカーネーションが一輪添えられるようになった。そのコンサルタント会社の人気はひとえに経済的な理由によるものである。健康市場に注がれるドルをめぐって、病院同士の競争がますます激しくなっているからだ。しかし、そうした改善の効果には、単に経営向上以上のものがある。つぎの三例を見ていただきたい。

最初の実例は、デラウェア大学の地理学科にいる研究者ロジャー・ウルリッチが八年間かけて行なった調査である。彼はペンシルヴェニア州のある病院の看護婦たちに頼んで、胆囊（たんのう）の手術で入院した患者に関するデータをとってもらっていた。とくに、術後の鎮痛剤と抗不安剤の服用量、術後の痛みや不快、入院した病室の様子、入院期間を中心に記録を重ねてきた。

八年目の終わりに、ウルリッチはそれまでのデータをすべて集計して、分析にかかった。鎮痛剤の服用量が多かったグループは術後の痛みや不快がやや多く、おおむね回復に要する時間が長く、入院期間も長いということがわかった。そのグループに共通していたのは、病室からの眺めが悪い（味もそっけもないレンガ壁が見えるだけ）ということで、「壁グループ」と命名された。

術後の痛みや不快が少なく、したがって鎮痛剤の服用量も少なかったグループは、壁グループより平均して一日半早く退院していた。共通していたのは、彼らの病室の窓から並木が見えたことで、ウルリッチはこのグループを「並木グループ」と名づけた。窓からの眺めが患者の回復に影響しているらしいと知ったウルリッチは、病院の設計者に建物の位置や環境など「病室からの眺めにまで気を配るような」心構えをすべきだと忠告している。

つぎの実例は、イェール・ニューヘヴン病院の心理学者エレン・ランガーの研究である。彼女は同病院で手術（胆嚢切除・子宮切除・ヘルニア手術）をした患者からランダムに選んだグループの回復状態を観察し、心理状態との関連を調べた。グループを三つに分け、それぞれのグループに多少異なった処置を施した。

最初のグループには「自分がどうなると思うか」を尋ねるだけだった。二番目のグループには手術に関する基本的な知識を与えた。術前の準備、手術が必要である理由、術後の経過、起こりそうな多少の痛みや不快などについて話したのである。

三番目のグループには、手術にともなう身体的な苦痛に対処するための基礎知識を与えた。たとえば、痛みや不快は相対的なものであることを教えた。フットボールの試合中や夢のなかで自慢のパーティー料理をつくっているときに多少のけがをしても痛くないこと、つまらない本を読んでいるときに本の紙で指を切ると読書どころではなくなることなどを説明して、人間には想像以上の自己コントロール能力があることを教えたのである。ランガーは彼らに入院することの利点についても強調した。多少つらくても必ずよくなること、入院中は多少自分を甘やかしても許されること、人の世話を受けていい気分になれること、やせたい人には「体重が減る」ことなど、入院して手術を受けることのいい面だけを強調したのである。

そして各グループの術後の回復ぶりを、鎮痛剤や鎮静剤の服用量、入院期間などを指標にして比較検討した。一番目と二番目のグループには在院日数や服用量での差は見られなかった。しかし、三番目のグループは、鎮痛剤や鎮静剤の服用量が他の二グループの半分で、在院日数も平均して二日短かった。術後の回復の差は、患者が気のもちようで不快を制御できるということを知っているかいないかにある、とランガーは考えている。そのような知識は、患者が入院したときの最初の面接で与えることができそうだ。

三番目の実例は、デーヴィッド・マクレーランドが「マザー・テレサ効果」と命名した、治癒にまつわる魅力的な現象である。マザー・テレサは生涯をカルカッタの貧民救済に捧げたノーベル平和賞の受賞者だが、マクレーランドは学生たちに彼女の仕事ぶりを描いた感動的な映画を見せ、その前後に採取した血液像に変化があることに興味をそそられた。映画を見たあとの学生たちの免疫グロブリンの数値が、わずかだが上昇し、免疫系の機能が向上したことがわかったからである。

その後、彼はさまざまな方法でこの「マザー・テレサ効果」を確認した。映画を見せる代りに、大学院生たちに次の二つのことについて深く考えるように指示したこともある。すなわち、それまでの人生で「自分がだれかに深く愛されたとき」と「自分がだれかを愛したとき」のことをよく考えさせたのだ。やはり効果はあった。

マクレーランドは、じつは前から体験的にそのことを知っていて、効果があることを信じてもいたのである。「風邪をひいたときなど、わたしはよく、愛した人のことや愛された人のことを考えるんです。それだけで風邪が治ってしまったことも二、三度ありますよ。絶対に効くというわけじゃありませんがね。いくらやってもダメで、風邪がひどくなったときもありました。でも、役に立ちます」

愛がもつ力に対するマクレーランドの強い信念は、彼が擁護する現代医学に大きな示唆を与えている。人間の精神に備わったこの貴重な力は、これまで見すごされてきたが、彼にいわせれば、それこそが治癒という現象における内的な原動力なのである。「病院の環境を変えることによって、いろいろなことができます」。マクレーランドはあるとき、医学関係者の集まりでこんな発言をした。「病院をリラックスできる場に、自然に思いやりのこころが生まれるような場に、たえず何かに追われているような気分から解放されるような場にすればいいんです。つまり、健康な環境にすればね。医師も看護婦もソーシャルワーカーも、その気になればできますよ。だれかを愛することは、愛する相手の健康にとってひじょうにいい効果があるんです。そしてたぶん、愛した人自身の健康にとっても」

付録　ホームズ・ラーエ社会順応度　尺度表

生活上の出来事	得点	生活上の出来事	得点
配偶者の死亡	100	物件の抵当流れ	30
離婚	73	職責の変化	29
配偶者との別居	65	子供の自立	29
刑務所に入所、服役生活	63	配偶者の家族の者とのトラブル	29
家族の一員の死亡	63	目立った業績（賞を受けるなど）	28
けが、もしくは病気をする	53	配偶者の就職、失業	26
結婚	50	子どもの入学、卒業	26
失業、解雇	47	生活環境の変化	25
配偶者とのよりをもどす	45	習癖の変化（酒、煙草をやめるなど）	24
退職	45	上司とのトラブル	23
家族の一員の健康上の変化	44	勤務時間・条件の変化	20
妊娠	40	転居・転校	20
性生活上の問題	39	レクリエーションの習慣の変化・教会活動上の変化	19
家族の数の増加	39	社会生活の変化	18
職業上の変化（職場の移動など）	39	1万ドル以下の借金	17
経済上の変化（大金の出費など）	38	睡眠のパターンの変化	16
親友の死亡	37	家族の寄り合いの頻度の変化・食事の習慣の変化	15
転職	36	休暇	13
夫婦げんかの頻度の変化	35	クリスマス（祭り）の季節	12
1万ドル以上の借金	31	法律上の軽い違反行為	11

※この尺度表によれば、年間の総得点が300点をこえると、80パーセントの確率で、重い病気にかかる可能性があるとされる。

解　説

このたび、ハーヴァード大学精神科助教授スティーヴン・ロック博士（Steven E. Locke）が九州大学医学部で開催される第四回「Phychoneuroimmunomodulation」ワークショップの特別講演の講師として来日されることになった。このワークショップは、精神、神経、大脳生理、内分泌、薬理学などと免疫系を中心とした生体反応との関連を明らかにすることを目的として、基礎と臨床の研究者によって講演や研究発表、討議をする会で、年一回開催されている。これを契機に、かねて博士の研究に興味をもっていた東京在住の堀雅明医師のグループが中心となって、博士の著書を日本語訳として出版することになった。

ロック博士は、本書が紹介している精神神経免疫学（psychoneuroimmunology＝ＰＮＩ）研究の若きパイオニアのひとりである。博士の有名な研究に、ストレス状態をどのように克服するかによって、その後それぞれの人たちのがん細胞などを攻撃するナチュラル・キラー（ＮＫ）細胞の活性が亢進したり低下したりして異なってくるという報告がある。精神状態が免疫能（体内での免疫反応の強さ）に関連することを示した研究として評価されている。

一方、精神神経免疫学は、精神医学、神経学、大脳生理学をはじめ心理社会学、腫瘍学、薬理学、内分泌学などと、免疫学という全く分野の異なる研究から成っている。したがって、その研究を進めるためには、それぞれに分散している知識を関連づけて有機的に統一する作業が重要である。ロック博士は、この全く分野の異なる研究をつなぐべく実に約一五〇〇編のＰＮＩに関係した研究論文を一冊の本にまとめた『Desease

Associated with the Immune System』の編集者としても知られ、この学問の初期の体系づくりに大いに貢献された。

また、博士はベス・イスラエル病院（ハーヴァード大学医学部の有名な関連病院）の勤務も兼任しておられ、第一線の臨床家として活躍されている。そこでの多くの臨床経験を通して、身体疾患をもつ患者の精神状態が身体に及ぼす影響の大きいこと、そして身体病といえども、それらの精神状態への治療がたいへん重要であることを強く感じられたという。それで博士は、身体病患者の精神状態を組み入れた、現在の医療にない部分を補う医療の理論的裏づけをする研究を精神神経免疫学のなかに期待されている。つまり、現在では精神神経免疫学の考えを医療に応用するには、まだその手技、技法において多くの問題があり、開発されなければならない未知の分野が残されているものの、将来には、ちょうど外科手術や抗生物質が医療のなかに初めて登場したときと同じように、医療の考えを大きく変え、医療の可能性をより大きくふくらますことになるであろう。したがって、それらに続いて精神神経免疫学は、いわば「第三の医療」を作る学問に発展するであろうと予言している。

これらの考えを、博士の広範な知識をもとにして、一般教養書としてわかりやすく具体的なデータや症例を示しながら、書きおろされたのが本書である。わかりやすく書かれた本ではあるが、今までの医学読本にない身体機能への新たな視点が取り入れられているので、この新しい考えに、多くの読者は驚嘆と同時に、自己の体験を通した共感と新鮮な感動をもたれることと思う。また、著者は東洋や日本的なものにたいへん理解が深く、本書のなかにも日本人の研究が高い評価とともに紹介されている。日本人の特性についても述べられており、この点からも興味深い。

以下、本書の基礎にある考えを紹介しながら、精神神経免疫学の意義に触れてみた。読者が本書を読まれるうえで、より深い理解に役立てば幸いである。

「我思う、故に我あり」の言葉で有名なデカルトは、人間の精神と身体の働きについて、いわゆる二元論の立場に立つ代表的な哲学者であった。この偉大なる哲学者が医学に与えた影響は大きい。彼の人体に対する二元論の考えは、体は機械のようなもので物理や化学の法則にしたがって機能を営んでおり、一方精神については、それとは別個に脳にある松果体のなかに精神の座が存在して、われわれの思考や理性はそこで機能しているとした。つまり心と体とを区別して、両者は隔離された別々のものであると考えた。

とくに「体は機械である」とする思想は、今では批判されつつあるが、身体の機能を物理化学の法則にしたがって科学的に簡明に分析することは非常に役に立った。デカルトの活躍した一七世紀当時、人体に関する知識はまだ迷信や伝説、宗教的教義などのために混迷していたので、そこから脱皮して、その後の医学を進歩させるためには彼の二元論的、機械論的な思想は不可欠のものであったといえる。事実この考えに立った科学思想は、その後の医学を科学的なものに発展させたのは衆知のところである。しかし、このように人間を単に機械と見なすことに現代人はだんだんと矛盾を感じはじめている。身体の物理化学的分析が進み医療もその恩恵を大いに受けたのだが、現在このようなアプローチだけでは捕えることのできない医療問題が次々に生じてきている。

脳死や臓器移植、死の臨床にまつわる医の倫理、老人問題や生きがい、患者の権利や意志を大切にとり扱おうとするQOL（Quality of life ＝生命の質の高さを重視する医療）などが、今日の医学の話題をわかしているのもその一つであろう。そして、それ以外にも本書で述べられたように、患者の精神の重大な意義が、生体の免疫系を介して、病気との関係のなかで見直されてきている。人間の精神の意義は今まで身体病の研究テーマから忘れられていたが、体の動きに密接な関係があることが判明しはじめ、医療のなかでもその関係を無視することができなくなってきた。患者の建設的な精神状態と失意の状態とでは、患者の身体の免疫機能は実際はるかに異なったものになっているからだ。

昨今、医療における患者の意志や権利が尊重される風潮が強くなりつつある。たいへん結構なことであるが、それが一部では簡単に法律的な立場から患者の権利の主張の正当性が論じられるためか、大切な医師―患者関係まで崩壊させ、医療訴訟がふえるという悲しい結果になっている。だが、本書に述べられる患者の意志の尊重は、それらとは異なった結果を導きだすだろう。患者の意志と権利を尊重し、病める人の真の主体性を発見することが、医療にとっていかに大切なことか、そして、それを遂行する医師―患者の人間関係がいかに大切であるかが、身体の免疫機能を介して語られている。本書は〝愛〟の話で終結しているが、医療と愛という、現代の医療のなかで忘れられがちなことについても、それがいかに医療にとって重要であるかを著者は医学者の立場から読者に語りかけている。

今までも病気に患者の精神状態が関係するということは多くの臨床家によって報告されていたが、それはただ観察事実の報告にとどまっていた。それが最近にわかに注目されはじめた精神神経免疫学によって、その関係が免疫系という生体反応を介して科学的に捉えられようとしている。やがて、積極的にどのように精神状態を調整することが、体の機能をよりよく調節し、病気の治癒や健康の増進に役立つかわかることになるだろう。そのような力がわれわれの体のしくみの内部にあることが科学的に解明されつつある。つまり、healer within（内なる治療者）の再発見であり、人間の再発見ともいえる。

現代人は自己の体感（かつて、われわれの祖先が自己を守るため身につけていた体の感覚。寒さや天候の予想ができる感覚、腹具合、体力の限度、疲労感など）に対して鈍感となり、感情表出が貧弱になってきているという。その最たるものは失体感症や失感情症といわれ、健康を維持していくのに必要なセルフコントロールの基本になる感覚を喪失している人が増えている。さらに、現代の若者たちは「食べる」という健全な本能すら失いつつあるという。そして、生命が危ぶまれるほどやせてしまう「思春期痩せ症」が若者のなかで急増している。彼らをとり囲んでいる家庭や社会環境と彼ら自身の適応反応が生み出した異常な社会現象ともいえる。

このように考えれば現代人はいろいろと恐ろしいストレス環境に囲まれている。これからの現代人は、自分の身体と精神の機能についてはっきりと自覚し、自分の内部構造をしかと考える必要がある。そのとき、現代人が求める新しい健康への知識を本書はふんだんに与えてくれるだろう。

平成二年四月　花に囲まれた九大医学部構内にて

手嶋秀毅

参考文献

1章　医の原点へのタイムトラベル

1. BRUNO KLOPFER, "Psychological Variables in Human Cancer," *Journal of Projective Techniques* 21(1957): 331-40pp.
2. YUJIRO IKEMI et al., "Psychosomatic Consideration on Cancer Patients Who Have Made a Narrow Escape From Death," *Dynamic Psychiatry* 8(1975): 77-93pp.
3. RICHARD A. KIRKPATRICK, "Witchcraft and Lupus Erythematosus," *Journal of the American Medical Association* 245(1981): 1937-38pp.
4. RENE DUBOS, *Man Adapting* (New Haven: Yale University Press, 1965), 326p.
5. LEWIS THOMAS, *The Youngest Science* (New York: Viking Press, 1983), 56-57pp.
6. FRANZ ALEXANDER, "Psychological Aspects of Medicine," *Psychosomatic Medicine* 1(1939): 17-18pp.
7. WALTER CANNON, "Stresses and Strains of Homeostasis," *The American Journal of the Medical Sciences* 189(1935): 2p.
8. HANS SELYE, *Stress Without Distress* (New York: New American Library, 1974), 14p.
9. LAWRENCE LESHAN, "Psychological States as Factors in the Development of Malignant Disease: A Critical Review," *Journal of the National Cancer Institute* 22(1959): 1-18pp.
10. CAROLINE B. THOMAS, KAREN ROSE DUSYNSKI, and JOHN WHITCOMB SHAFFER, "Family Attitudes in Youth as Potential Predictors of Cancer," *Psychosomatic Medicine* 41(1979): 287-301pp.
11. GEORGE VAILLANT, *Adaptation to Life* (Boston: Little Brown, 1977).
12. Ibid., 370p.
13. THEODORE MELNECHUK, Personal Communication.
14. TRUMAN SCHNABEL, "Is Medicine Still An Art?," *The New England Journal of Medicine* 309(1983): 1260p.

15. SUSAN SONTAG, *Illness As Metaphor* (New York: Vintage Books, 1979), 3p.

2章　ゆるぎない防御システム——免疫系

1. FRANZ HALBERG, "Implications of Biological Rhythms for Clinical Practice," *Neuroendocrinology* (Sunderland, Mass.: Sinauer Associates, Inc., 1980).

3章　脳と免疫系のハーモニー

1. ROBERT ADER and NICHOLAS COHEN, "Behaviorally Conditioned Immunosuppression," *Psychosomatic Medicine* 37(1975): 338p.
2. MALCOLM ROGERS, "The Influence of the Psyche and the Brain on Immunity and Disease and Susceptibility: A Critical Review," *Psychosomatic Medicine* 41(1979): 159p.
3. HUGO BESEDOVSKY, "Hypothalamic Changes During the Immune Response," *European Journal of Immunology* 7(1977): 232p

7章　混乱する免疫系

1. JOHN N. MACKENZIE, "The Production of the So-called 'Rose Cold' by Means of an Artificial Rose," *American Journal of Medical Science* 9(1886): 45-57pp.

9章　「内なる治癒力」の探究

1. R・K・ウォレス／H・ベンソン「冥想の生理学」（『別冊サイエンス〈日本版〉5号』１９７４年）37－43ページ

参考図書

Achterberg, Jeanne. Imagery in Healing: Shamanism and Modern Medicine. San Francisco: Shambhala Publications, 1985.

ジーン・アクターバーグ著　井上哲彰訳『自己治癒力――イメージのサイエンス』日本教文社　１９９１

Ader, Robert. Psychoneuroimmunology. New York: Academic Press, 1981.

Alexander, Franz, M.D. Psychosomatic Medicine. New York: W. W. Norton, 1950.

Benson, Herbert, with Miriam Z. Klipper. The Relaxation Response. New York: Avon, 1976.

ハーバート・ベンソン、ミリアム・Ｚ・クリッパー著　弘田雄三訳『ベンソン博士のリラックス反応』講談社　１９７７

Cousins, Norman. Anatomy of an Illness. New York: Bantam Books, 1981.

ノーマン・カズンズ著『５００分の１の奇蹟』講談社文庫　１９８４

Ellenberger, Henri F. The Discovery of the Unconscious. New York: Basic Books, 1970.

Frank, Jerome D. Persuasion and Healing. New York: Schocken Books: 1974.

Pelletier, Kenneth R. Mind as Healer, Mind as Slayer. New York: Dell Publishing Co., 1977.

Selye, Hans. The Stress of Life. New York: McGraw-Hill, 1976.

ハンス・セリエ著　杉靖三郎、竹宮隆ほか訳『現代社会とストレス〔原書改訂版〕』法政大学出版局　１９８８

Simonton, O. Carl, M.D., Stephanie Matthews-Simonton, and James L. Creighton. Getting Well Again. New York: Bantam Books, 1981.

カール・Ｏ・サイモントン、ステファニー・Ｍ・サイモントン著　近藤裕監訳『がんのセルフ・コントロール』創元社　１９８２

スーザン・ソンタグ著　富山太佳夫訳『隠喩としての病い』みすず書房　１９８２

Spingarn, Natalie Davis. Hanging in There: Living Well on Borrowed Time. New York: Stein and Day, 1983.

ステファニー・M・サイモントンほか著　菅原はるみほか訳『がんを癒す家族』創元社　１９９３
カール・O・サイモントン、リード・ヘンソン著　堀雅明、伊丹仁朗、田中彰訳『がん治癒への道』創元社　１９９４
Starr, Paul. The Social Transformation of American Medicine. New York: Basic Books, 1983.
伊丹仁郎著『生きがい療法でガンに克つ』講談社　１９８８
ジョーン・ボリセンコ著　伊東博訳『からだに聞いて　こころを調える――だれにでも今すぐできる瞑想の本』誠信書房　１９９０
ボストン「女の健康の本」集団著　からだ・私たち自身日本語版翻訳グループ訳『からだ・私たち自身』松香堂　１９８９
近藤裕著『がんを克服し生きる』創元社　１９８８
上野圭一著『ナチュラルハイ――わたしを超えるわたし』海竜社　１９９３
池見酉次郎編著『現代心身医学――総合医学への展開』医歯薬出版社　１９７２
池見酉次郎著『催眠――心の平安への医学』ＮＨＫブックス　１９６７
斎藤稔正著『催眠法の実際』創元社　１９８７
パトリシア・ノリス、ギャレット・ポーター著　平松園枝監修　上出洋介訳『自己治癒力の医学――実録・イメージ療法の勝利』光文社　１９８９
佐々木雄二著『自律訓練法の実際――心身の健康のために』創元社　１９７６
赤木稔著『新・行動療法と心身症』医歯薬出版　１９８９
池見酉次郎著『心療内科――「病いは気から」の医学』中公新書　１９６３
河野友信、田中正敏著『ストレスの科学と健康』朝倉書店　１９８６年
ルネ・J・デュボス著　木原弘二訳『人間と適応――生物学と医療』みすず書房　１９７０
アンドルー・ワイル著　上野圭一訳『人はなぜ治るのか――現代医学と代替医学にみる治癒と健康のメカニズム』日本教文社　１９８４

アンドルー・ワイル著　上野圭一訳『ワイル博士のナチュラル・メディスン』春秋社　１９９０
日本ホリスティック医学協会編『ホリスティック医学入門――全体的に医学を観る新しい視座』ビオタ叢書（柏樹社）１９８９
日本ホリスティック医学協会編『ホリスティック・パラダイム生命のダイナミクス』ビオタ叢書（柏樹社）１９９０
センター・フォー・アティテュードナル・ヒーリング編　榎戸かし代訳『雲のむこうに虹がある――がんとたたかった子どもたち』ほるぷ出版　１９８５
エルマ・ボンベック著　濃沼信夫ほか訳『落ちこんでなんかいないよ――がんvs.素敵な子どもたち』社会保険出版社　１９９０
E・グリーンほか著『バイオフィードバックとは何か』講談社ブルーバックス　１９９０
E・スタウファー著　国谷、平松訳『無条件の愛とゆるし』誠信書房　１９９０
ポール・C・ロード著　井上哲彰訳『生還――死に直面した11人の記録』日本教文社　１９９０
マーティン・L・ロスマン著　田中万里子ほか訳『イメージの治癒力――自分で治す医学』日本教文社　１９９１
ノーマン・カズンズ著　上野圭一監訳『ヘッド・ファースト』春秋社　１９９３
ハーマイオニ・エリオット著　林サオダ訳『がんのセルフヒーリング』創元社　１９９３
吾郷晋治監修　川村則行編著『がんは「気持ち」で治るのか⁉――精神神経免疫学の挑戦』三一書房　１９９４
川竹文夫著『幸せはガンがくれた――心が治した12人の記録』創元社　１９９５

PNIについて紹介している雑誌

『生体の科学　40（5）』１９８９年　５９２‐６０１ページ　◎脳免疫系連関
『JAMA〈日本版〉５月号』１９８３年　20‐24ページ　◎心と罹患率について。ストレスと深い悲しみは免疫能を抑制するか？（原文＝Vol.248. No.4. 405-7pp.）
『JAMA〈日本版〉２月号』１９８０年　91‐１００ページ　◎転移性乳癌患者における精神的対応機序と生存期間（原

文＝Vol.242, No.14, 1979, October 5)
『ニューズウィーク〈日本版〉11・17』１９８８年　◎心と体。「病は気から」のメカニズムを解明しはじめた現代科学
『日経メディカル　3月10日』１９８９年　61－70ページ　◎最新科学技術で実体に迫る。暴かれるストレスのメカニズム
『科学朝日　8月号』１９９０年　40－41ページ　◎こころで免疫系を調節できるか――注目される精神神経免疫学。ロック博士の講演から
『ペインクリニック　2月号』１９９２年　25－32ページ　精神神経免疫学（ＰＮＩ）研究の動向とわが国における発展計画の提案（堀雅明執筆　真興交易株式会社医書出版部）
『イマーゴ　12月号』１９９２年　◎特集＝ホリスティック心理学――精神神経免疫学の視座

訳者あとがき

この本は、スティーヴン・ロック医師とダグラス・コリガンの『The Healer Within』（Dutton. 1986）という本を全訳したものです。初めてこの本に出会ったのは、一九八七年のことでした。当時、私は昭和大学藤が丘病院の耳鼻咽喉科の医師として、本書にもたびたび出てくるサイモントン療法という「がん患者に対する心理療法」にサイコセラピストである近藤裕先生とともにとり組んでいました。まず心身医学会でこの本を手嶋先生より紹介されて読みはじめたときには、もう夢中になって読み終えたのを記憶しています。とくに、8章のなかに出てくる、メラノーマにかかった婦人の一文には、思わずうなってしまいました。「先生、私は大丈夫です。ただ、主人のことが心配なんです」。私の接した患者さんもまったく同じ言葉を語ったのです。読み進むにつれて、がん患者に関するどの指摘も、私に多くのことを教えてくれたがん患者さんたちとまさに一致していることに驚かされました。いったい、病気とは何だろうか。人のこころとは何だろうか。多忙な日々に少々戸惑っていた私は大きなショックを受けたのを記憶しています。

その後、私なりに考えるところもあって大学を退職して、もう一度新たな気持ちで生きていくことにしました。そのころ、なんとかしてこの本に紹介されている〝医学の新しい潮流〟を多くの人に伝えたいと感じていたところ、知人であった井上さんが「やってみよう」といってくれて翻訳という思いもよらない難事業に取りかかることになりました。そして、学生時代から本などで大きな影響を受けていた池見酉次郎先生のご支援を幸運にも得ることができ、ここまで至ることができました。

訳者代表　堀　雅明

医学生のころ、よく同級生たちと心身医学について語りあっていました。その仲間たちも、きっと医学の現場で仕事に追われていることでしょう。そして、私がこの本にめぐり会った経過を理解してくれることと思います。また、昨年九〇歳で他界した祖父もきっと喜んでくれることでしょう。その一耳鼻咽喉科医としての人生は私にとって大きな宝となっています。

そして、何よりも本書によって改めて世に知られることとなった石神亨博士に心から賛美をおくりたいと思います。記録によると彼自身もペストに感染したが幸いにも治癒し、そののち今回の研究に取りくんだということでした。さらに、精神身体医学会誌（現在の心身医学会誌）の第一巻（一九六一年）第四号に「肺結核症の精神身体医学的研究」という論文が、中川俊二、池見酉次郎博士により掲載されていたこともぜひ知らせておかなければならないでしょう。

なお、翻訳は、1〜3章を多忙ななか一番苦しい作業をこなしてくれた浦尾医師、4、5章を井上氏、6、7章を田中氏、8、9章を堀、10章を上野氏が分担しました。経験豊かな上野氏のガイドのもと、田中氏が全文チェックし、わかりやすく統一のとれた本に仕上げてくれたことを強調しておきたいと思います。

最後に、本書を著者より託されていた石川雄一医師をはじめとして、昭和大学公衆衛生学教室の安西定教授、三浦宜彦先生の御支援、豊島中央病院心療内科の降矢英成医師、平松園枝医師、セルフケアの会の根本悦子さん、堀越栄子さん、岡部則子さん、そして堀勢津子さん、堀江もも子さん、さらに二人のすばらしいレディー、バーバラ・ライダーさんとフラン・マクマレンさん、その他多くの方の協力に心から感謝しています。

この本が、未来をみつめ歩んでいる多くの若き医療者たちの手に届くことをこころから期待しています。

【ろ】

【わ】

【も】

【や】

【ゆ】

【よ】

【ら】

【り】

【る】

【れ】

【ま】

【み】

【む】

【め】

【ひ】

【ふ】

【へ】

【ほ】

【ち】

【て】

【と】

【な】

【に】

【の】

【は】

【す】

【せ】

【そ】

【た】

【し】

【く】

【け】

【こ】

【さ】

【お】

【か】

【き】

索 引

〈関係者紹介〉

池見酉次郎（いけみ　ゆうじろう）【監修】

福岡県生まれ。九州大学医学部卒。1961年、九州大学に心身医学研究施設（後の心療内科）を創設して教授に就任。九州大学名誉教授（内科、心身医学）、北九州市立小倉病院名誉院長、日本心身医学会名誉理事長、国際心身医学会前理事長、日本自律訓練学会名誉理事長、自律訓練法国際委員会前委員長、日本交流分析学会名誉理事長等を歴任。1999年死去。著書に『心療内科』『催眠』『セルフ・コントロール』『人間回復の医学』『ヘルス・アート入門』ほか。

手嶋秀毅（てしま　ひでき）【解説】

福岡市生まれ。1966年九州大学医学部卒。67年同精神身体医学（心療内科）教室入局。74年から2年間、ニューヨーク市スローン・ケタリングがん研究所にて免疫学の研究。九州大学心療内科講師、日本心身医学会評議員、日本アレルギー学会評議員、ヨーロッパがん心身医学会役員。「ストレスと免疫」「がんの心身医学」「アレルギーと心身医学」を専門とし、わが国におけるPNIのパイオニアであったが、1994年死去。

井上哲彰（いのうえ　てつあき）【訳者】

翻訳家。東京生まれ。東京外国語大学英米語学科卒。訳書にP・C・ロード『生還』、J・アクターバーグ『自己治癒力』、A・マシュー『大きな耳』、A・フランク『からだの知恵に聴く』、共訳書にL・ドッシー『魂の再発見』、R・カールソンほか編『癒しのメッセージ』ほか。

上野圭一（うえの　けいいち）【訳者】

日本ホリスティック医学協会顧問、癒しと憩いのライブラリー館長。早稲田大学英文科卒。著書に『ナチュラル・ハイ』『ヒーリング・ボディ』、訳書にA・ワイル『人はなぜ治るのか』『ナチュラル・メディスン』『癒す心　治す力』、ロバート・フルフォード『いのちの輝き』ほか。

浦尾弥須子（うらお　やすこ）【訳者】

東京生まれ。東京女子医科大学卒業後、慶應義塾大学耳鼻咽喉科に入局。頭頸部外科及び耳鼻咽喉科心身症を専門として、同大学非常勤講師及び関連病院部長を長年務める。その間3年半渡独し、Stuttgart郊外の基幹病院Filder病院でアントロポゾフィー医学を学ぶ（平成17年～20年）。平成31年3月まで日本鋼管病院耳鼻咽喉科部長、こうかんクリニック副院長。4月からは浦尾医院院長と同院非常勤嘱託医を兼任。医学博士。日本耳鼻咽喉科学会専門医、臨床指導医。日本心身医学会専門医。共著に『医療従事者のための心身医学』『講座スピリチュアル学　第2巻スピリチュアリティーと医療・健康』、監修に『ベーシックテキスト補完・代替医療』、共著・監修に『シュタイナーのアントロポゾフィー医学入門』ほか。

田中　彰（たなか　あきら）【訳者】

翻訳家。1952年北海道生まれ。塾教師、派遣労働者、植木屋、介護ヘルパー、警備員にも就労。訳書にJ・ルービン『マイ・レボリューション』、G・ヘンドリックス『コンシャス・リビング』、共訳書にS・サイモントンほか『がんを癒す家族』、C・サイモントンほか『がん治癒への道』ほか。

堀　雅明（ほり　まさあき）【訳者】

1956年東京生まれ。昭和大学医学部卒。ほりクリニック院長（大田区）。耳鼻咽喉科専門医。アントロポゾフィー医学（国際）認定医。日本アントロポゾフィー医学のための医師会役員。共著に『シュタイナーのアントロポゾフィー医学入門』、共訳書にC・サイモントン『がん治癒への道』『時代病としての癌の克服』（付論）。

〈著者略歴〉

スティーヴン・ロック

医学博士。ハーバード大学医学校精神科助教授。ボストンにあるベス・イスラエル病院の精神科情報学部門の部長と医療コンピュータ・センターの所長、ハーバード・ピルグリム・ヘルスケアセンターの行動医学部門の責任者を兼務。

ダグラス・コリガン

元『オムニ』誌編集委員。多くの有力雑誌に科学記事を寄稿。

本書は1990年に創元社から刊行した書籍を新装のうえ、全面的に組み替えしたものです。

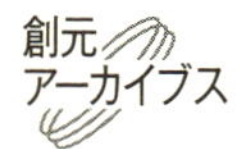

内なる治癒力——こころと免疫をめぐる新しい医学

2019年10月20日　第1版第1刷発行

著　者　スティーヴン・ロック、ダグラス・コリガン
監修者　池見酉次郎
訳　者　田中彰、堀雅明、井上哲彰、浦尾弥須子、上野圭一
発行者　矢部敬一
発行所　株式会社 創元社
〈本　　社〉〒541-0047 大阪市中央区淡路町 4-3-6
電話（06）6231-9010㈹
〈東京支店〉〒101-0051 東京都千代田区神田神保町 1-2 田辺ビル
電話（03）6811-0662㈹
〈ホームページ〉https://www.sogensha.co.jp/
印刷　太洋社

ISBN978-4-422-11726-3 C1011